中华医典

第二辑

健康成都·中医药文化系列

注解伤寒论　金匮要略方论
金匮要略心典

主编　舒畅　尹波

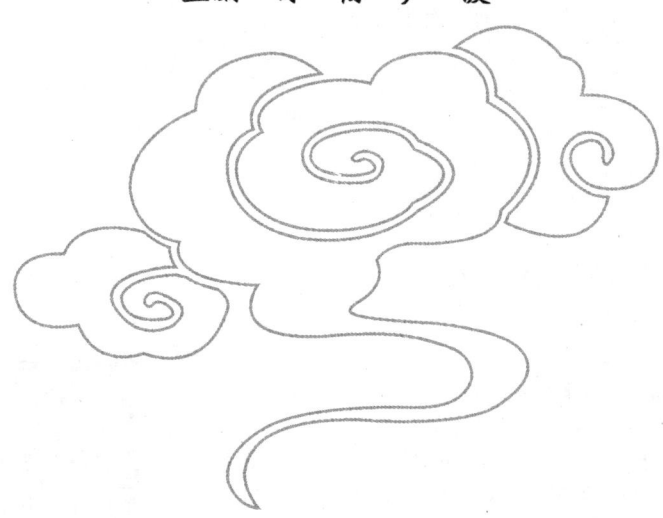

四川大学出版社
SICHUAN UNIVERSITY PRESS

项目策划：舒　星
责任编辑：谢正强
责任校对：舒　星
封面设计：墨创文化
责任印制：王　炜

图书在版编目（CIP）数据

中华医典．第二辑／舒畅，尹波主编．— 成都：四川大学出版社，2021.12
ISBN 978-7-5690-2697-9

Ⅰ．①中… Ⅱ．①舒… ②尹… Ⅲ．①中医典籍 Ⅳ．① R2-5

中国版本图书馆CIP数据核字（2018）第 301246 号

书名	中华医典（第二辑）
主　　编	舒　畅　尹　波
出　　版	四川大学出版社
地　　址	成都市一环路南一段24号（610065）
发　　行	四川大学出版社
书　　号	ISBN 978-7-5690-2697-9
印前制作	四川胜翔数码印务设计有限公司
印　　刷	四川盛图彩色印刷有限公司
成品尺寸	170mm×240mm
印　　张	33.25
字　　数	601千字
版　　次	2021年12月第1版
印　　次	2021年12月第1次印刷
定　　价	180.00元

◆ 版权所有 ◆ 侵权必究

◆ 读者邮购本书，请与本社发行科联系。
　电话：(028)85408408/(028)85401670/
　(028)86408023　邮政编码：610065
◆ 本社图书如有印装质量问题，请寄回出版社调换。
◆ 网址：http://press.scu.edu.cn

四川大学出版社
微信公众号

《中华医典》编委会

主　编：舒　畅　尹　波

副主编：李文泽　孙锦泉　王朝阳

编　委：马　宇　王小红　李　健　王智勇

　　　　任玉兰　吴洪泽　杨世文　杨　静

凡 例

一、本丛书收录范围为自先秦到清末的中医古籍经典文献，因卷帙浩繁，体例所限，择其要者而收之。

二、所收古籍，每种皆选择善本或足本，原则上以底本为主。因本丛书按辑出版，各书体例、用字原本就不尽统一，故通假字、异体字、俗体字不强求统一，由各书点校者视各书具体情况而定，尤其涉及特殊情况者，各书点校者可另拟恰当凡例。

三、每种书前均撰写提要，简述本书作者、版本流传、价值及其意义。

四、凡有歧义者，以校记的方式加脚注于下。

五、有些书，如张仲景的《伤寒论》和《金匮要略》，既是指导性的医理经典，又是伤寒杂病的临床医学经典，因具有医学的指导性意义，故置于"医理经典"中。

六、中医古籍原版采用繁体竖排，为适应现代人阅读习惯，本丛书均改为简体横排。为适应版式之变化，对原书的个别用语做了调整，如改"右引"为"上引"之类。

健康成都

历史理性与文化智慧交融的城市

——写在"健康成都·中医药文化系列"丛书刊行之际

明清以降,"西学东渐",中国传统文化"面临千年未有之大变局",中医作为其重要组成部分,同样经历了至艰难、多曲折的发展历程。但正所谓"否极泰来",由于我国综合国力的提升与文化自信的建构,以及群众对健康的渴求,中医面临着近现代以来前所未有的发展机遇。

仰观俯察,重返历史现场,延伸历史视野,无论何时,当我们审视传统医学这一历久弥新的学科时,都无法回避历史与现实。历史是由大量的史实构成的,而"所有的历史都是当代史",我们每个人都处在当下,都需要具备宏通的历史知识和敏锐的洞察力。

所以,洞彻中华民族"观乎人文,以化成天下"的文化特质,则"为天地立心,为生民立命,为往圣继绝学,为万世开太平"的崇高理念,仍是全体中医人必须承担的责任与精神价值所在,亦是中医回归主流的必然选择。

中医之道,是升华生命的生生不息之道;中医之学,是生命健康的文化与艺术;中医之术,是生命健康法则的实践与运用;中医精神,则如传统文化一样,能达于生命时空的每个角落。成都市建设"国际知名的文化之都"的目标,为中医事业的发展开辟了广阔的领域,涵括了更为广泛的人事因缘,于激荡的历史中深植理性与智慧,因此有了本系列丛书之刊行。借此,愿成都更从容睿智,更健康美丽,更祥和温煦!

是为序。

傅勇林[①]

2012 年 2 月 15 日

---

① 傅勇林,著名学者、博士生导师,时任成都市人民政府副市长。

《中华医典》序

中国传统医学经过几千年的传承和积淀，形成了一套博大精深、系统完整、逻辑严密的医学体系。该医学体系的基础涉及人文科学与自然科学的诸多学科，包括药物学、生物学、生理学、病理学、心理学、养生学、生态学、人类学、社会学、历史学、哲学、民族学、历算学、地理学、天文学、气象学等，可谓义弘体博，包含了人类生活和认知的重要领域和多维的时空概念。在历史的不同时期，中国传统医学留下了许多振聋发聩甚至里程碑式的经典之作，尤以四大名著引人瞩目。

《黄帝内经》以生命科学为主体论述阴阳五行、气血、津液、脏象、经络、五运六气、病因、病机、病症、治则治法，在人与自然的互动协调中全面认识自然特征与生命规律，抉天人之秘奥，阐顺逆之精微。明代医家王纶认为："盖医之有《内经》，犹儒道之六经，无所不备。"

《神农本草经》以"养命以应天，养性以应人，治病以应地"的"三品分类法"将中药按君、臣、佐使归类，由此，奠定了中医药学的基础。唐代苏敬等《新修本草》及金代张元素，对药物性质展开研究，妙析玄解精粹之蕴，强调药物四气五味之厚薄、升降沉浮之区别，进一步完善了药物的归经理论。到明代李时珍的《本草纲目》，以及清代赵学敏对《本草纲目》的补遗，古代中医药物学臻于完善。

中医望、闻、问、切四诊法是扁鹊根据审察内外、辨证求因的诊病原则创立的，他循思古训，发皇古义，自有心得，创新立论，独步一代，在其著作《难经》中详细述及四诊法，并使之成为传统中医诊病、治病的主要手段沿袭至今，《难经》因而被列为中医的四大名著之一。

医圣张仲景裒辑众本，博采众方，浸寻其义，方臻理要，勤于临证，创立了伤寒病的六经辨证诊治方法和内伤杂病的脏腑辨证诊治原则，并为后世留下了不少经典名方。其中，麻桂汤的汗法、承气汤的下法、理中汤的温法、柴胡汤的和法、鳖甲煎丸的消法、白虎汤的清法、建中汤的补法、瓜蒂汤的吐法等被奉为圭臬。著述《伤寒杂病论》被尊为医学之经典，成为中医的又一大名著。朱丹溪曰："仲景诸方，实万世医门之规矩准绳也，后之欲为方圆平直者，必于是而取则焉。"

四大经典亦成为后世医家遵从的准绳，只是医无定则，同病异方，医家对病理、药理的理解不同，差异甚大。故历史上医派众多，聚讼纷纭，宋代以降初见端倪，金元以后医学门派之别明若观火，医学的多元化始于金元四大家并由此演绎，影响后世。

金元四大家之刘完素认为自然之风、寒、暑、湿、燥、火六气入体皆能化火，宜养阴退阳，用寒凉之药治六气化火之病。在病机理论和治疗方法上独述新义，创立六气病机学说，成为"寒凉派"始祖。

张从正学宗刘完素，认为时人之病以热证、实证为多，治病祛邪强调一个"通"字，以汗、下、吐三法为要，重流忌滞，主张上涌下泻，汗法外化，使其上下无碍，气血通达，身无壅滞，成为"攻下派"（河间学派）的鼻祖。

李东垣则强调脾胃在五脏六腑中的重要性，认为脾胃居人之中，乃央土，治病首先要培土，否则，"脾胃内伤，百病由生"。因之成为脾胃学说的先导，创立了"补土派"。

朱丹溪鉴于东南"湿热痰火，致病常多"的特点，认为人体常有相火妄动而生邪火，提出"阳常有余，阴常不足"之论，治疗倡导滋阴降火，成为"滋阴派"的创始人。

金元四大家虽各执一偏著称于世，但对后世，特别对明清医家却影响深远。阐发经义，详加释解之人有之；补充医理，完善医派之人有之；或不从一而宗，兼容并包者更有之。随之取舍，无所匡定。

明代医家薛己推崇东垣的补土理论，认为："人得土以养百骸，身失土以枯四肢。"同时，临床发现"阳非有余，阴常不足"，故对丹溪的滋阴学说又进行了补偏救弊，提出"求之脉理，审其虚实，以施补泻"的治病方略。清代医家叶天士补充了东垣的脾胃论，提出"上下交损，当治其中"，进一步强调调理脾胃于治疗系统疾病的重要性，实为对东垣脾土理论的发挥。

明代医家王纶不从一派，兼容并蓄、博采众长，"外感法仲景，内伤法东垣，热病用河间，杂病用丹溪"。

在治病的机理上，一些医家则从脏腑、三焦或卫气营血切入。

《内经》在讲五脏的关系时特别强调心经的制衡作用，认为心火盛则诸脏衰，心火衰则诸脏盛。孙思邈据此进一步提出："凡大医治病，必当安神定志。"若是心神不宁，必将周身不安，故一些医家在治病时兼顾调理心经。

张景岳则注重肾经的调理，认为命门是人体脏腑生理功能的动力，命门是真阴之脏，生命之源，藏精化气，兼具水火，是脏腑的化源。由此，他创制了不少补肾方剂，成为后期温补派的主要代表。

叶天士在解读温邪病理之后尤其注重对肺经的防护和调理，在其《温热论》中开宗明义：温邪上受，首先犯肺，顺传阳明，或逆传心包，不同于伤寒六经传变，故按温病发展卫、气、营、血的四个阶段辨证施治。

吴鞠通在治病的法度上，继承了仲景、天士的医理思路，进一步完善了张氏《伤寒论》的六经辨证理论。他根据叶天士"河间温热，须究三焦"，"温热时邪，当分三焦投药"的论点，创立了三焦辨证理论。传变方式即自上而下为顺传，认为伤寒六经由表入里，由浅入深，顺传三焦。"治上焦如羽，非轻不举；治中焦如衡，非平不安；治下焦如权，非重不沉。"

因医派驳杂，门户既分，袭以成弊，致使医纲失序，错乱舛互，庸医亦为之泛滥。清中期以后，被誉为"一代医宗"的黄元御为正其讹舛，对蔑视古经、倾议前哲之风正本清源，遂对《内经》《难经》《伤寒论》《金匮》等医学经典系统释读、融会贯通。从阴阳变化、五行生克、脏腑生成、气血营卫、经络腧穴、病能脉法、泻南补北、精神化生等方面探微索隐，阐述古籍之精要，将人与自然四时相生、天人应和之关系的认识推到了一个新的高度，完善了中医的养生学理念。同时，对伤寒六经更有新解，对诸类杂病亦多抉奥阐幽。

晚清杏林亦有两位医家值得一提，即四川的唐容川和郑钦安。

唐容川既精于岐黄之道，嘉惠貌躬，又才高识妙，兼具西医的病理和解剖学知识，倡导中西医汇通。认为西医详于形态结构，中医长于阴阳气化，试图用西医的生理解剖学原理来印证中医的脏腑经络理论，从中寻求中、西医对人体的认知异同，识契真要。

郑钦安师从梁漱溟、陈寅恪、蒙文通都倍加推崇的刘咸炘之祖父刘沅——一位集儒释道之大成的通学大儒，精于祛邪扶正、养气修性的道医之法。郑氏依托刘沅师在人道、文道和医道方面给他的启悟，涉猎方书，研求医理，熟谙仲景岐黄之术，善解先圣古义，针对四川阴湿之病盛行，提出扶阳学说，认为人身之阴阳并非平衡关系，乃元阳正气为本，强调阳主阴从。他用大剂量的姜、附、桂等辛温之药治病，成为"火神派"的一代宗师。

民国时期，传统中医体系多有传承，也颇有建树。京城四大名医之首的萧龙友与成都郑钦安的学生卢铸之同享盛名，中医界向有"北萧南卢"之说。新中国成立后，上海祝味菊集之大成，创立了"八纲论杂病，五段论伤寒"的理论，成为新中国医学院研究院第一任院长，对新中国中医学发展做出了奠基性贡献。

当今中医多分科而治，分科多重标病，即见病治病，这是西医的治病理路，对中医而言则是医家之大忌。周慎斋云："病有标本，多有本病不见而标病见者，有标本相反不相符者，若见一证即医一证，必然有失。"中、西医体系迥异，医理泾渭分明，中医不能丢失本经，盲目仿效，否则，东施效颦，不仅难达预期效果，甚至会贻误病情。异端曲学，足以害道。

古人皆知"运气不齐，古今异轨，古方新病，不相能也"（张元素语），既然时代、气候、环境、患者体质都在变化，时过境迁，人体的疾病亦随社会生活的复杂化而呈现出多元化倾向，这就需要我们重新思考和审视中医的治病理路，与时俱进，加以调整。

中医不外乎循人与自然之生命规律，以望闻问切为诊治方法，按药物四气五味之归经，治阴阳寒热虚实表里之疾患，求人体五脏六腑系统平衡之要义。标本兼治，调理人体的全息系统，乃中医之正道。

数千年的临床实践，先哲前贤发其幽杳，博施典著，不仅中医的基础理论积淀深厚，而且在脉学、针灸学、经络学、腧穴学、中医推拿、养生学等众多专业领域成就斐然。各类医学典籍的汇集，成就了中国传统医学系统完善的文化体系，在这座取之不尽、用之不竭、博大精深的医学文化宝库面前，吾辈当做出应有的创新探索和贡献。

四川大学中医文化与养生研究所所长　孙锦泉教授
辛丑孟冬

前　言

舒　畅

有天地然后有生命，有生命而后有医药。医药几乎是伴随着人类的诞生而诞生的，也是伴随人类文明的进步而进步的，同时医药的进步又是人类文明健康持续发展的重要保证。纵观世界历史，有的人类群体因疾病而消失，有的文明之花因疫疠而枯萎……拥有五千年文明史的中华民族，之所以创造出辉煌灿烂的历史，也与中华民族自己源远流长、风格独特的医药文化分不开。在中国医学史上，大家林立，学派争鸣，互相补益，无论从理论上还是从实践上，都极大地促进了人类健康事业的不断进步和发展。

一、中国医史觅踪

从传说来看，中医的出现几乎与中华文明的诞生同步。自岐黄问答、神农尝药，医学便在中国历史的蒙昧状态中产生了。就像中华礼乐文明肇自轩辕黄帝一样，传说中医药的雏形也与 5000 年之前的黄帝时代有千丝万缕的联系。按《世本》《内经》《本草》《帝王世纪》等历史文献记载，几乎所有早期医林人物，诸如岐伯、巫彭、巫咸、俞拊、雷公、桐君、伯高、玉女、玄女、素女等，都是黄帝之臣，特别是文献载岐黄问对，始有《内经》，《世本·作篇》说"巫彭作医"，更明白不过地告诉人们：医学的产生早在黄帝之时！经专家研究，20 世纪 60 年代在内蒙古多伦旗头道洼新石器遗址中出土的砭石为原始先民使用的治疗器具；继后，70 年代，在距今 7000—6000 年的浙江河姆渡原始社会遗址中又发现了一批骨针、骨锥，与《内经》用于针灸的"九针"之铍针、锋针绝相类似。

相传大禹之时，伯益佐治，经山际海，记其异物，遂有《山海经》。《山海经》载有"操不死之药以距"死气的巫彭、巫抵、巫阳、巫履、巫凡之人，还有十巫行医、灵山采药的记载，更记有具药用功能的大荒、海外异物奇兽多达120余种。王勃《黄帝八十一难经序》说："岐伯以授黄帝，黄帝历九师以授伊尹，伊尹以授汤，汤历六师以授太公，太公授文王，文王历九师以授医和，医和历六师以授秦越人，秦越人始定立章句。"上古医学传说并非纯出虚构，宜有史影。

传说"伊尹作汤液"，说明商代人对医药也有重大贡献。通过甲骨文卜辞可知殷人已具有较强的疾病分辨能力，其中记载了"疾目"、"疾首"、"疾耳"、"疾齿"、"疾舌"、"疾言"（咽喉痛）、"疾自"（鼻疾）、"疾身"（腹疾）、"疾足"等20余种疾病，同时还记载了生儿育女、梦幻臆病等疾病现象，反映了当时不一般的医疗水平。

"周人尊礼尚施，事鬼敬神而远之"（孔子），于是有巫医分途之革命。《周礼》巫、医两官分治，一属之"天官冢宰"，一属之"春官宗伯"，官有分属，职有专司，如"司巫掌群巫之政令。若国大旱，则帅巫而舞雩；国有大灾，则帅巫而造巫恒"云云，这里司巫的职掌纯为祭祀巫祝之事。又曰"医师掌医之政令，聚毒药以共医事。凡邦之有疾病者、疕疡者造焉，则使医分而治之；岁终，则稽其医事，以制其食"云云。周代的专职医官出现了进一步职业化、专门化的现象，分设有食医、疾医、疡医、兽医等职务专司其业。

东周时期，王权下移；天子失官，学在四夷。从前各医多见于王官，活跃于内廷，自此也散在草野，布于民间。于是在春秋战国时期出现了一批游走于民间、出入于筚门蓬户的著名医生，医和、医缓、扁鹊等人就是他们的代表。《史记》载扁鹊"过邯郸，闻贵妇人，即为带下医；过洛阳，闻周人爱老人，即为耳目痹医；来入咸阳，闻秦人爱小儿，即为小儿医"。他这种"随俗为变"的灵活性，使得中医学在周人医学分科的基础上进一步专业化了。扁鹊还提出了望、闻、问、切的诊治方法，并实施药物疗法、针灸疗法和手术疗法等多种治疗手段。人们对医药之业的要求也越来越提高，春秋时期有"医不三世，不服其药"（《礼记·曲礼》）、"三折肱知为良医"（《左传》定公十三年）之说，表明了对医药知识经验积累的重视。

伴随着诸子蜂起、百家争鸣的学术形势，医学家们自觉地将中国哲学中的阴阳、三才、五行观念引入医学理论领域，作为争鸣的"百家"之一活跃于学术领域。这不仅促进了中国医学理论的系统化和哲学化，而且为先秦时期的百家争鸣增添了崭新的内容。20世纪70年代发现的长沙马王堆汉墓医书，经整理定名为《足臂十一脉灸经》、《阴阳十一脉灸经》（甲乙二本）、《脉法》、《阴阳脉死候》、《五十二病方》、《却谷食气》、《导引图》、《养生方》、《杂疗方》、《胎产书》、《十问》、《合阴阳》、《杂禁方》、《天下至道谈》等15种。经研究，这批入葬于汉文帝时期的医籍成书时间显然比秦汉之际的《黄帝内经》早，应是春秋战国时期重要的医学遗著。近年在成都天回镇老官山汉墓出土的医简，据考证为扁鹊（敝昔）一系遗籍，弥足珍贵。

经春秋战国的发展，医药学在秦汉时期进入了成熟期和定型期。秦始皇焚书坑儒，不焚"医、药、种、树之书"，使战国以来的医药文献得以保存。汉武帝"表章六经"，其他诸子文献也得到搜集、整理和保存，中医文献也是如此。司马迁《史记》为医林人物设立了专门的"列传"，扁鹊、仓公、淳于意等一批名医的事迹和医疗经验得到完整的记录，客观反映了社会对医者的重视。汉成帝时，刘向、刘歆父子领校群籍，侍医李柱国"校方技"，"方技"即医书。依据这次整理成果改编而成的《汉书·艺文志·方技略》，分医经、经方、房中、神仙四类，共著录了36家医学著作，可见其时医学成果之夥！特别是著录时将"神仙"置于方技之末，这既反映了当时巫、医未能彻底分离的历史实际，也高扬了巫祝在医疗领域退居次要地位的时代旋律。司马迁在《扁鹊传》中将"信巫不信医"列为疾病"六不治"之一，更是对巫祝作用的大胆否定。汉初入葬的长沙马王堆医籍、成都天回镇医简，都表明了医药之术不仅是生者健康的保障，也是死者安眠于地下的希望所系。汉代医学的一项伟大成就是《黄帝内经》的结集和整理，为整个中国医学体系奠定了从脏象、病机、运气，到诊法、治则等一系列理论基础和方法论原则。

东汉末年，医圣张机（字仲景）总结前人以及时贤临床诊治经验，撰著《伤寒杂病论》（含《伤寒论》《金匮要略》两部分），对外感热病和内科疾病以及部分外科、伤科和妇儿科疾病诊治的理论和经验进行了系统研究，形成了"辨证施治"的中医治疗原则，为后世临床医学奠定了理论基础和行动指南。《三国志》《后汉书》都记载著名医家华佗发明了麻醉剂——麻沸散，他还利用这一"神药"对患者进行刳肠浣胃、剖判腹背等大型手术，这是当时人类医学史上亘古未有的大事件。《关羽传》所记关公

"刮骨疗毒"，《抱朴子》所说张仲景"穿胸以纳赤饼"等故事，当是此时麻醉药普遍使用的神奇记录。

魏晋南北朝到隋唐五代，中医脉诊、本草学、针灸学都取得了突出的成就。晋代名医王叔和著《脉经》，在前代著作《难经》"独取寸口"诊法的基础上，进一步总结规范，归纳出二十四种脉象，提出了脉、证、治并重的理论。魏晋南朝，关于药物学的知识也取得了长足进步，产生了大量"本草"类药物学著作，《汉志》未著录的一代药典——《神农本草经》即出现并整理于这一时期；针灸学从理论到实践都达到前所未有的高度，其专门著作则有西晋皇甫谧的《针灸甲乙经》。其他医学门类都形成了各自的专门特色，这一时期的目录书一改《汉志》只著录少量专科医书的情况，著录了一大批专科性医学著作。西晋葛洪所著《抱朴子》《肘后方》是炼丹和方书的代表作，南北朝雷敩的《雷公炮炙论》是制药学专著，南北朝《刘涓子鬼遗方》是颇有成就的外科学专著，隋朝巢元方的《诸病源候论》是病因病机专著，产生于隋唐之间或更早的《颅囟经》是颇有影响的儿科专著，唐代苏敬等人的《新修本草》则是世界上第一部由政府组织修撰的中药大典，还有居于成都的波斯后裔李珣的《海药本草》。唐代还有眼科专著——《银海精微》，食疗专著——孟诜的《食疗本草》，伤科专著——蔺道人的《理伤续断方》，产科专著——昝殷的《经效产宝》，等等。此外，唐代还产生了"药王"孙思邈的《千金要方》及《翼方》和王焘的《外台秘要》等大型方书，五代后蜀韩保昇修《蜀本草》，融药物、方剂于一体，更是沾溉后学，使百世蒙恩。

从南北朝开始，历代朝廷都有太医署的设置，唐代开始在科举考试中设置医学专科，这对医学从业及管理等专业人才的培养，无疑起到了规范化、专精化的影响，这也是世界上最早的国立医学学校和医学人才选拔制度。

中国文化"造极于赵宋"，医学亦复如是。随着经济、文化的发展，宋朝政府创设了"校正医书局"，集中了一批当时著名医家和学者，对历代重要医籍进行收集、整理、考证、校勘，刊行了一批重要医籍，在医籍从手抄向版刻转变的过程中，对刊正医籍、普及医学知识、促进医学事业的发展起了重要的促进作用。宋代开始设立官办药局，推广以中成药为主要产品的"局方"，极大地促进了中药的应用，方便了患者。在宋代医学教育中，针灸教学有了重大改革，王惟一于公元1026年著《铜人腧穴针灸图经》，次年又主持设计制造了等身高大的针灸铜人两具，在针灸教学时供学生实习操作。这一创举对后世针灸的发展影响很大。宋真宗时，峨眉女医发明用已愈痘痂接种法预防天花；蜀医唐慎微著《证类本草》，集"本草学"之大成，也为后来李时珍《本草纲目》奠定了基本框架和文献基础。

金元时期，出现了医学流派，称为"金元四大家"。《四库全书总目》子部医家类序曰："儒之门户分于宋，医之门户分于金元。观元好问《伤寒会要序》，知河间之学与易水之学争；观戴良作《朱震亨传》，知丹溪之学与宣和局方之学争也。然儒有定理，而医无定法，病情万变，难守一宗。"《总目》所谓"医分于金元"即指金代刘完素（刘河间）的"寒凉派"、张子和的"攻下派"、李东垣的"补土派"和元代朱震亨（号丹溪）的"滋阴派"。

公元1126年宋室南迁，黄河流域这一北宋文化中心处于异族的统治之下。北人南移，南人北投，水土不服，疾病丛生；"大兵之后，必有凶年"，长期的战乱导致疠疫横行，旧方成药无法解决新出现的疾病。金朝统辖地区的一批学识之士，在"不为良相，便为良医"的价值取向下，为了解决因战乱出现的医学新问题，对医学旧理成法进行反思，于是出现了挑战旧学的理论探讨，进而出现不同医学流派之间的学术争鸣。金元时争鸣的医学流派，各有自己的理论见解和与之相对应的治疗主张，各有自己的学术团体或追随者，也有各自的影响面。虽然他们都同处于一个时代（甚或是同一地区），又都以《内经》为自己的学术渊源，但对致病的原因和治疗方案有着迥然不同的见解。

张仲景《伤寒论》成书后，对后世医学影响甚大，特别是北宋时对《伤寒论》进行了重新整理，研究者、崇尚者更是趋之若鹜。在《伤寒论》的影响下，医家对外感热病多从伤寒角度考虑，处方多用温热药。但物极必反，至北宋后期，滥用温热香燥药剂又成医林一大弊端。这对宋金对峙时期出现的流行疫病，已是病不切理、药不对症了，传统方法已适应不了新的医学实际。于是金代河间人刘完素、易州人张元素均从运气说入手，提出了新的主张。张元素提出："运气不齐，古今异轨。古方新病，不相能也。"道出了金元医家要求变革医学理论、再创医学新方的共同心声。刘河间的《素问玄机原病式》依据《素问·至真要大论》的病机十九条原理进行阐发，认定凡人体中，与火热有关的病机占主要部分。并认为六气（风、寒、暑、湿、燥、火）之中，火热有二（火、暑），其他四气也都能化火生热，火热又往往产生风、燥，"六气皆从火化"，火之盛衰是人身致病之源。基于此，刘河间治"伤寒"（实则多为后世的瘟病），多用寒凉药，创制了一系列清热通利方剂，故后世称他所创医派为"寒凉派"。他的亲传弟子和私淑弟子继承了他的学术思想，由此形成声势浩大的"河间学派"。

河间学派中成就最大、足以张扬师学的弟子是张子和。张子和认为天下太平之时，人多恬静安逸，静逸属阴，用温药来解表发汗，可以收到治疗效果。但宋金之际，战争频繁、饥荒荐至、赋役迭兴，是天下至扰至乱之时，动则属阳，诸病从火化，再用辛温就如以火济火无济于事了。针对时代的新病，他认为应该改用刘河间的寒凉之剂。鉴于时医好补成风，滥用香燥，张子和又旗帜鲜明地提出治病必先攻邪，邪去则元气自复。张子和的"攻邪"思想落实在汗、吐、下三种治疗大法上，故后世称他的学派为"攻下派"。当然，张子和的汗、吐、下三法实与《素问》《伤寒论》的某些论说有密切关系。

与刘河间对立的是，张元素创立了"易水学派"。张元素对脏腑病机学说有新的阐发，他十分崇尚张仲景的用药法，认为用其法来治内科杂病也有神效。他治疗内科病主张以脏腑的寒热虚实来分析疾病的发生和演变，尤其强调"养正"，正气强，邪自除。张元素的学生李东垣发展了脏腑辨证和"养正"说，以《素问》"土者生万物"立论，著《脾胃论》《内外伤辨惑论》。李东垣在战乱环境中的行医实践，使他体会到"饮食劳倦则伤脾"（《难经》）的事实，而脾胃为生化之源，人以胃气为本，因此他创制了补中益气汤、升阳益胃汤等方，用以调补脾胃。胃属土，故后世称其学说为"补土派"。李东垣的弟子罗天益，继承了重视脏腑辨证的传统，又对三焦辨治续有发挥。王好古则发展了"阴证"论，主张用温养脾肾法进行治疗。

"河间"学说传至元代朱震亨（丹溪），又进一步得到充实和发挥。朱丹溪生于南方，而南方疾病湿热较多，湿热和火热病机不同，不可再套用"河间"治火热之法，更不能采用《和剂局方》的辛燥香窜之方。朱丹溪是元代颇有造诣的理学家，他把医理和哲理相结合，对《素问》研究别开生面，提出"阳常有余，阴常不足"的见解，主张用滋阴降火的方法来补肾养阴，创造了补阴丸等一系列滋阴降火方剂，因此后世称他的学说为"滋阴派"。朱丹溪的学术见解在明初风靡一时，影响甚巨。由"河间学派"衍生出来的温热学派，在清代发展到顶峰，成就远大。

明代中后期曾出现一个新的学派，即"温补学派"，其首倡者为薛铠、薛己父子，影响及于晚明之赵献可与张景岳，继而发展了肾与"命门"、阴阳的理论。这一派认为，人之生气以阳为主，治病则应重用温药和补药。明代时，中医病理学说有所进步，一批医学家主张把伤寒、温病和瘟疫等病区别对待。至清代，温病学说臻于成熟，一批有影响的医学家加入其中，完善、丰富和壮大了"温病学派"的实力，如著《温热论》的叶天士，著《温病条辨》的吴鞠通，著《温热经纬》的王孟英等，也产生了韩懋《医通》等集历代医学大成的重要医书，皆是这一学派的学术中坚。

由于西方传教士进入中国，从明代开始，西学已逐渐传入中国。伴随"西学东渐、东学西传"的形势，19世纪时，医学界便产生了"中西医汇通派"，其中一批著名医学家如唐容川、恽铁樵、张锡纯、张山雷、杨则民等人，特别是唐宗海（容川），著《中西汇通医书五种》，明确标榜"中西医汇通"和"衷中参西"等，成为当时中西医结合的先声，与当时学人主张"中学为体，西学为用"的变革思想遥相呼应。时至当下，尽管西医方法已随着现代科技进步而日新月异，但是中医的理论和方法，仍然在强身健体、治病救人等实践中发挥着重要作用。中医不仅是祖国文化的宝贵遗产，也是保障中华民族健康的重要资源，不仅不能忘记，而且要传承、弘扬、创新，使其永葆青春，益加强盛。

二、中医理论述要

中医有浓厚的文化气息，如果说西医重视技术和操作的话，中医则在形上思维和临床实践的基础上形成了一套独特的哲学体系，在世界观、方法论等方面都有其自身的特点。中国医学的基础理论是建立在对人与自然的关系（特别是人与天地、四时、万物之间的关系）、人体自身的生命活动和疾病变化规律的认识基础上的，形成了阴阳、五行、运气、脏象、经络等学说，以及病因、病机、诊法、辨证、预防、养生等观念和方法。

"阴阳"是中国哲学的一个基本概念。人们通过对事物本身存在的互相对立的两个方面的观察，逐步形成具有对立统一概念的阴阳范畴，并用阴阳二气的消长来解释事物的运动变化。《周易》说"立天之道曰阴与阳"（《说卦传》），又说"一阴一阳之谓道"（《系辞传》）。阴阳二气互相依存、互相对立、互相作用，是宇宙万物发生、发展和变化的根本原理。"天地之性人为贵"，作为宇宙生灵的人类，当然也摆脱不了阴阳的相互作用。

《素问》所谓"人生有形，不离阴阳""生之本，本于阴阳"，即此之谓也。根据这一认识，中医学运用阴阳对立统一的观念来阐述人体上下、内外、表里各部分之间，以及人体生命活动同自然、社会这些外界环境之间的复杂关系。认为阴阳的相对平衡，是维持和保证人体正常活动的基础；阴阳失衡则将导致人体不适甚至疾病的发生。《素问》说："阴阳者，天地之道也，万物之纲纪，变化之父母，生杀之本始，神明之府也。"张介宾说："凡诊病施治，必须先审阴阳，乃为医道之纲领。"是故处方施药，应调理阴阳，使之趋于平衡。

"**五行**"学说，最早出现于殷末周初文献（箕子所述大禹遗法《洪范》）之中，后来在《国语》《左传》等文献中累加应用，逐渐成为中国古代哲学中用以解释事物之间普遍联系的基本概念。五行即水、火、木、金、土，既可用它们代表客观世界中不同事物的属性，也可用它们之间相生相克的动态模式来说明事物之间相互联系和转化的规律。中医主要用五行学说阐述五脏六腑间的功能联系以及脏腑失衡时疾病发生发展的机理，调理五行关系也可以治疗脏腑疾病。在中医学中，各脏（肝、心、脾、肺、肾）腑（胆、小肠、胃、大肠、膀胱、三焦）之间的功能活动是互相联系、互相制约的。中医学将相互之间有生克关系的脏腑一一用五行标识出来，根据五行生克原理调整各脏腑之间的制约关系，使之处于协调和谐状态，这也是中医诊病求治的基本法则。

"**运气**"学说，又称五运六气，是通过研究、探索自然界天文、气象、气候、环境变化对人体健康和疾病的影响来认识疾病产生原因的学说。在方法上，五运六气几乎是五行学说与天文历法、气候知识、地理环境相结合的产物。五运包括木运、火运、土运、金运和水运，指自然界一年中春、夏、长夏、秋、冬的节候循环。六气则指一年四季中风、寒、暑、湿、燥、火六种气候因子。运气学说根据天文历法参数推算出年度气候变化和疾病发生规律，这在人类抵抗自然灾害能力还比较低下的古代社会，是具有一定说服力的。

"**脏象**"学说，主要研究五脏（肝、心、脾、肺、肾，包括心包时称六脏）、六腑（胆、小肠、胃、大肠、膀胱、三焦）和奇恒之腑（脑、髓、骨、脉、胆、女子胞）的生理功能和病理变化。与阴阳学说相联系，中医认为五脏属阴，主要功能是藏精气；六腑属阳，以消化、腐熟水谷，传导排泄糟粕为主要功能。脏与脏、脏与腑、腑与腑的功能活动之间，还存在着相互依存、相互制约的关系。与西医解剖学意义上的脏器不一样，中医脏象概念除了脏器器官之外，还包括体内精、神、气、血、津液等，这些既是脏腑功能活动的物质基础，又是脏腑功能活动的外在表现。中医认为，一个人如果脏腑功能正常，这些生命元素也就充足旺盛，没有疾病；若其因病而损伤，则脏腑的功能也会随之失常，将导致更大的疾患。中医脏象学说，一方面要揭示人体脏腑、经络、气血、津液各自的生理功能及其相互联系，另一方面又要探索这些机能与自然界各种变化的相互关系。这对人体病源病理的探讨和诊治具有重要作用。

"经络" 学说与脏象学说密切相关。中医神奇的经络辨证，一直因无法用现代科学技术完全测定和解释而备受怀疑，可喜的是，近时在中美学者共同努力下，中医经络学说逐渐得到证实。经络大致相当于人体内运行气血的通道，它有沟通内外、网络全身的作用。中医将人体经络分为十二经脉、奇经八脉以及相连的络脉，认为这些经络分别联系着不同的脏腑，各具特殊的生理功能。脏腑病变，经络系统功能将发生奇变，会呈现出相应的症状和体征，通过这些异常现象，就可以诊断出体内脏腑疾病，中医望、闻、问、切四诊法中的"切"法，就是建立在经络学说基础之上的。经络学说，也是进行针灸治疗和推拿治疗的立说基础，经络学认为，通过刺激经络可以调整气血运行，达到治疗躯体疾病的目的。经络学说也是中医区别于西医最突出的特征之一。

"病因" 学说在中医学中也占有重要地位。斩草除根，治病求因。中医学强调未治疾病，先明病因，因为只有明确病因才能有针对性地进行预防。中医强调整体观，强调人体内外环境的统一以及体内各脏腑间的功能协调。疾病发生发展的根本原因即在于上述统一协调关系之失常，也就是正气和邪气交争。正气是机体防御致病因素侵袭、防止疾病发生发展的内在因素，邪气是致病因素。中医将致病因素概括为外感六淫、内伤七情和饮食劳倦等，认为在正气不足的情况下，这些内外失和现象都可能导致疾病的发生。正邪相争，双方的力量对比是决定疾病的发生发展和病程演变的基本机制。因此，中医在临床上，主张扶助正气，祛除邪气，并将其作为治疗疾病的重要原则。

"辨证" 是临床诊治的核心部分。通过四诊取得临床资料后就要认真分析判断，辨别疾病的原因、性质、部位、阶段、邪正盛衰以及发病机制的变化。这样得出的综合性结论便是"证"，是进一步决定治疗方针和对策的主要依据。通过长期的临床实践，中医已总结出八纲辨证、脏腑辨证、经络辨证、六经辨证、卫气营血辨证、三焦辨证等多种辨证方法。掌握这些方法进行正确辨证，才能制定合理的治疗方案，取得预期的疗效。

"**针灸**"包括针和灸两部分。针是针刺人体腧穴，灸是以燃烧艾绒熏灼腧穴部位的皮肤或病患部位，目的都是治病保健。其作用主要是刺激针灸穴位，疏通经络脏腑气血运行，调和阴阳，扶正祛邪，消除疾病，使功能异常的脏器恢复正常。针灸治疗也遵循辨证论治法则，根据疾病与脏腑、经络的关系，疾病的阴阳、寒热、虚实、表里、气血等不同证候，选取穴位，以不同的补泻手法，或针或灸，才能取得较好的疗效。

"**预防**"，中医学推崇未病先防和既病防变，认为治未病者为上医。《内经》早就提出"不治已病治未病"的预防思想。中国古代对治未病有着很多措施和经验，包括锻炼体质、讲求卫生、预防免疫等内容。五禽戏、太极拳、八段锦、导引按摩及人痘接种术等，都是行之有效的方法。

三、中医古籍及其整理

中医基本典籍，内容多样，种类繁多，历代学人对之曾有整理和著录。《汉书·艺文志》在"六略"中将医书著录为"方技略"，按医经、经方、房中、神仙四类收录36家医学著作；其《楼护传》又称："护少随父为医长安，出入贵戚家。护诵医经、本草、方术数十万言。"可见班固已将医书分为医经、经方（又称方术）、房中、神仙、本草五大类别。马王堆出土的医书，以脉学、针灸、导引、养生、房中、胎产为主要内容，如以《汉志》分类，遍及医经、经方、房中、神仙四类。

中经魏晋南北朝、隋唐五代、北宋的发展，中医文献日渐丰富。至南宋郑樵《通志·艺文略》，按"脉经、明堂针灸、本草、本草音、本草图、本草用药、采药、炮炙、方书、单方、胡方、寒食散、病源、五藏、伤寒、脚气、岭南方、杂病、疮肿、眼药、口齿、妇人、小儿、食经、香薰、粉泽"26类，共著录662部医药文献。及清，日本丹波元胤（1789—1827）编著医学文献通考《医籍考》，又分医经、本草、食治、藏象、诊法、明堂经脉、方论、史传、运气九大类；在方论下又分为伤寒、金匮、诸方、寒食散、眼目、口齿、金疮、外科、妇人、胎产、小儿、痘诊诸门，著录医药之书2880余部。今人严世芸（1940—）等所编《中国医籍通考》，著录历代已佚、未佚医籍9000余种，遍涉医经、伤寒、金匮、藏象、诊法、本草、运气、养生等类别。

如果从现存医学书的实用角度看，这些分类内容多样的医书，不外乎三大类别：其一医经，即以《黄帝内经》《难经》《伤寒论》《脉经》《针灸经》等为代表的以医学理论、伤寒病理、脉法诊治和针灸治疗为主要内容的医理性书籍。其二本草类，以讲药物性味为主，如以《神农本草经》《重修本草》《证类本草》《本草纲目》等为代表的药物学著作。其三医方类，即以收录治病方剂、用药成规为主的方书，如《肘后方》《千金方》《圣惠方》《普济方》等，又分为外科、内科、妇女、儿童等分支。其他皆三大类的辅助与衍伸。

西汉时期的医籍搜集与整理，开启了中医古籍整理的先河。《汉·艺文志》载，西汉成帝时刘向主持校书，令"侍医李柱国校方技"，师古注：方技，"医药之书"。当时每校正毕一种书，即抄录一份藏于中秘，还由刘向撰写一篇叙录，以呈御览。刘歆《七略·方技略》载，当时有医经、经方、房中、神仙四类医书36家868卷，可见汉代医书已十分丰富，政府的搜罗也至为殷勤。

后来的历代王朝，但凡搜书整理和著录文献，无一不将医药之书作为着力收集和整理的对象。这些成果，在晋朝的《中经簿》、南朝的《七录》中皆有记录。这些目录书中，医籍或为"七录"中的一"录"，或为"四部"中子部的一类，历来都没有被忽略过。从唐代开始，政府还组织人力重修"本草""方书"，这些都常见诸记载。宋代特设"校正医书局"专司其职，并利用当时成熟的刻版印刷手段，对医书的整理做进一步的推动。

在手抄书的时代，文字容易脱误，于是有良知的医家起而校勘整理经典医学著作，如梁代陶弘景的《本草经集注》，首次对《神农本草经》和《名医别录》进行整理，并加诠释；南朝齐全元起、唐代王冰注释《素问》，虽然意在对《黄帝内经》进行注解，但对医籍的整理也很有贡献。隋唐时期，天下和平，文化勃兴，公私学人都比较重视医书的整理和散见资料的搜集。国家图书资料收藏丰富，人力物力充足，对医书整理十分有利。隋朝廷命巢元方等编撰以集录古代医疗经验为主要内容的《诸病源候论》；另外又组织人员编纂历代医人经验方剂《四海类聚方》2600卷、《四海类聚单要方》

300卷（俱佚）。如此规模的方书恐怕是空前绝后的。唐朝廷组织杨上善等注释医学圣典《黄帝内经太素》《黄帝内经明堂大成》；又组织苏敬等对《神农本草经》进行增订，纂成《新修本草》，并进行全国范围的药物标本和资料征集工作，充实了医疗经验。五代时期，偏安于西南的后蜀政权也令医官韩保昇充实和新订《唐本草》，修成《重广英公本草》一书。这些由朝廷组织官员完成的医书搜集和整理活动，从方法上、资料上为宋代深入进行该项工作准备了条件、提供了经验。

北宋时期是医书由手抄转向版刻的关键时期。宋廷对医药事业十分关注，大批医学资料得以校正和保存。为了尽可能多地搜集民间医书，北宋朝廷曾屡次下令在全国范围内征集医学资料，采用多种奖励办法，抢救了不少珍贵的医学图书。诸如《黄帝内经素问》《难经》《甲乙经》《脉经》《伤寒论》《金匮要略》《金匮玉函经》《诸病源候论》《千金要方》《千金翼方》《外台秘要》等一大批医学典籍，都是经宋代整理和抢救流传下来的。北宋官修医书11种18次，所编《太平圣惠方》、《神医普救方》（今佚）、《圣济总录》，集方书之大成，亦得益于民间进献的医药资料。蜀医唐慎微撰《证类本草》，亦得朝廷表彰和推广。为了使医书整理工作更为全面深入，北宋朝廷于嘉祐二年（1057）成立了"校正医书局"，采用儒臣、医官联袂校订的办法，使儒者的学识与医者的经验结合起来，为尽可能多地保存中医古籍的原貌，保证其内容的正确性，做出了莫大贡献。整理好的医书一般由国子监刊刻，由朝廷颁行各地，质量很高，服务斯民，利在当代，功在千秋！为推广医书，朝廷又采用低利润、刻小字本等办法降低书价。为了使某些重要医书不致讹误，北宋朝廷还将其铭刻在石头上，如曾将《铜人腧穴针灸图经》镌刻在石碑上。这些卓越的工作，使中医的许多经典著作得以广泛流传，为医学教育提供了教材，也为金元医学理论研究高潮的兴起在文献上和物质上做好了准备。

宋金元医家对这些医籍进行了深入研究并与其医疗实践相结合，又产生了一批个人著述，这些著作既反映了这段时期的医学水平，也丰富了整个中医宝库。明清时期的医书更多，在部头、内容、形式等方面都比宋金元时期大有进步。清代儒学朴学之风竞吹，对古代经典加以注释、阐发乃至辑佚，成为一代时尚，医学著作整理领域实受其惠。清代黄元御尊岐伯、黄帝、扁鹊、张仲景为"中医四圣"，推《内经》《难经》《伤寒论》《金匮要略》为"中医四经"，成为当时一批尊经尚古者的杰出代表。

随着医药实践的不断深入和丰富，医学经验积累的速度也不断加快。为了适应这一医学发展形势，明清时期涌现出各种总结性或集大成的医药书籍。药学方面最突出的成果是明代李时珍的药物学百科全书——《本草纲目》，方剂学方面是明初朱橚编修的当时最大的一部方书《普济方》，临床医书方面则以明代王肯堂《证治准绳》最享盛名。此外，临证医书较实用的还有明代虞抟《医学正传》、龚廷贤《寿世保元》、林珮琴《类证治裁》等书。外、伤科的著作在这一时期空前增多，其中颇有影响的就有十几种，如明代陈实功《外科正宗》，清代王维德《外科证治全生集》、高秉钧《疡科心得集》，等等。针灸学则以明代杨继洲《针灸大成》最为引人注目，该书资料丰富，且有众多的实践经验。

明清时期民间印书业也十分发达，辑印了不少医学全书、类书和丛书。比较著名的有明徐春甫《古今医统大全》，辑录了230余部医籍及其他文献中的医药内容，全面丰富。张景岳《景岳全书》、韩懋《医通》和王肯堂《证治准绳》，也都是学识与经验兼备的医学全书。清代蒋廷锡等受命编纂《古今图书集成》，其中医学部分集录古典医籍注释、临证各科证治、医家传略、医学艺文与记事等内容，堪称"中医类书"。清廷诏令纂修的《医宗金鉴》，包括了从理论到临床各科的内容，文字通俗，取材精当，内容全面，是非常实用的医学丛书。

辑刻医学丛书是从元代开始的，据《中国丛书综录》著录，现存最早的医学丛书即元人杜思敬的《济生拔粹方》，收录金元人著作19种。明人辑有《东垣十书》（又名《医学十书》，收录宋金元人著述10种）、《医要集览》（辑录实用医书《脉赋》《脉诀》《用药歌诀》《药性赋》《珍珠囊》《伤寒活人指掌提纲》《诸病论》《难经》等）。

一代名医王肯堂辑《古今医统正脉全书》，收录《黄帝内经素问》《黄帝内经灵枢》《针灸甲乙经》《中藏经》《脉经》《难经本义》《伤寒明理论》《金匮要略方论》等医学要籍，还广辑金元人刘完素、朱震亨、王好古、王履等人医书凡44种。

清人整理医籍尤显功力，官修《医宗金鉴》无庸多言，即以修《四库全书》而论，其收入的医学著作就已达96种1813卷，实可当一部大型医学丛书；四库馆臣还对每种医籍进行整理，撰写提要，编为总目，并附录医籍94种681卷（另有6种25卷）提要作为"存目"，实为一部内容齐全、经典性强的医学书目总览。

降及近代，西医传入，其新颖的分科方法也影响了对中国医籍的重新归类和审视。民国时期整理和刊刻医籍的名家裘庆元编有两套大型医学丛书，其一为《三三医书》，分刻三集，每集33种，三集共99种，上起宋元，下迄民国，外及日本，要以存异为主。裘氏所编另一套丛书是《珍本医书集成》，凡收书90种，所收医书上起《内经》《神农本草》，下迄清人著述，分类编排，有医经、本草、脉学、伤寒、通治、内科、外科、妇科、儿科、方书、医案、杂著等12类。

近代著名医家曹炳章编有《中国医学大成》丛书，共收书136种（原计划收书365种）。分类著录，有医经、药物、诊断、方剂、通治、外感病（下又分伤寒丛刊、温暑丛刊、瘟疫丛刊）、内科、外科（下分外科丛刊、伤科丛刊、喉科丛刊、眼科丛刊）、妇科、儿科（下分儿科丛刊、痘疹丛刊）、针灸（下分针灸丛刊、按摩丛刊）、医案、杂著（下分医论丛刊、医话丛刊）13类。上起《内经》《本草》，下迄民国人著述，搜罗最为繁富，编排也非常合理，是目前最大型的医学丛书。

近年以来，大型中医学院都成立了医古文整理研究所，卫生部也有专门的组织从事医古文整理和研究，出版了一大批整理和研究著作，特别是人民卫生出版社出版的医古文整理类著作，质量高，系统性强，已超越历代中医古籍的整理和出版水平。此外，华夏出版社的《历代中医名著文库》等丛书，都在实用性方面做出了重要贡献。时至21世纪，前后三次亘古未有、波及全球的传染性非典型肺炎、埃博拉病毒、新型冠状病毒肺炎肆虐全球，气势汹汹，残害生灵，但是这一波一波的疫情，却在中国医者手中得到很好的控制，其中中医药的贡献实不可没。时至当下，文化复兴，中医古籍的普及和利用已进入历史的最好时期，有集大成之誉的《中华医藏》编纂出版工作已正式启动。随着全球性推崇自然、崇尚中医的新浪潮的到来，中医经典文献必将为人类再立新功！

本次整理本着经典性和实用性相结合的原则，共选录医籍80余种，包括医理经典、综合医书、气功秘籍、养生宝鉴、医方妙选、本草图经、食疗药膳、妇幼良方、针灸图经、房中秘书等10类。全部采用新式标点，改繁体竖排为简体横排，以方便医学爱好者阅读和利用。由于丛书的容量所限，个别部头太大且常见的医书此次暂未收录。希望购买本书的读者谅解。

此外，本丛书引用了现今众多中医古籍整理成果，我们尽量在行文中予以注明，但限于篇卷和体例，有时未能一一照顾周全，尚希望原著作者见谅。成都医学信息所为本书出版提供了经费支持，并安排专家审稿；成都中医药大学的专家学者、四川大学古籍所同仁、四川西部文献编译研究中心诸位先生、四川大学出版社、巴蜀书社的领导和编辑，在本书的选题和审稿过程中，给予了大力支持，在此一并致以谢忱。

2003 年 10 月初稿

2021 年 8 月修订

本辑目录

注解伤寒论 …………………………………………… 1

金匮要略方论 ………………………………………… 221

金匮要略心典 ………………………………………… 345

注解伤寒论

(汉)张仲景　撰
(晋)王叔和　编次
(金)成无己　注
　　　李文泽　校点

目　　录

提要 ··· 5
点校说明 ··· 7
新刻伤寒论序 ··· 8
刻伤寒论序 ·· 9
注解伤寒论序 ··· 10
伤寒论注释序 ··· 11
图解运气图 ·· 12
卷第一 ·· 19
　辨脉法第一 ·· 19
　平脉法第二 ·· 33
卷第二 ·· 49
　伤寒例第三 ·· 49
　辨痉湿暍脉证第四 ·· 64
　辨太阳病脉证并治上第五 ································ 69
卷第三 ·· 79
　辨太阳病脉证并治中第六 ································ 79
卷第四 ·· 114
　辨太阳病脉证并治下第七 ······························ 114
卷第五 ·· 135
　辨阳明病脉证并治第八 ·································· 135
　辨少阳病脉证并治第九 ·································· 158
卷第六 ·· 161
　辨太阴病脉证并治第十 ·································· 161
　辨少阴病脉证并治第十一 ······························ 163
　辨厥阴病脉证并治第十二 ······························ 178
卷第七 ·· 191

辨霍乱病脉证并治第十三 ……………………………………… 191
辨阴阳易差后劳复病脉证并治第十四 …………………… 195
辨不可发汗病脉证并治第十五 …………………………… 198
辨可发汗病脉证并治第十六 ……………………………… 201

卷第八 …………………………………………………………… 203

辨发汗后病脉证并治第十七 ……………………………… 203
辨不可吐第十八 …………………………………………… 203
辨可吐第十九 ……………………………………………… 204

卷第九 …………………………………………………………… 205

辨不可下病脉证并治第二十 ……………………………… 205
辨可下病脉证并治第二十一 ……………………………… 211

卷第十 …………………………………………………………… 214

辨发汗吐下后病脉证并治第二十二 ……………………… 214

提　要

　　《注解伤寒论》十卷，汉代张仲景撰，晋代王叔和编次，金代成无己注。张仲景名机，汉代南阳（今属河南）人，学医于同郡张伯祖，尽得其传，精通医方。汉灵帝时举孝廉，官至长沙太守，后为京师名医。著有《伤寒论》二十二篇，收治疗伤寒方一百一十二，称为诸方之祖。张仲景原著成书未久，以战乱频仍，随即散佚。西晋人王叔和，高平（今山东高平市）人，曾官太医令，搜集原书之伤寒部分，编次张仲景方论为三十六卷，将张氏医理推而盛行于天下。金代成无己，聊摄（今山东聊城）人，生于北宋中叶，至金海陵王正隆元年（1156）尚存，时年九十余。无己家世儒医，生性聪敏，博记广闻，为《伤寒论》作注。

　　张仲景在《伤寒论》中，将外感性疾病的病变发展及其所体现的各种症候予以归纳总结，创立了"六经"辨证体系，建立起一套完整系统的理论框架，为伤寒病的诊治提供理论依据。该书还将自《内经》以来有关脏腑、经络、病因病机学说理论与对疾病的诊治结合起来，确立了科学的"辨证论治"的原则和纲领，拟制出疗效显著的多种方剂，做到据证立法，拟方遣药，开我国传统中医学理、法、方、药相贯穿之先河。南宋人严器之称"其言精而奥，其法简而详，非寡闻浅见所能赜究"，洵非虚语。

　　成无己的注释，为注解《伤寒论》之第一家。其意在阐发张仲景所论述的伤寒理论，对《伤寒论》所涉及的病理、病证，皆引据《内经》《难经》之理，旁涉众家之论，以申说原文之隐言奥义；对原书所载的方剂，以四气五味理论为据，对方剂中药料的剂量、搭配进行诠释，阐述其"君臣佐使"之药用。

　　张仲景《伤寒论》一书在唐代曾被列为医举科考试书目，甚为朝廷所重视，然而流传本疏于校勘，错讹甚多。至宋代，赵宋皇帝也极其关注此书，诏令儒学侍臣整理勘定《伤寒论》，由官方刻印颁行全国。

《注解伤寒论》自宋代以来即有刊本，嗣后屡经翻刻。中国国家图书馆藏有宋刻本，2002年中华再造善本工程所收《注解伤寒论》即据宋刻本影印。现在通行的主要明刻本有明嘉靖二十四年汪济川刻本，后为上海涵芬楼影印，收入《四部丛刊》初编；明万历二十七年赵开美刊本（简称赵刊本）；明万历二十九年吴勉学校刻《古今医统正脉全书》（简称医统本）。清代递有重刻，《四库全书》收有全文（简称四库本）。赵刊本所据底本为宋刻本，故只录了《伤寒论》原文，未录成无己注。而汪刻本、医统本、四库本所收除《伤寒论》原文以外，并录成无己注文，列于正文之后，文字相应较全。

点校说明

一、本书以明嘉靖二十四年汪济川刻本为底本，删其音释，主要参校了明万历二十七年赵开美刊本（简称赵刊本）、明万历二十九年吴勉学刻《古今医统正脉全书》本（简称医统本）、清修文渊阁《四库全书》本（简称四库本）。

二、原底本为繁体竖排，本书改为简体横排。原本文中所用的"右××"之句，均改为"上××"，以适应版式之变化。

三、原底本附有各类图表，样式复杂，极易出错，为保证其准确性，校点本采用原图排版。

四、原底本中的异体字，本书均改为规范字，如麤—粗，眥—眦，蚤—早，俛—俯等。

五、对于原底本容易产生歧义的一些通假字，为了使它们在文中的意义更为明确，酌情改为通行字，如鞕（坚硬）—硬，杏人、桃人—杏仁、桃仁，四支—四肢，补写—补泻，圆药—丸药，等等。

新刻伤寒论序

　　《伤寒论》为文简严而寓意渊奥，离为六经，法有详略。详者义例甄明，非长余也；略者指趣该洽，非阙落也。散之若截然殊科，融之则约于一贯，顾读而用之者何如耳！儒者既不暇读，医流又鲜能读，是以微辞要义，秘而不宣。至谓此非全书，直欲分门平叙，续臆说以为奇，杂群方而云备，使矿镠合冶，貂犬同裘，如《活人》《杀车》等书，皆仲景之蟊螣也。余观成氏注，盖能独究遗经，与之终始，多所发明，间虽依文顺释，如传大将之令于三军，不敢妄为增易，听者惟谨行自得之，其有功于是书不浅也。顾世未有遗其声而徒逐其响者，于是论注同湮，惜哉！夫医流相沿如是，则无望其出神奇，以上契千载之妙用。不幸有得是疾，而能逃医僇于喉吻者，其几人哉！余里人汪君处敬为是愍恻，务购善本，反复校雠，惧其传之不远也，则遂锓刻以为公。噫！医之《素问》《灵枢》，视儒之六经，若《伤寒论》可视《语》《孟》，六经《语》《孟》之书具存，非读之不能晓析，而司活民之寄者，顾有舍之而忍其沟壑之盈？至如此书，世既罕见，卒读而通之不易，矧非有活人之寄，而务好之以杜夫医僇之冤。斯二者用心之为异，岂不远哉！余故窃有感焉，而为之序。

　　　　嘉靖二十四年岁在乙巳夏六月望歙岩镇吕滨郑佐书

刻伤寒论序

新安篁南江瓘撰

序曰：医自轩岐之学不传，惟《素》《难》二书，又多舛缺，遗文奥旨，代寡玄参，末学昧于原本，任疑用独，而经乃樊乱。逮后汉张长沙氏始因《素问·热论》广伊尹《汤液》，肆为论说，发其疑义，而经复一明。既而撰次于王叔和，注释于成无己，厥后庞、朱、韩、许之流因亦互有开发，提纲揭要，无越乎吐、汗、下、温四法而已。盖一证一方，万选万中，回生起死，千载合符。陶隐居称为群方之祖，孙真人叹其特有神功，岂无征哉！然方土异宜，古今殊运，阴阳虚实之交错，其候至微，发汗、吐、下之相反，其祸至速，兼以庸工固滞，迷误弗省，致微疴成膏肓之变，沉痼绝苏起之望，有由然矣。

大都此书条贯虽明，词旨雅奥，时俗难入，具眼几何？故医门罕读，鬻者莫售，钞张经王传，又往往反覆后先，鲁鱼相杂，板本漫缺，好古者致憾于斯。嗟乎！《脉诀》出而《脉经》隐，《百问》行而《伤寒论》乖。譬之俗儒专诵时文而昧经传，其失均也。

汪子希说氏以博雅名家，慨俗学之昏迷，愍烝民之夭札，出其家藏善本，视汪处敬氏，三复雠校，乃命人梓，而问序于余。余故以多病好医而未能也，然耽味仲景之论有年矣，辄援古炤今，溯其流委于卷后，且以嘉二子之有功于长沙也。学者诚能潜精斯籍，讨其指归，斯可以凌驾前贤，仁寿当代矣。

嘉靖乙巳之吉

注解伤寒论序

夫前圣有作，后必有继而述之者，则其教乃得著于世矣。医之道源自炎黄，以至神之妙，始兴经方；继而伊尹以元圣之才，撰成《汤液》，俾黎庶之疾疢，咸遂蠲除；使万代之生灵，普蒙拯济。后汉张仲景，又广《汤液》为《伤寒卒病论》十数卷，然后医方大备。兹先圣后圣，若合符节。至晋太医令王叔和，以仲景之书，撰次成叙，得为完秩。昔人以仲景方一部为众方之祖，盖能继述先圣之所作，迄今千有余年不坠于地者，又得王氏阐明之力也。

《伤寒论》十卷，其言精而奥，其法简而详，非寡闻浅见所能赜究。后虽有学者，又各自名家，未见发明。仆忝医业，自幼徂老，耽味仲景之书五十余年矣，虽粗得其门而近升乎堂，然未入于室，常为之慊然。昨者解后聊摄成公，议论该博，术业精通，而有家学，注成《伤寒》十卷，出以示仆。其三百九十七法之内，分析异同，彰明隐奥，调陈脉理，区别阴阳，使表里以昭然，俾汗下而灼见。百一十二方之后，通明名号之由，彰显药性之主，十剂轻重之攸分，七精制用之斯见，别气味之所宜，明补泻之所适；又皆引《内经》，旁牵众说，方法之辨，莫不允当，实前贤所未言，后学所未识，是得仲景之深意者也。昔所谓慊然者，今悉达其奥矣。亲觌其书，诚难默默，不揆荒芜，聊序其略。

时甲子中秋日洛阳严器之序

伤寒论注释序[①]

　　夫《伤寒论》，盖祖述大圣人之意，诸家莫其论拟，故晋皇甫谧序《甲乙针经》云：伊尹以元圣之才，撰用《神农本草》，以为《汤液》；汉张仲景论广《汤液》，为十数卷，用之多验；近世太医令王叔和，撰次仲景遗论甚精，皆可施用。是仲景本伊尹之法，伊尹本神农之经，得不谓祖述大圣人之意乎？

　　张仲景，《汉书》无传，见《名医录》云：南阳人，名机，仲景乃其字也。举孝廉，官至长沙太守。始受术于同郡张伯祖，时人言识用精微过其师，所著论，其言精而奥，其法简而详，非浅闻寡见者所能及。自仲景于今八百余年，惟王叔和能学之。其间如葛洪、陶景、胡洽、徐之才、孙思邈辈，非不才也，但各自名家，而不能修明之。开宝中，节度使高继冲曾编录进上，其文理舛错，未尝考正，历代虽藏之书府，亦阙于雠校。是使治病之流，举天下无或知者。

　　国家诏儒臣校正医书，臣奇续被其选。以为百病之急，无急于伤寒，今先校定张仲景《伤寒论》十卷，总二十二篇，证外合三百九十七法，除复重，定有一百一十二方，今请颁行。

太子右赞善大夫臣高保衡

尚书屯田员外郎臣孙奇

尚书司封郎中秘阁校理臣林亿等谨上

[①] 按：原底本无此序，据四库本《伤寒论注释》补入。

图解运气图

经曰：夫天地之气，胜复之作，不形于证。诊脉法曰：天地之变，无以脉诊，此之谓也。又曰①：随其气所在，期于左右。从其气则和，违其气则病②，迭移其位者病，失守其位者危，尺寸交反者死，阴阳交者死。经曰：夫阴阳交者，谓岁当阳在左，而反于右；谓岁当阴在右，而反于左，左交者死。若左右独然非交，是谓不应，唯寅申巳亥辰戌丑未八年有应也。谓寸尺反者死，谓岁当阴在寸，而反见于尺，谓岁当阳在尺，而反见于寸，若寸尺反者死。若寸尺独然非反见，谓不应，唯子午卯酉四年应之。今依夫《素问》正经，直言图局，又言脉法，先立其年，以知其气，左右应见，然后乃言死生也。凡三阴司天，在泉上下，南北二政，或右两手寸尺不相应，皆为脉沉下者，仰手而沉，覆手则沉为浮，细大者也。若不明此法，如过渊海问津，岂不愚乎？区区白首不能晓明也，况因旬月邪！仆亦留入式之法，加临五运六气、三阴三阳，标本南北之政，司天在泉主病，立成图局，易晓其义，又何不达于圣意哉！

---

① 又：原作"右"，据医统本改。
② "违其气则病"以下，医统本有"不当其气者病"一句。

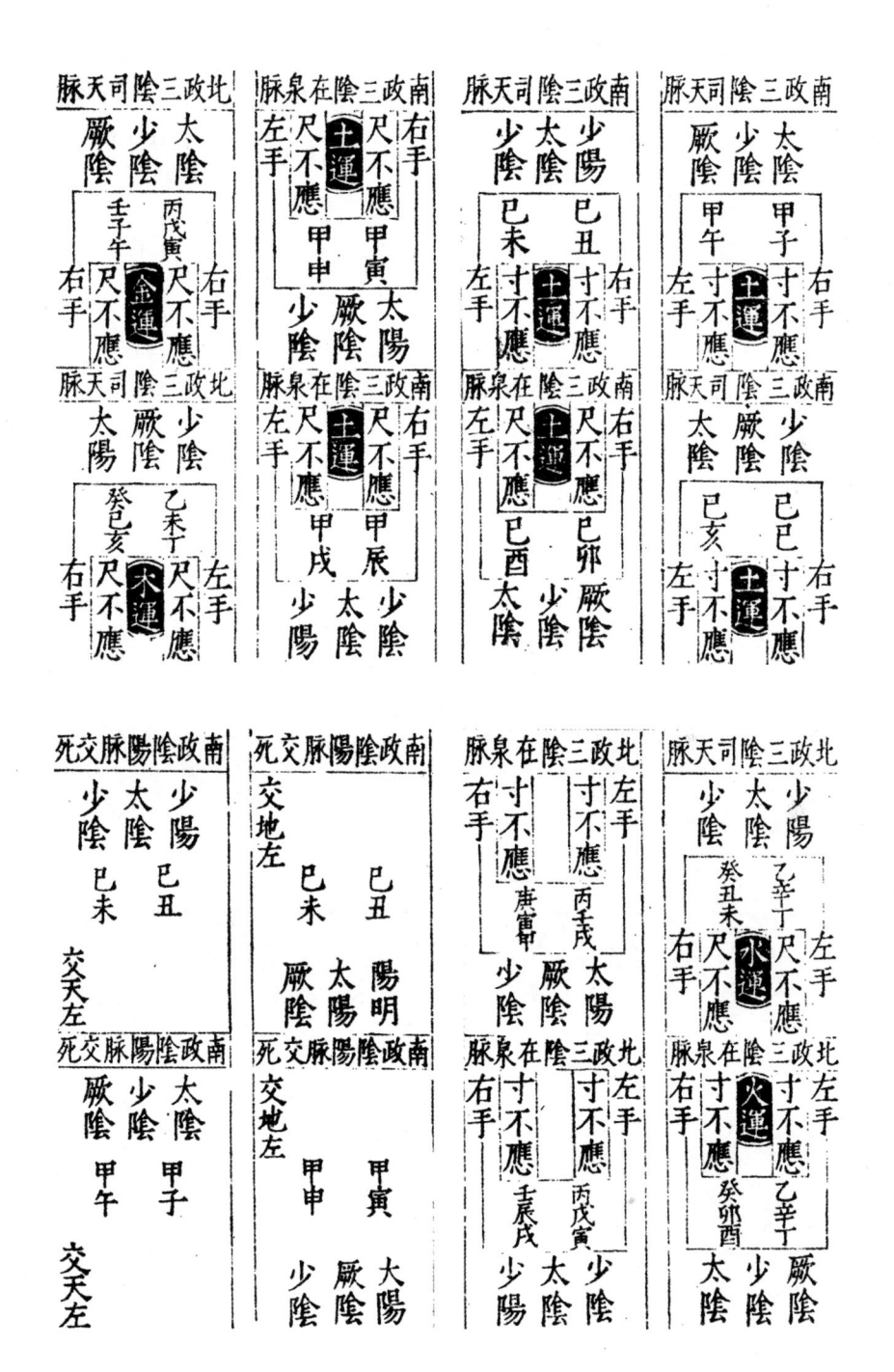

注解伤寒论 图解运气图

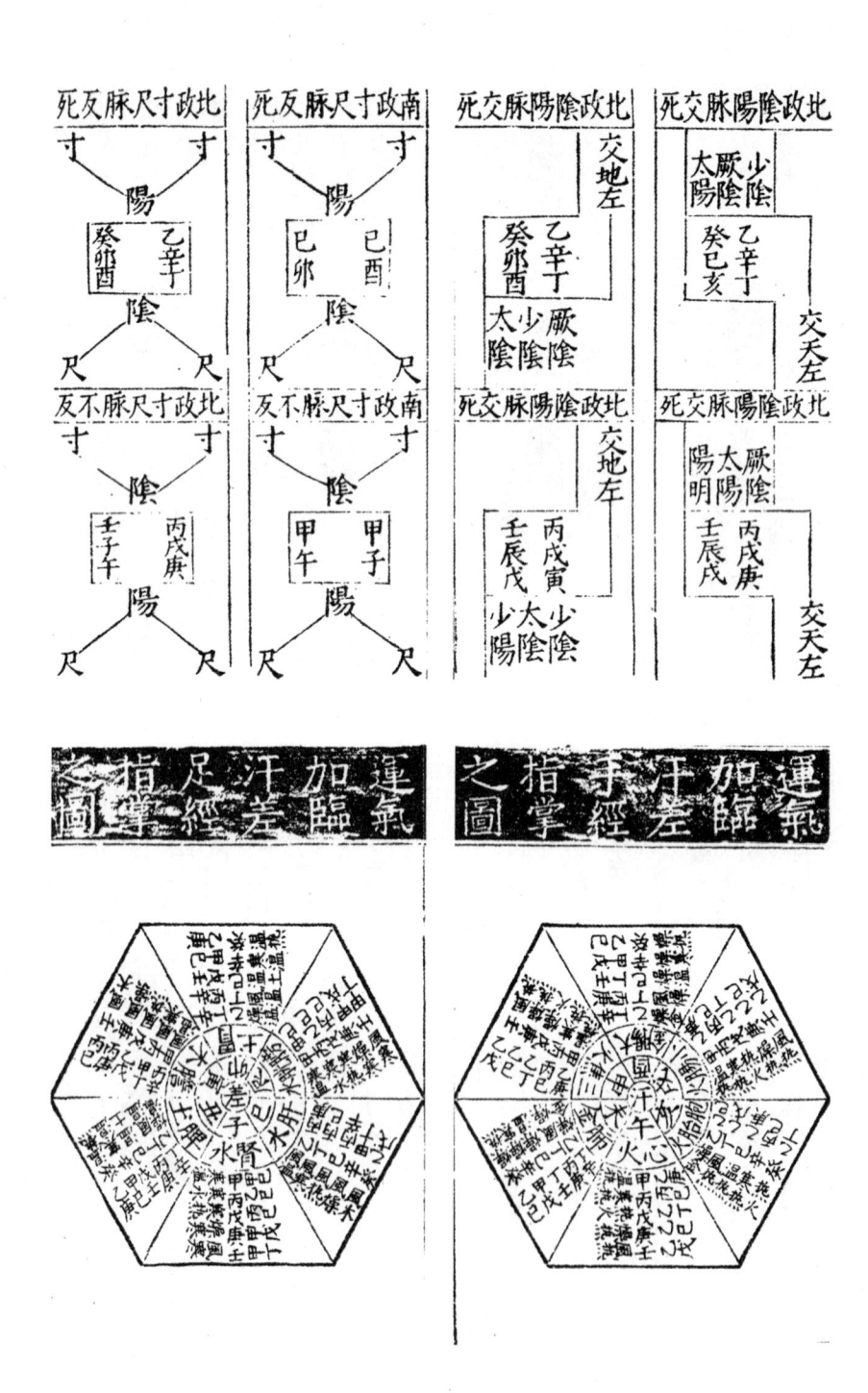

運氣加臨汗差手經指掌之圖

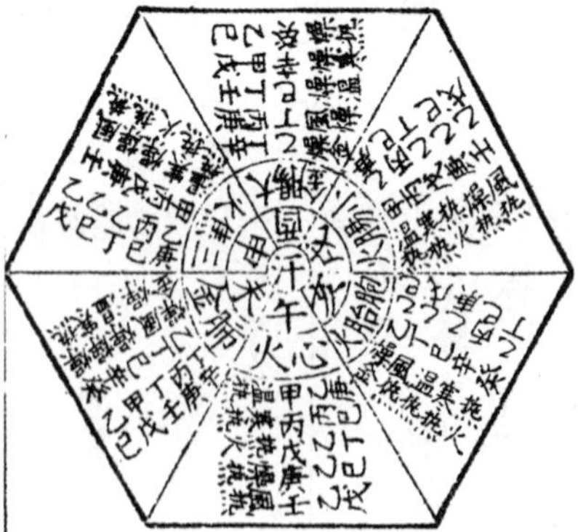

運氣加臨汗差足經指掌之圖

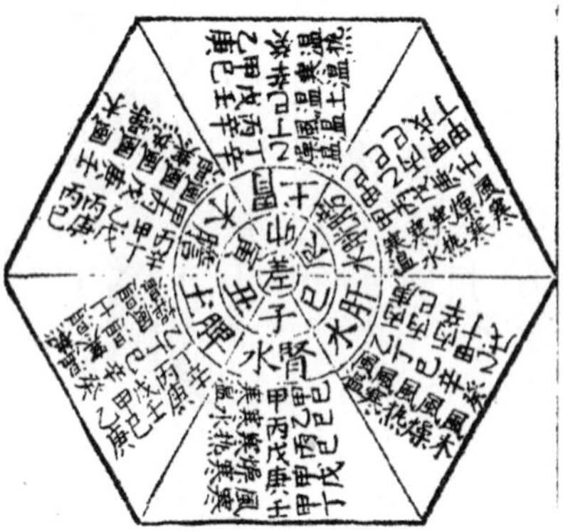

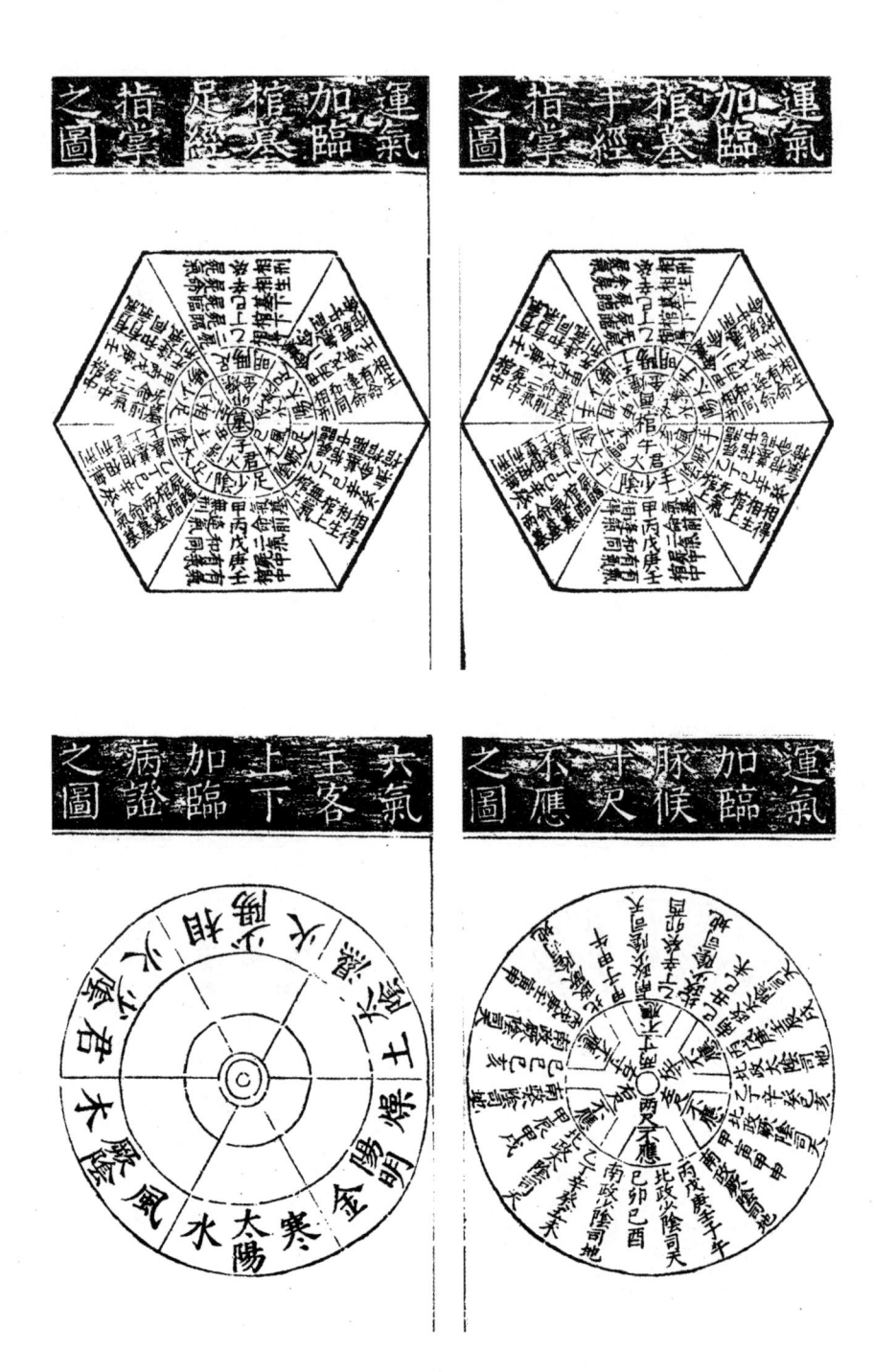

图解运气图

运气掌经加临手指掌之图

运气掌经加临足指掌之图

六气客气上下加临病证之图

运气加临脉候尺寸不应之图

太陽上下加臨補瀉病證之圖

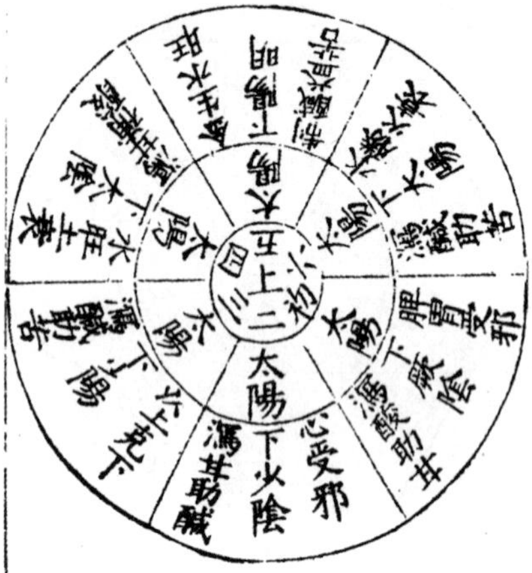

陽明上下加臨補瀉病證之圖

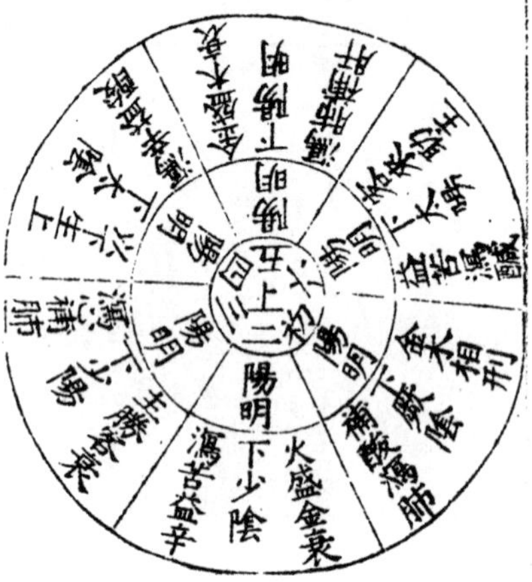

少陽上下加臨補瀉病證之圖

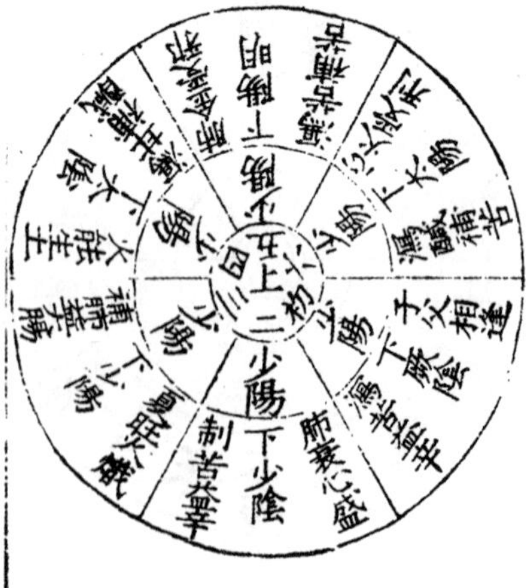

太陰上下加臨補瀉病證之圖

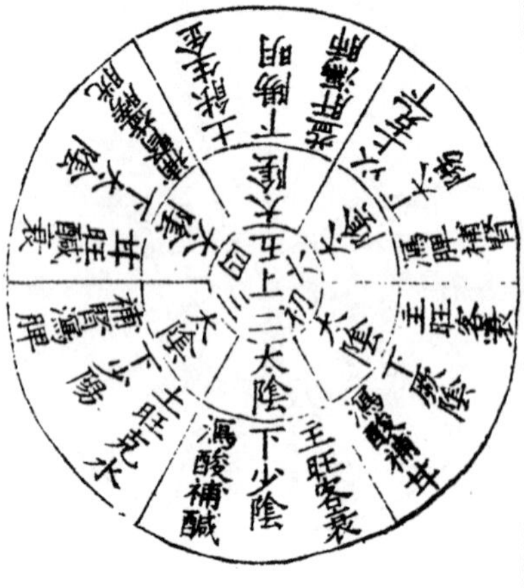

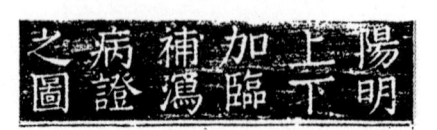

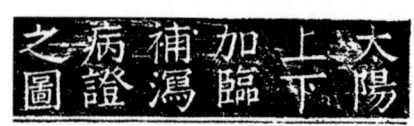

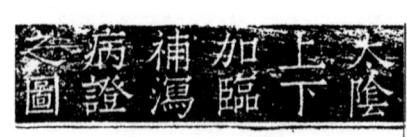

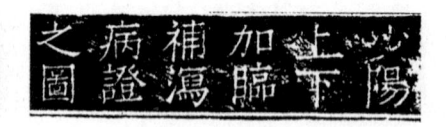

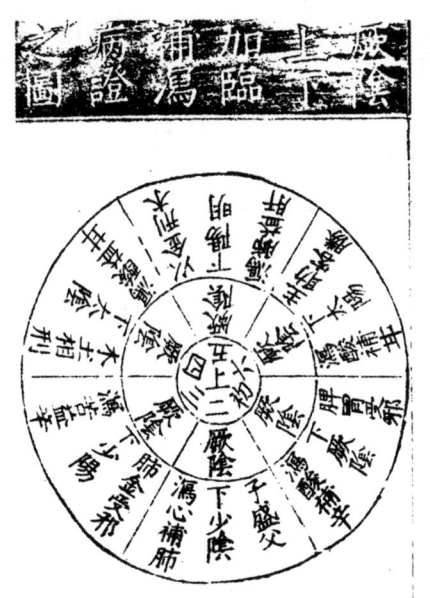

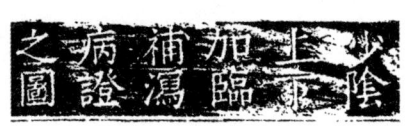

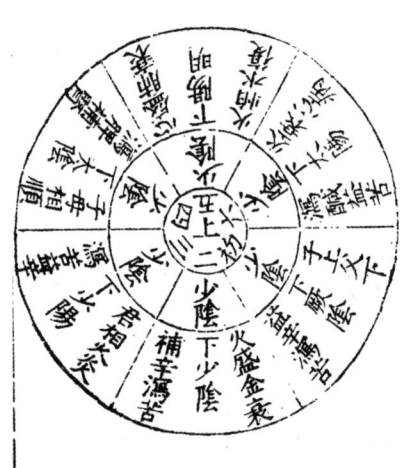

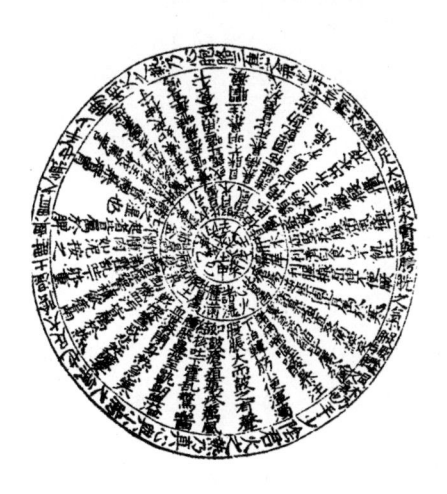

夫五运六气，主病阴阳虚实，无越此图。经曰：上天也，下地也，周天谓天周也。五行之位，天垂六气，地布五行，天顺地而左回，地承天而东转。木运之后，天气常余，余气不加，君火却退一步，加临相火之上，是以每五岁已,退一位而右迁。故曰:左右周天,余而复会。会,遇也。言天地之道常五岁毕,则以余气迁加,复与五行座位再相会合,而为岁法也。周天谓天周地位,非周天之六气也。经曰加临,法曰先立其年,以知其气左右应见,然后乃言生死也。

卷第一

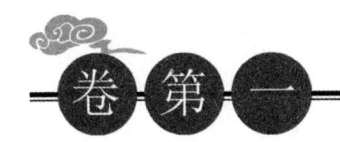

·辨脉法第一·

问曰：脉有阴阳者，何谓也？答曰：凡脉大、浮、数、动、滑，此名阳也；脉沉、涩、弱、弦、微，此名阴也。凡阴病见阳脉者生，阳病见阴脉者死。

《内经》曰：微妙在脉，不可不察。察之有纪，从阴阳始。始之有经，从五行生。兹首论脉之阴阳者①，以脉从阴阳始故也。阳脉有五，阴脉有五，以脉从五行生故也。阳道常饶，大、浮、数、动、滑，五者比之平脉也有余，故谓之阳。阴道常乏，沉、涩、弱、弦、微，五者比之平脉也不及，故谓之阴。伤寒之为病，邪在表，则见阳脉；邪在里，则见阴脉。阴病见阳脉而主生者，则邪气自里之表，欲汗而解也，如厥阴中风，脉微浮为欲愈、不浮为未愈者是也。阳病见阴脉而主死者，则邪气自表入里，正虚邪胜，如谵言、妄语、脉沉细者死是也。《金匮要略》曰"诸病在外者可治，入里者即死"，此之谓也。

问曰：脉有阳结、阴结者，何以别之？答曰：其脉浮而数，能食，不大便者，此为实，名曰阳结也。期十七日当剧。其脉沉而迟，不能食，身体

---

① 兹首论："论"后原衍一"曰"字，据四库本删。

重，大便反硬，名曰阴结也。期十四日当剧。

结者，气偏结固，阴阳之气不得而杂之。阴中有阳，阳中有阴，阴阳相杂以为和，不相杂以为结。浮、数，阳脉也，能食而不大便，里实也。为阳气结固，阴不得而杂之，是名阳结。沉、迟，阴脉也，不能食，身体重，阴病也。阴病见阴脉，则当下利，今大便硬者，为阴气结固，阳不得而杂之，是名阴结。论其数者，伤寒之病，一日太阳，二日阳明，三日少阳，四日太阴，五日少阴，六日厥阴。至六日为传经尽，七日当愈。七日不愈者，谓之再传经。言再传经者，再自太阳而传，至十二日再至厥阴为传经尽，十三日当愈。十三日不愈者，谓之过经，言再传过太阳之经，亦以次而传之也。阳结为火，至十七日传少阴水，水能制火，火邪解散则愈；阴结属水，至十四日传阳明土，土能制水，水邪解散则愈。彼邪气结甚，水又不能制火，土又不能制水，故当剧。《内经》曰：一候后则病，二候后则病甚，三候后则病危也。

问曰：病有洒淅恶寒而复发热者，何？答曰：阴脉不足，阳往从之；阳脉不足，阴往乘之。曰：何谓阳不足？答曰：假令寸口脉微，名曰阳不足，阴气上入阳中，则洒淅恶寒也。曰：何谓阴不足？答曰：假令尺脉弱，名曰阴不足，阳气下陷入阴中，则发热也。

一阴一阳谓之道，偏阴偏阳谓之疾。阴偏不足，则阳得而从之；阳偏不足，则阴得而乘之。阳不足，则阴气上入阳中，为恶寒者，阴胜则寒矣；阴不足，阳气下陷入阴中，为发热者，阳胜则热矣。

阳脉浮阴脉弱者，则血虚。血虚则筋急也。

阳为气，阴为血。阳脉浮者，卫气强也；阴脉弱者，荣血弱也。《难经》曰：气主呴之，血主濡之。血虚则不能濡润筋络，故筋急也。

其脉沉者，荣气微也。

《内经》云：脉者，血之府也。脉实则血实，脉虚则血虚，此其常也。

脉沉者，知荣血内微也。

其脉浮而汗出如流珠者，卫气衰也。

《针经》云：卫气者，所以温分肉、充皮毛、肥腠理、司开合者也。脉浮汗出如流珠者，腠理不密，开合不司，为卫气外衰也。浮主候卫，沉主候荣，以浮沉别荣卫之衰微，理固然矣。然而衰甚于微，所以于荣言微，而卫言衰者，以其汗出如流珠，为阳气外脱，所以卫病甚于荣也。

荣气微者，加烧针，则血流不行，更发热而躁烦也。

卫，阳也；荣，阴也。烧针益阳而损阴。荣气微者，谓阴虚也。《内经》曰：阴虚而内热①。方其内热，又加烧针以补阳，不惟两热相合而荣血不行，必更外发热而内躁烦也。

脉蔼蔼如车盖者，名曰阳结也。

蔼蔼如车盖者，大而厌厌聂聂也。为阳气郁结于外，不与阴气和杂也。

脉累累如循长竿者，名曰阴结也。

累累如循长竿者，连连而强直也。为阴气郁结于内，不与阳气和杂也。

脉瞥瞥如羹上肥者，阳气微也。

轻浮而阳微也。

脉萦萦如蜘蛛丝者，阳气衰也。

萦萦，滞也，若萦萦惹惹之不利也。如蜘蛛丝者，至细也。微为阳微，

---

① 而：四库本作"生"，疑是。

细为阳衰。《脉要》曰微为气痞，是未至于衰。《内经》曰细则气少，以至细为阳衰，宜矣。

脉绵绵如泻漆之绝者，亡其血也。

绵绵者，连绵而软也。如泻漆之绝者，前大而后细也。《正理论》曰：天枢开发，精移气变，阴阳交会，胃和脉生，脉复生也。阳气前至，阴气后至，则脉前为阳气，后为阴气。脉来，前大后细，为阳气有余，而阴气不足，是知亡血。

脉来缓，时一止复来者，名曰结。脉来数，时一止复来者，名曰促。脉阳盛则促，阴盛则结，此皆病脉。

脉一息四至曰平，一息三至曰迟，小快于迟曰缓，一息六至曰数。时有一止者，阴阳之气不得相续也。阳行也速，阴行也缓。缓以候阴，若阴气胜而阳不能相续，则脉来缓而时一止；数以候阳，若阳气胜而阴不能相续，则脉来数而时一止。伤寒有结代之脉，动而中止，不能自还，为死脉。此结促之脉，止是阴阳偏胜，而时有一止，即非脱绝而止。云此皆病脉。

阴阳相搏，名曰动。阳动则汗出，阴动则发热。形冷、恶寒者，此三焦伤也。

动为阴阳相搏，方其阴阳相搏而虚者，则动。阳动为阳虚，故汗出；阴动为阴虚，故发热也。如不汗出、发热，而反形冷、恶寒者，三焦伤也。三焦者，原气之别使，主行气于阳。三焦既伤，则阳气不通而微，致身冷而恶寒也。《金匮要略》曰：阳气不通即身冷。经曰：阳微则恶寒。

若数脉见于关上，上下无头尾，如豆大，厥厥动摇者，名曰动也。

《脉经》云：阳出阴入，以关为界。关为阴阳之中也，若数脉见于关上，上下无头尾，如豆大，厥厥动摇者，是阴阳之气相搏也，故名曰动。

阳脉浮大而濡，阴脉浮大而濡，阴脉与阳脉同等者，名曰缓也。

阳脉寸口也，阴脉尺中也。上下同等，无有偏胜者，是阴阳之气和缓也，非若迟缓之有邪也。阴阳偏胜者为结为促，阴阳相搏者为动，阴阳气和者为缓，学者不可不知也。

脉浮而紧者，名曰弦也。弦者状如弓弦，按之不移也。脉紧者，如转索无常也。

《脉经》云：弦与紧相类。以弦为虚，故虽紧如弦，而按之不移，不移则不足也。经曰：弦则为减。以紧为实，是切之如转索无常而不散。《金匮要略》曰：脉紧如转索无常者，有宿食也。

脉弦而大，弦则为减，大则为芤。减则为寒，芤则为虚。寒虚相搏，此名为革。妇人则半产、漏下，男子则亡血、失精。

弦则为减，减则为寒，寒者谓阳气少也。大则为芤，芤则为虚，虚者谓血少不足也。所谓革者，言其既寒且虚，则气血改革，不循常度。男子得之，为真阳减而不能内固，故主亡血、失精；妇人得之，为阴血虚而不能滋养，故主半产、漏下。

问曰：病有战而汗出，因得解者，何也？答曰：脉浮而紧，按之反芤，此为本虚，故当战而汗出也。其人本虚，是以发战。以脉浮，故当汗出而解也。

浮为阳，紧为阴，芤为虚。阴阳争则战，邪气将出，邪与正争，其人本虚，是以发战。正气胜则战，战已复发热而大汗，解也。

若脉浮而数，按之不芤，此人本不虚；若欲自解，但汗出耳，不发战也。

浮、数，阳也。本实阳胜，邪不能与正争，故不发战也。

问曰：病有不战而汗出解者，何也？答曰：脉大而浮数，故知不战汗出而解也。

阳胜则热，阴胜则寒，阴阳争则战。脉大而浮数皆阳也，阳气全胜，阴无所争，何战之有？

问曰：病有不战不汗出而解者，何也？答曰：其脉自微，此以曾经发汗、若吐、若下、若亡血，以内无津液，此阴阳自和，必自愈，故不战不汗出而解也。

脉微者，邪气微也。邪气已微，正气又弱，脉所以微。既经发汗、吐下、亡阳、亡血，内无津液，则不能作汗，得阴阳气和而自愈也。

问曰：伤寒三日，脉浮数而微，病人身凉和者，何也？答曰：此为欲解也。解以夜半。脉浮而解者，濈然汗出也；脉数而解者，必能食也；脉微而解者，必大汗出也。

伤寒三日，阳去入阴之时，病人身热，脉浮数而大，邪气传也；若身凉和，脉浮数而微者，则邪气不传而欲解也。解以夜半者，阳生于子也。脉浮，主濈然汗出而解者，邪从外散也；脉数，主能食而解者，胃气和也；脉微，主大汗出而解者，邪气微也。

问曰：脉病，欲知愈未愈者，何以别之？答曰：寸口、关上、尺中三处，大小、浮沉、迟数同等，虽有寒热不解者，此脉阴阳为和平，虽剧当愈。

三部脉均等，即正气已和，虽有余邪，何害之有？

立夏得洪大脉，是其本位。其人病，身体苦疼重者，须发其汗；若明日身不疼不重者，不须发汗；若汗濈濈自出者，明日便解矣。何以言之？立夏得洪大脉，是其时脉，故使然也。四时仿此。

脉来应时，为正气内固，虽外感邪气，但微自汗出而亦解尔。《内经》曰：脉得四时之顺者，病无他。

问曰：凡病欲知何时得，何时愈？答曰：假令夜半得病，明日日中愈；日中得病，夜半愈。何以言之？日中得病，夜半愈者，以阳得阴则解也；夜半得病，明日日中愈者，以阴得阳则解也。

日中得病者，阳受之；夜半得病者，阴受之。阳不和，得阴则和，是解以夜半；阴不和，得阳则和，是解以日中。经曰：用阳和阴，用阴和阳。

寸口脉浮为在表，沉为在里，数为在府，迟为在藏。假令脉迟，此为在藏也。

经曰：诸阳浮数为乘府，诸阴迟涩为乘藏。

趺阳脉浮而涩，少阴脉如经也，其病在脾，法当下利。何以知之？若脉浮大者，气实血虚也。今趺阳脉浮而涩，故知脾气不足，胃气虚也。以少阴脉弦而浮才见，此为调脉，故称如经也。若反滑而数者，故知当屎脓也。

趺阳者，胃之脉。诊得浮而涩者，脾胃不足也。浮者以为气实，涩者以为血虚者，此非也。经曰：脉浮而大，浮为气实，大为血虚。若脉浮大，当为气实血虚。今趺阳脉浮而涩，浮则胃虚，涩则脾寒，脾胃虚寒，则谷不消，而水不别，法当下利。少阴肾脉也，肾为肺之子，为肝之母，浮为肺脉，弦为肝脉，少阴脉弦而浮，为子母相生，故云调脉。若滑而数者，则客热在下焦，使血流腐而为脓，故屎脓也。

寸口脉浮而紧，浮则为风，紧则为寒。风则伤卫，寒则伤荣。荣卫俱病，骨节烦疼，当发其汗也。

《脉经》云：风伤阳，寒伤阴。卫为阳，荣为阴，风为阳，寒为阴，各从其类而伤也。《易》曰"水流湿，火就燥"者，是矣。卫得风则热，荣得寒则痛。荣卫俱病，故致骨节烦疼，当与麻黄汤，发汗则愈。

趺阳脉迟而缓，胃气如经也。趺阳脉浮而数，浮则伤胃，数则动脾，此非本病，医特下之所为也。荣卫内陷，其数先微，脉反但浮，其人必大便硬，气噫而除。何以言之？本以数脉动脾，其数先微，故知脾气不治，大便硬，气噫而除。今脉反浮，其数改微，邪气独留，心中则饥，邪热不杀谷，潮热发渴，数脉当迟缓，脉因前后度数如法，病者则饥。数脉不时，则生恶疮也。

经，常也。趺阳之脉，以候脾胃，故迟缓之脉为常。若脉浮数，则为医妄下，伤胃动脾，邪气乘虚内陷也。邪在表则见阳脉，邪在里则见阴脉。邪在表之时，脉浮而数也，因下里虚，荣卫内陷，邪客于脾，以数则动脾。今数先微，则是脾邪先陷于里也，胃虚脾热，津液干少，大便必硬。《针经》曰：脾病善噫，得后出余气，则快然而衰。今脾客邪热，故气噫而除。脾能消磨水谷，今邪气独留于脾，脾气不治，心中虽饥而不能杀谷也。脾主为胃行其津液，脾为热烁，故潮热而发渴也。趺阳之脉，本迟而缓，因下之后，变为浮数，荣卫内陷，数复改微，是脉因前后度数如法，邪热内陷于脾，而心中善饥也。数脉不时者，为数当改微而复不微，如此则是邪气不传于里，但郁于荣卫之中，必出自肌皮，为恶疮也。

师曰：病人脉微而涩者，此为医所病也。大发其汗，又数大下之，其人亡血，病当恶寒，后乃发热，无休止时。夏月盛热，欲著复衣；冬月盛寒，欲裸其身。所以然者，阳微则恶寒，阴弱则发热。此医发其汗，令阳气微，又大下之，令阴气弱。五月之时，阳气在表，胃中虚冷，以阳气内微，不能胜冷，故欲著复衣；十一月之时，阳气在里，胃中烦热，以阴气内弱，不能胜热，故欲裸其身。又阴脉迟涩，故知血亡也。

微为亡阳，涩则无血。不当汗而强与汗之者，令阳气微，阴气上入阳中，则恶寒，故曰阳微则恶寒。不当下而强与下之者，令阴气弱，阳气下陷入阴中，则发热，故曰阴弱则发热。气为阳，血为阴，阳脉以候气，阴脉以候血，阴脉迟涩，为荣血不足，故知亡血。经曰：尺脉迟者，不可发汗，以荣气不足，血少故也。

脉浮而大，心下反硬，有热属藏者，攻之，不令发汗。

浮大之脉，当责邪在表，若心下反硬者，则热已甚而内结也。有热属藏者，为别无虚寒，而但见里热也。藏属阴，为悉在里，故可下之。攻之，谓下之也。不可谓脉浮大，更与发汗。《病源》曰：热毒气乘心，心下痞满，此为有实，宜速下之。

属府者，不令溲数。溲数则大便硬，汗多则热愈，汗少则便难，脉迟尚未可攻。

虽心下硬，若余无里证，但见表证者，为病在阳，谓之属府，当先解表，然后攻痞。溲，小便也，勿为饮结，而利小便，使其溲数，大便必硬也。经曰：小便数者，大便必硬，谓走其津液也。汗多则邪气除而热愈，汗少则邪热不尽，又走其津液，必便难也。硬家当下，设脉迟，则未可攻，以迟为不足，即里气未实故也。

脉浮而洪，身汗如油，喘而不休，水浆不下，体形不仁，乍静乍乱，此为命绝也。

病有不可治者，为邪气胜于正气也。《内经》曰：大则邪至。又曰：大则病进。脉浮而洪者，邪气胜也；身汗如油，喘而不休者，正气脱也；四时以胃气为本，水浆不下者，胃气尽也；一身以荣卫为充，形体不仁者，荣卫绝也。不仁为痛痒俱不知也。《针经》曰：荣卫不行，故为不仁。争则乱，安则静，乍静乍乱者，正与邪争，正负邪胜也。正气已脱，胃气又尽，荣卫俱绝，邪气独胜，故曰命绝也。

又未知何藏先受其灾，若汗出发润，喘不休者，此为肺先绝也。

肺，为气之主，为津液之帅。汗出、发润者，津脱也；喘不休者，气脱也。

阳反独留，形体如烟熏，直视摇头，此心绝也。

肺主气，心主血，气为阳，血为阴。阳反独留者，则为身体大热，是血先绝而气独在也。形体如烟熏者，为身无精华，是血绝不荣于身也。心脉侠咽系目，直视者，心经绝也。头为诸阳之会，摇头者，阴绝而阳无根也。

唇吻反青，四肢𢲺习者，此为肝绝也。

唇吻者，脾之候。肝色青，肝绝，则真色见于所胜之部也。四肢者，脾所主。肝主筋，肝绝则筋脉引急，发于所胜之分也。𢲺习者，为振动，若搐搦，手足时时引缩也。

环口黧黑，柔汗发黄者，此为脾绝也。

脾主口唇，绝则精华去，故环口黧黑。柔为阴，柔汗，冷汗也。脾胃为津液之本、阳气之宗，柔汗发黄者，脾绝而阳脱，真色见也。

溲便遗失，狂言，目反直视者，此为肾绝也。

肾司开阖，禁固便溺。溲便遗失者，肾绝不能约制也。肾藏志，狂言者志不守也。《内经》曰：狂言者，是失志矣。失志者死。《针经》曰：五藏之精气皆上注于目，骨之精为瞳子。目反直视者，肾绝，则骨之精不荣于瞳子，而瞳子不转也。

又未知何藏阴阳前绝，若阳气前绝，阴气后竭者，其人死，身色必青；阴气前绝，阳气后竭者，其人死，身色必赤，腋下温，心下热也。

阳主热而色赤，阴主寒而色青。其人死也，身色青，则阴未离乎体，故曰阴气后竭。身色赤，腋下温，心下热，则阳未离乎体，故曰阳气后竭。《针经》云"人有两死而无两生"，此之谓也。

寸口脉浮大，而医反下之，此为大逆。浮则无血，大则为寒，寒气相搏，则为肠鸣。医乃不知，而反饮冷水，令汗大出，水得寒气，冷必相搏，其人即饐。

经云：脉浮大，应发汗，若反下之，为大逆。浮大之脉，邪在表也，当发其汗，若反下之，是攻其正气，邪气得以深入，故为大逆。浮则无血者，下后亡血也；大则为寒者，邪气独在也。寒邪因里虚而入，寒气相搏，乃为肠鸣。医见脉大，以为有热，饮以冷水，欲令水寒胜热而作大汗，里先虚寒，又得冷水，水寒相搏，使中焦之气涩滞，故令饐也。

趺阳脉浮，浮则为虚，浮虚相搏，故令气饐，言胃气虚竭也。脉滑，则为哕。此为医咎，责虚取实，守空迫血。脉浮、鼻中燥者，必衄也。

趺阳脉浮为饐，脉滑为哕，皆医之咎，责虚取实之过也。《内经》曰：阴在内，阳之守也；阳在外，阴之使也。发汗攻阳，亡津液，而阳气不足者，谓之守空。经曰：表气微虚，里气不守，故使邪中于阴也。阳不为阴守①，邪气因得而入之，内搏阴血；阴失所守，血乃妄行，未知从何道而出。若脉浮、鼻燥者，知血必从鼻中出也。

诸脉浮数，当发热，而洒淅恶寒，若有痛处，饮食如常者，畜积有脓也。

浮数之脉，主邪在经，当发热，而洒淅恶寒，病人一身尽痛，不欲饮食者，伤寒也。若虽发热，恶寒而痛，偏着一处，饮食如常者，即非伤寒，是邪气郁结于经络之间，血气壅遏不通，欲畜聚而成痈脓也。

脉浮而迟，面热赤而战惕者，六七日当汗出而解；反发热者，差迟。迟为无阳，不能作汗，其身必痒也。

脉浮，面热赤者，邪气外浮于表也；脉迟，战惕者，本气不足也。六七日为传经尽，当汗出而解之时。若当汗不汗，反发热者，为里虚津液不多，

---

① 阳：原作"阴"，据医统本、四库本改。

不能作汗。既不汗，邪无从出，是以差迟。发热为邪气浮于皮肤，必作身痒也。经曰：以其不能得小汗出，故其身必痒也。

寸口脉阴阳俱紧者，法当清邪中于上焦，浊邪中于下焦。清邪中上，名曰洁也；浊邪中下，名曰浑也。阴中于邪，必内栗也，表气微虚，里气不守，故使邪中于阴也。阳中于邪，必发热、头痛、项强、颈挛、腰痛、胫酸，所为阳中雾露之气，故曰清邪中上。浊邪中下，阴气为栗，足膝逆冷，便溺妄出，表气微虚，里气微急，三焦相混，内外不通，上焦怫郁，藏气相熏，口烂食龂也。中焦不治，胃气上冲，脾气不转，胃中为浊，荣卫不通，血凝不流。若卫气前通者，小便赤黄，与热相搏，因热作使，游于经络，出入藏府，热气所过，则为痈脓。若阴气前通者，阳气厥微，阴无所使，客气内入，嚏而出之，声嗢咽塞，寒厥相逐，为热所拥，血凝自下，状如豚肝。阴阳俱厥，脾气孤弱，五液注下，下焦不阖，清便下重，令便数难，脐筑湫痛，命将难全。

浮为阳，沉为阴。阳脉紧，则雾露之气中于上焦；阴脉紧，则寒邪中于下焦。上焦者，太阳也。下焦者，少阴也。发热、头痛、项强、颈挛、腰疼、胫酸者，雾露之气中于太阳之经也；浊邪中下，阴气为栗，足胫逆冷，便溺妄出者，寒邪中于少阴也。因表气微虚，邪入而客之，又里气不守，邪乘里弱，遂中于阴，阴虚遇邪，内为惧栗，致气微急矣。《内经》曰：阳病者，上行极而下；阴病者，下行极而上。此上焦之邪甚，则下干中焦，下焦之邪甚，则上干中焦，由是三焦混乱也。三焦主持诸气，三焦既相混乱，则内外之气俱不得通。膻中为阳气之海，气因不得通于内外，怫郁于上焦而为热，与藏相熏，口烂食龂。《内经》曰：膈热不便，上为口糜。中焦为上下二焦之邪混乱，则不得平治，中焦在胃之中，中焦失治，胃气因上冲也。脾，坤也，坤助胃气，消磨水谷，脾气不转，则胃中水谷不得磨消，故胃中浊也。《金匮要略》曰：谷气不消，胃中苦浊。荣者，水谷之精气也；卫者，水谷之悍气也。气不能布散，致荣卫不通，血凝不流。卫气者，阳气也；荣血者，阴气也。阳主为热，阴主为寒。卫气前通者，阳气先通而热气得行也。《内经》曰：膀胱者，津液藏焉，化则能出。以小便赤黄，知卫气前通也。热气与胃气相搏而行，出入藏府，游于经络，经络客热，则血凝肉腐，而为痈脓，此见其热气得行。若阴气前通者则不然，阳在外为阴之使，因阳气厥微，阴无所使，遂阴气前通也。《内经》曰：阳气者，卫外而为固也，阳气厥微，则不能卫外，寒气因而客之。鼻者，肺之候，肺主声，寒气内入者，客于肺经，则嚏而出之，声嗢咽塞。寒者，外邪也；厥者，内邪也。外内之邪合并，相逐为热，则血凝不流。今为热所拥，使血凝自下，如豚肝也。上焦阳气厥，下焦阴气厥，二气俱厥，不相顺接，则脾气独弱，不能行化气血，滋养五藏，致五藏俱虚，而五液注下。《针经》曰：五藏不和，使液溢而下流于阴。阖，合也。清，圊也。下焦气脱而不合，故数便而下重。脐为生气之原，脐筑湫痛，则生气欲绝，故曰命将难全。

脉阴阳俱紧者，口中气出，唇口干燥，蜷卧足冷，鼻中涕出，舌上胎滑，勿妄治也。到七日已来，其人微发热，手足温者，此为欲解；或到八日已上，反大发热者，此为难治。设使恶寒者，必欲呕也；腹内痛者，必欲利也。

脉阴阳俱紧，为表里客寒。寒为阴，得阳则解。口中气出，唇口干燥者，阳气渐复，正气方温也。虽尔，然而阴未尽散，蜷卧足冷，鼻中涕出，舌上滑胎，知阴犹在也。方阴阳未分之时，不可妄治，以偏阴阳之气。到七日已来，其人微发热，手足温者，为阴气已绝，阳气得复，是为欲解。若过七日不解，到八日已上，反发大热者，为阴极变热，邪气胜正，故云难治。阳脉紧者，寒邪发于上焦，上焦主外也；阴脉紧者，寒邪发于下焦，下焦主内也。设使恶寒者，上焦寒气胜，是必欲呕也；腹内痛者，下焦寒气胜，是必欲利也。

脉阴阳俱紧，至于吐利，其脉独不解。紧去人安①，此为欲解。若脉迟，至六七日，不欲食，此为晚发，水停故也，为未解；食自可者，为欲解。

脉阴阳俱紧，为寒气甚于上下，至于吐利之后，紧脉不罢者，为其脉独不解，紧去则人安，为欲解。若脉迟，至六七日，不欲食者，为吐利后脾胃大虚。《内经》曰：饮入于胃，游溢精气，上输于脾，脾气散精，上归于

---

① 人：原作"入"，据四库本改。

肺，通调水道，下输膀胱，水精四布，五经并行。脾胃气强，则能输散水饮之气；若脾胃气虚，则水饮内停也。所谓晚发者，后来之疾也。若至六七日而欲食者，则脾胃已和，寒邪已散，故云欲解。

病六七日，手足三部脉皆至，大烦而口噤不能言，其人躁扰者，必欲解也。

烦，热也。传经之时，病人身大烦，口噤不能言，内作躁扰，则阴阳争胜。若手足三部脉皆至，为正气胜，邪气微，阳气复，寒气散，必欲解也。

若脉和，其人大烦，目重睑内际黄者①，此为欲解也。

《脉经》曰：病人两目眦有黄色起者，其病方愈。病以脉为主，若目黄大烦，脉不和者，邪胜也，其病为进；目黄大烦，而脉和者，为正气已和，故云欲解。

脉浮而数，浮为风，数为虚，风为热，虚为寒，风虚相搏，则洒淅恶寒也。

《内经》曰：有者为实，无者为虚。气并则无血，血并则无气。风则伤卫，数则无血。浮数之脉，风邪并于卫，卫胜则荣虚也。卫为阳，风搏于卫，所以为热。荣为阴，荣气虚，所以为寒。风并于卫者，发热恶寒之证具矣。

脉浮而滑，浮为阳，滑为实，阳实相搏，其脉数疾，卫气失度，浮滑之脉数疾，发热汗出者，此为不治。

浮为邪气并于卫，而卫气胜；滑为邪气并于荣，而荣气实。邪气胜实，拥于荣卫，则荣卫行速，故脉数疾。一息六至曰数，平人脉一息四至，卫气行六寸，今一息六至，则卫气行九寸，计过平人之半，是脉数疾，知卫气失

---

① 睑：原作"脸"，据文意改。

其常度也。浮滑数疾之脉，发热汗出而当解，若不解者，精气脱也，必不可治。经曰：脉阴阳俱盛，大汗出不解者，死。

伤寒咳逆上气，其脉散者死。谓其形损故也。

《千金方》云：以喘嗽为咳逆，上气者肺病，散者心脉，是心火刑于肺金也。《内经》曰：心之肺谓之死阴。死阴之属，不过三日而死，以形见其损伤故也。

·平脉法第二·

问曰：脉有三部，阴阳相乘。荣卫血气，在人体躬。呼吸出入，上下于中，因息游布，津液流通。随时动作，效象形容，春弦秋浮，冬沉夏洪。察色观脉，大小不同。一时之间，变无经常，尺寸参差，或短或长。上下乖错，或存或亡。病辄改易，进退低昂。心迷意惑，动失纪纲。愿为具陈，令得分明。师曰：子之所问，道之根源。脉有三部，尺寸及关。

寸为上部，关为中部，尺为下部。

荣卫流行，不失衡铨。

衡铨者，称也，可以称量轻重。《内经》曰：春应中规，夏应中矩，秋应中衡，冬应中权。荣行脉中，卫行脉外，荣卫与脉相随，上下应四时，不失其常度。

肾沉、心洪、肺浮、肝弦，此自经常，不失铢分。

肾，北方水，王于冬，而脉沉。心，南方火，王于夏，而脉洪。肺，西方金，王于秋，而脉浮。肝，东方木，王于春，而脉弦。此为经常，铢分之不差也。

　　出入升降，漏刻周旋，水下二刻，一周循环。

　　人身之脉，计长一十六丈二尺，一呼脉行三寸，一吸脉行三寸，一呼一吸为一息，脉行六寸。一日一夜，漏水下百刻，人一万三千五百息，脉行八百一十丈，五十度周于身。则一刻之中，人一百三十五息，脉行八丈一尺；水下二刻，人二百七十息，脉行一十六丈二尺，一周于身也。脉经之行，终而复始，若循环之无端也。

　　当复寸口，虚实见焉。

　　脉经之始，从中焦注于手太阴寸口，二百七十息，脉行一周身，复还至于寸口。寸口为脉之经始，故以诊视虚实焉。经曰：虚实死生之要，皆见于寸口之中。

　　变化相乘，阴阳相干。风则浮虚，寒则牢坚；沉潜水畜，支饮急弦；动则为痛，数则热烦。

　　风伤阳，故脉浮虚；寒伤阴，故脉牢坚；畜积于内者，谓之水畜，故脉沉潜；支散于外者，谓之支饮，故脉急弦。动则阴阳相搏，相搏则痛生焉。数为阳邪气胜，阳胜则热烦焉。

　　设有不应，知变所缘，三部不同，病各异端。

　　脉与病不相应者，必缘传变之所致。三部以候五藏之气，随部察其虚实焉。

　　太过可怪，不及亦然，邪不空见，中必有奸。审察表里，三焦别焉。知其所舍，消息诊看。料度府藏，独见若神。为子条记，传与贤人。

　　太过、不及之脉，皆有邪气干于正气。审看在表在里入府入藏，随其所舍而治之。

师曰：呼吸者，脉之头也。

《难经》曰：一呼脉行三寸，一吸脉行三寸。以脉随呼吸而行，故言脉之头也。

初持脉，来疾去迟，此出疾入迟，名曰内虚外实也。初持脉，来迟去疾，此出迟入疾，名曰内实外虚也。

外为阳，内为阴。《内经》曰：来者为阳，去者为阴。是出以候外，入以候内。疾为有余，有余则实；迟为不足，不足则虚。来疾去迟者，阳有余而阴不足，故曰内虚外实；来迟去疾者，阳不足而阴有余，故曰内实外虚。

问曰：上工望而知之，中工问而知之，下工脉而知之，愿闻其说。师曰：病家人请云，病人若发热，身体疼，病人自卧。师到，诊其脉，沉而迟者，知其差也。何以知之？表有病者，脉当浮大，今脉反沉迟，故知愈也。

望以观其形证，问以知其所苦，脉以别其表里。病若发热、身疼，邪在表也，当卧不安，而脉浮数。今病人自卧，而脉沉迟者，表邪缓也，是有里脉而无表证，则知表邪当愈也。

假令病人云，腹内卒痛，病人自坐。师到，脉之，浮而大者，知其差也。何以知之？若里有病者，脉当沉而细，今脉浮大，故知愈也。

腹痛者，里寒也，痛甚则不能起，而脉沉细。今病人自坐，而脉浮大者，里寒散也，是有表脉而无里证也。则知里邪当愈。是望证、问病、切脉三者相参而得之，可为十全之医。《针经》曰：知一为上，知二为神，知三神且明矣。

师曰：病家人来请云，病人发热烦极。明日师到，病人向壁卧，此热已去也。设令脉不和，处言已愈。

发热、烦极，则不能静卧。今向壁静卧，知热已去。

设令向壁卧，闻师到，不惊起而盼视，若三言三止，脉之，咽唾者，此诈病也。设令脉自和，处言汝病大重，当须服吐下药，针灸数十百处，乃愈。

诈病者，非善人，以言恐之，使其畏惧，则愈。医者意也，此其是欤？

师持脉，病人欠者，无病也。

《针经》曰：阳引而上，阴引而下，阴阳相引，故欠。阴阳不相引则病，阴阳相引则和，是欠者无病也。

脉之，呻者，病也。

呻，为呻吟之声，身有所苦则然也。

言迟者，风也。

风客于中则经络急，舌强难运用也。

摇头言者，里痛也。

里有病，欲言，则头为之战摇。

行迟者，表强也。

表强者，由筋络引急，而行步不利也。

坐而伏者，短气也。

短气者，里不和也，故坐而喜伏。

坐而下一脚者，腰痛也。

《内经》曰：腰者，身之大关节也。腰痛，为大关节不利，故坐不能正，下一脚，以缓腰中之痛也。

里实护腹，如怀卵物者，心痛也。

心痛则不能伸仰，护腹以按其痛。

师曰：伏气之病，以意候之，今月之内，欲有伏气。假令旧有伏气，当须脉之。若脉微弱者，当喉中痛似伤，非喉痹也。病人云：实咽中痛，虽尔，今复欲下利。

冬时感寒，伏藏于经中，不即发者，谓之伏气。至春分之时，伏寒欲发，故云今月之内，欲有伏气。假令伏气已发，当须脉之，审在何经。得脉微弱者，知邪在少阴，少阴之脉循喉咙，寒气客之，必发咽痛；肾司开阖，少阴治在下焦，寒邪内甚，则开阖不治，下焦不约，必成下利。故云虽尔咽痛，复欲下利。

问曰：人病恐怖者，其脉何状？师曰：脉形如循丝，累累然，其面白脱色也。

《内经》曰：血气者，人之神。恐怖者，血气不足，而神气弱也。脉形似循丝，累累然，面白脱色者。《针经》曰：血夺者，色夭然不泽。其脉空虚，是知恐怖，为血气不足。

问曰：人不饮，其脉何类？师曰：其脉自涩①，唇口干燥也。

---

① 其脉：赵刊本、医统本无"其"字。

涩为阴，虽主亡津液，而唇口干燥，以阴为主内，故不饮也。

问曰：人愧者，其脉何类？师曰：脉浮，而面色乍白乍赤。

愧者，羞也。愧则神气怯弱，故脉浮，而面色变改不常也。

问曰：经说脉有三菽、六菽重者，何谓也？师曰：脉者，人以指按之，如三菽之重者，肺气也；如六菽之重者，心气也；如九菽之重者，脾气也；如十二菽之重者，肝气也；按之至骨者，肾气也。

菽，豆也。《难经》曰：如三菽之重，与皮毛相得者，肺部也；如六菽之重，与血脉相得者，心部也；如九菽之重，与肌肉相得者，脾部也；如十二菽之重，与筋平者，肝部也；按之至骨，举指来疾者，肾部也。各随所主之分，以候藏气。

假令下利，寸口、关上、尺中悉不见脉，然尺中时一小见，脉再举头者，肾气也。若见损脉来至，为难治。

《脉经》曰：冷气在胃中，故令脉不通。下利不见脉，则冷气客于脾胃。今尺中时一小见，为脾虚，肾气所乘。脉再举头者，脾为肾所乘也。若尺中之脉更或减损，为肾气亦衰，脾复胜之，鬼贼相刑，故云难治。是脾胜不应时也。

问曰：脉有相乘，有纵、有横、有逆、有顺，何也？师曰：水行乘火，金行乘木，名曰纵；火行乘水，木行乘金，名曰横；水行乘金，火行乘木，名曰逆；金行乘水，木行乘火，名曰顺也。

金胜木，水胜火。纵者，言纵任其气，乘其所胜；横者，言其气横逆，反乘所不胜也。纵横与恣纵、恣横之义通。水为金子，火为木子。子行乘母，其气逆也；母行乘子，其气顺也。

问曰：脉有残贼，何谓也？师曰：脉有弦、紧、浮、滑、沉、涩，此六者，名曰残贼，能为诸脉作病也。

为人病者，名曰八邪，风、寒、暑、湿，伤于外也；饥、饱、劳、逸，伤于内也。经脉者，荣卫也。荣卫者，阴阳也。其为诸经脉作病者，必由风、寒、暑、湿伤于荣卫，客于阴阳之中，风则脉浮，寒则脉紧，中暑则脉滑，中湿则脉涩，伤于阴则脉沉，伤于阳则脉浮。所以谓之残贼者，伤良曰残，害良曰贼，以能伤害正气也。

问曰：脉有灾怪，何谓也？师曰：假令人病，脉得太阳，与形证相应，因为作汤。比还送汤，如食顷，病人乃大吐，若下利，腹中痛。师曰：我前来不见此证，今乃变异，是名灾怪。又问曰：何缘作此吐利？答曰：或有旧时服药，今乃发作，故名灾怪耳。

医以脉证与药相对而反变异，为其灾可怪，故名灾怪。

问曰：东方肝脉，其形何似？师曰：肝者，木也，名厥阴，其脉微弦濡弱而长，是肝脉也。肝病自得濡弱者，愈也。

《难经》曰：春脉弦者，肝，东方木也。万物始生，未有枝叶，故脉来濡弱而长，故曰弦。是肝之平脉，肝病得此脉者，为肝气已和也。

假令得纯弦脉者，死。何以知之？以其脉如弦直，是肝藏伤，故知死也。

纯弦者，为如弦直而不软，是中无胃气，为真藏之脉。《内经》曰：死肝脉来，急益劲，如新张弓弦。

南方心脉，其形何似？师曰：心者，火也，名少阴。其脉洪大而长，是心脉也。心病自得洪大者，愈也。

心王于夏，夏则阳外胜，气血淖溢，故其脉来洪大而长也。

假令脉来微去大，故名反，病在里也。脉来头小本大者，故名覆，病在表也。上微头小者，则汗出；下微本大者，则为关格不通，不得尿。头无汗者可治，有汗者死。

心脉来盛去衰为平，来微去大，是反本脉。《内经》曰：大则邪至，小则平。微为正气，大为邪气。来以候表，来微则知表和；去以候里，去大则知里病。《内经》曰：心脉来不盛去反盛，此为不及，病在中。头小本大者，即前小后大也。小为正气，大为邪气，则邪气先在里，今复还于表，故名曰覆。不云去而止，云来者，是知在表。《脉经》曰：在上为表，在下为里。汗者心之液。上微为浮之而微，头小为前小，则表中气虚，故主汗出。下微沉之而微，本大为后大，沉则在里，大则病进。《内经》曰：心为牡藏，小肠为之使。今邪甚下行，格闭小肠，使正气不通，故不得尿，名曰关格。《脉经》曰：阳气上出，汗见于头。今关格正气不通，加之头有汗者，则阳气不得下通而上脱也。其无汗者，虽作关格，然阳气未衰①，而犹可治。

西方肺脉，其形何似？师曰：肺者，金也，名太阴。其脉毛浮也，肺病自得此脉。若得缓迟者皆愈，若得数者则剧。何以知之？数者，南方火，火克西方金，法当痈肿，为难治也。

轻虚浮曰毛，肺之平脉也。缓迟者，脾之脉，脾为肺之母，以子母相生，故云皆愈；数者，心之脉，火克金，为鬼贼相刑，故剧。肺主皮毛，数则为热，热客皮肤，留而不去，则为痈疡。经曰：数脉不时，则生恶疮。

问曰：二月得毛浮脉，何以处言至秋当死？师曰：二月之时，脉当濡弱，反得毛浮者，故知至秋死。二月肝用事，肝脉属木，应濡弱，反得毛浮者，是肺脉也。肺属金，金来克木，故知至秋死。他皆仿此。

当春时反见秋脉，为金气乘木，肺来克肝，夺王脉而见，至秋肺王，肝气则绝，故知至秋死也。

---

① 气：原脱，据医统本、四库本补。

师曰：脉，肥人责浮，瘦人责沉。肥人当沉，今反浮；瘦人当浮，今反沉。故责之。

肥人肌肤厚，其脉当沉；瘦人肌肤薄，其脉当浮。今肥人脉反浮，瘦人脉反沉，必有邪气相干，使脉反常，故当责之。

师曰：寸脉下不至关，为阳绝；尺脉上不至关，为阴绝。此皆不治，决死也。若计其余命死生之期，期以月节克之也。

《脉经》曰：阳生于寸，动于尺；阴生于尺，动于寸。寸脉下不至关者，为阳绝，不能下应于尺也；尺脉上不至关者，为阴绝，不能上应于寸也。《内经》曰：阴阳离决，精气乃绝。此阴阳偏绝，故皆决死。期以月节克之者，谓如阳绝死于春夏，阴绝死于秋冬。

师曰：脉病人不病，名曰行尸，以无王气，卒眩仆不识人者，短命则死。人病脉不病，名曰内虚，以无谷神，虽困无苦。

脉者，人之根本也。脉病人不病，为根本内绝，形虽且强，卒然气绝，则眩运僵仆而死，不曰行尸而何？人病脉不病，则根本内固，形虽且羸，止内虚尔。谷神者，谷气也。谷气既足，自然安矣。《内经》曰：形气有余，脉气不足，死；脉气有余，形气不足，生。

问曰：翕奄沉，名曰滑，何谓也？沉为纯阴，翕为正阳，阴阳和合，故令脉滑。关尺自平，阳明脉微沉，食饮自可。少阴脉微滑，滑者，紧之浮名也，此为阴实，其人必股内汗出，阴下湿也。

脉来大而盛，聚而沉，谓之翕奄沉，正如转珠之状也。沉为藏气，故曰纯阴；翕为府气，故曰正阳。滑者，阴阳气不为偏胜也。关尺自平，阳明脉微沉者，当阳部见阴脉，则阴偏胜而阳不足也。阳明胃脉，胃中阴多，故食饮自可。少阴脉微滑者，当阴部见阳脉，则阳偏胜而阴不足也，以阳凑阴分，故曰阴实。股与阴，少阴之部也，今阳热凑阴，必熏发津液，泄达于外，股内汗出而阴下湿也。

问曰：曾为人所难，紧脉从何而来？师曰：假令亡汗、若吐，以肺里寒，故令脉紧也。假令咳者，坐饮冷水，故令脉紧也。假令下利以胃中虚冷，故令脉紧也。

《金匮要略》曰：寒令脉急。经曰：诸紧为寒。

寸口卫气盛，名曰高。

高者，暴狂而肥。《内经》曰：阴不胜其阳，则脉流薄疾，并乃狂。卫为阳气，卫盛而暴狂者，阴不胜阳也。《针经》曰：卫气者，所以温分肉、充皮毛、肥腠理、司开阖者也。卫气盛，为肥者气盛于外也。

荣气盛，名曰章。

章者，暴泽而光；荣者，血也，荣华于身者也。荣盛，故身暴光泽也。

高章相搏，名曰纲。

纲者，身筋急脉直，荣卫俱盛，则筋络满急。

卫气弱，名曰惵。

惵者，心中气动迫怯。卫出上焦，弱则上虚而心中气动迫怯也。

荣气弱，名曰卑。

卑者，心中常自羞愧。《针经》曰：血者，神气也。血弱则神弱，故常自羞愧。

惵卑相搏，名曰损。

损者，五藏六府之虚惵也。卫以护阳，荣以养阴，荣卫俱虚，则五藏六府失于滋养，致俱乏气虚惵也。

卫气和，名曰缓。

缓者，四肢不能自收。卫气独和，不与荣气相谐，则荣病。《内经》曰：目受血而能视，足受血而能步，掌受血而能握，指受血而能摄。四肢不收，由荣血病，不能灌养故也。

荣气和，名曰迟。

迟者，身体重，但欲眠也。荣气独和，不与卫气相谐，则卫病，身体重而眼欲眠者，卫病而气不敷布也。

迟缓相搏，名曰沉。

沉者，腰中直，腹内急痛，但欲卧，不欲行，荣气独和于内，卫气独和于外，荣卫不相和谐，相搏而为病。腰中直者，卫不利于外也；腹内痛者，荣不和于内也；但欲卧不欲行者，荣卫不营也。

寸口脉缓而迟，缓则阳气长，其色鲜，其颜光，其声商，毛发长；迟则阴气盛，骨髓生，血满，肌肉紧薄鲜硬。阴阳相抱，荣卫俱行，刚柔相搏，名曰强也。

缓为胃脉，胃合卫气，卫温分肉、充皮毛、肥腠理、司开阖，卫和气舒，则颜色光润、声清、毛泽矣。迟为脾脉，脾合荣气，荣养骨髓、实肌肉、濡筋络、利关节，荣和血满，则骨正髓生，肌肉紧硬矣。阴阳调和，二气相抱，而不相戾，荣卫流通，刚柔相得，是为强壮。

趺阳脉滑而紧，滑者胃气实，紧者脾气强。持实击强，痛还自伤，以手把刃，坐作疮也。

趺阳之脉，以候脾胃。滑则谷气实，是为胃实；紧则阴气胜，是为脾强。以脾胃一实一强，而相搏击，故令痛也。若一强一弱相搏，则不能作痛。此脾胃两各强实相击，府脏自伤而痛。譬若以手把刃而成疮，岂非自贻其害乎。

寸口脉浮而大，浮为虚，大为实。在尺为关，在寸为格。关则不得小便，格则吐逆。

经曰：浮为虚。《内经》曰：大则病进。浮则为正气虚，大则为邪气实。在尺，则邪气关闭下焦，里气不得下通，故不得小便；在寸，则邪气格拒上焦，使食不得入，故吐逆。

趺阳脉伏而涩，伏则吐逆，水谷不化，涩则食不得入，名曰关格。

伏则胃气伏而不宣，中焦关格，正气壅塞，故吐逆而水谷不化；涩则脾气涩而不布，邪气拒于上焦，故食不得入。

脉浮而大，浮为风虚，大为气强，风气相搏，必成瘾疹，身体为痒。痒者名泄风，久久为痂癞。

痂癞者，眉少、发稀，身有干疮而腥臭①。《内经》曰：脉风成厉。

寸口脉弱而迟，弱者卫气微，迟者荣中寒。荣为血，血寒则发热；卫为气，气微者心内饥，饥而虚满，不能食也。

卫为阳，荣为阴。弱者，卫气微，阳气不足也；迟者，荣中寒，经中客邪也。荣客寒邪，搏而发热也。阳气内微，心内虽饥，饥而虚满，不能食也。

---

① 腥臭：原作"醒臭"，据四库本改。

趺阳脉大而紧者，当即下利，为难治。

大为虚，紧为寒。胃中虚寒，当即下利，下利脉当微小，反紧者邪胜也，故云难治。经曰：下利脉大者，为未止。

寸口脉弱而缓，弱者阳气不足，缓者胃气有余。噫而吞酸，食卒不下，气填于膈上也。

弱者，阳气不足。阳能消谷，阳气不足则不能消化谷食。缓者，胃气有余，则胃中有未消谷物也，故使噫而吞酸，食卒不下，气填于膈上也。《金匮要略》曰：中焦未和，不能消谷，故令噫。

趺阳脉紧而浮，浮为气，紧为寒。浮为腹满，紧为绞痛。浮紧相搏，肠鸣而转，转即气动，膈气乃下。少阴脉不出，其阴肿大而虚也。

浮为胃气虚，紧为脾中寒，胃虚则满，脾寒则痛。虚寒相搏，肠鸣而转，转则膈中之气因而下泄也。若少阴脉不出，则虚寒之气至于下焦，结于少阴，而聚于阴器，不得发泄，使阴肿大而虚也。

寸口脉微而涩，微者卫气不行，涩者荣气不足。荣卫不能相将，三焦无所仰，身体痹不仁。荣气不足，则烦疼、口难言；卫气虚，则恶寒数欠。三焦不归其部，上焦不归者，噫而酢吞；中焦不归者，不能消谷引食；下焦不归者，则遗溲。

人养三焦者，血也；护三焦者，气也。荣卫俱损，不能相将而行，三焦无所依仰，身体为之顽痹而不仁。《内经》曰：荣气虚而不仁。《针经》曰：卫气不行，则为不仁。荣为血，血不足则烦疼；荣属心，荣弱心虚，则口难言。卫为阳，阳微则恶寒；卫为气，气虚则数欠。三焦因荣卫不足，无所依仰，其气不能归其部。《金匮要略》曰：上焦竭，善噫。上焦受中焦气，中焦未和，不能消谷，故令噫耳。下焦竭，即遗溺失便。以上焦在膈上，物未化之分也。不归者不至也，上焦之气不至其部，则物未能传化，故噫而酢吞。中焦在胃之中，主腐熟水谷，水谷化则思食，中焦之食不归其部，则水谷不化，故云不能消谷引食。下焦在膀胱上口，主分别清浊。溲，小便也。下焦不归其部，不能约制溲便，故遗溲。

趺阳脉沉而数，沉为实，数消谷。紧者，病难治。

沉为实者，沉主里也。数消谷者，数为热也。紧为肝脉，见于脾部，木来克土，为鬼贼相刑，故云难治。

寸口脉微而涩，微者卫气衰，涩者荣气不足。卫气衰，面色黄；荣气不足，面色青。荣为根，卫为叶。荣卫俱微，则根叶枯槁，而寒栗咳逆，唾腥吐涎沫也。

卫为气，面色黄者，卫气衰也；荣为血，面色青者，荣血衰也。荣行脉中为根，卫行脉外为叶。荣为阴，卫为阳；荣为根，卫为叶。根叶俱微，则阴阳之气内衰，致生寒栗而咳逆，唾腥吐涎沫也。

趺阳脉浮而芤，浮者卫气衰，芤者荣气伤。其身体瘦，肌肉甲错，浮芤相搏，宗气衰微，四属断绝。

经曰：卫气盛，名曰高。高者，暴狂而肥。荣气盛，名曰章。章者，暴泽而光。其身体瘦而不肥者，卫气衰也；肌肉甲错而不泽者，荣气伤也。宗气者，三焦归气也。四属者，皮肉脂髓也。荣卫衰伤，则宗气亦微，四属失所滋养，致断绝矣。

寸口脉微而缓，微者卫气疏，疏则其肤空；缓者胃气实，实则谷消而水化也。谷入于胃，脉道乃行而入于经，其血乃成。荣盛则其肤必疏，三焦绝经，名曰血崩。

卫为阳，微为亡阳。脉微者，卫气疏。卫温分肉、肥腠理，卫气既疏，皮肤不得温肥，则空虚也。经曰：缓者，胃气有余，有余为实，故云缓者胃气实。《内经》曰：食入于胃，淫精于脉。是谷入于胃，脉道乃行也。《针经》曰：饮而液渗于络，合和于血。是水入于经，其血乃成也。胃中谷消水化而为血气，今卫疏荣盛，是荣气强而卫气弱也。卫气弱者，外则不能固密皮肤，而气为之疏；内则不能卫护其血，而血为之崩。经，常也。三焦者，气之道路。卫气疏，则气不循常度，三焦绝其常度也。

趺阳脉微而紧，紧则为寒，微则为虚，微紧相搏，则为短气。

中虚且寒，气自短矣。

少阴脉弱而涩，弱者微烦，涩者厥逆。

烦者热也。少阴脉弱者，阴虚也。阴虚则发热，以阴部见阳脉非大虚也，故生微烦。厥逆者，四肢冷也。经曰：阴阳不相顺接便为厥，厥者手足厥冷是也。少阴脉涩者，阴气涩不能与阳相顺相接，故厥逆也。

趺阳脉不出，脾不上下，身冷肤硬。

脾胃为荣卫之根，脾能上下，则水谷消磨，荣卫之气得以行。脾气虚衰不能上下，则荣卫之气不得通营于外，故趺阳脉不出。身冷者，卫气不温也。肤硬者，荣血不濡也。

少阴脉不至，肾气微，少精血，奔气促迫，上入胸膈，宗气反聚，血结心下，阳气退下，热归阴股，与阴相动，令身不仁，此为尸厥。当刺期门、巨阙。

尸厥者，为其从厥而生，形无所知，其状若尸，故名尸厥。少阴脉不出，则厥气客于肾，而肾气微，少精血，厥气上奔，填塞胸膈，壅遏阳气，使宗气反聚，而血结心下。《针经》曰：五谷入于胃，其糟粕、津液、宗气，分为三隧。宗气积于胸中，出于喉咙，以贯心肺，而行呼吸。又曰：荣气者，泌其津液注之于脉，化而为血，以营四末。今厥气大甚，宗气反聚而不行，则绝其呼吸；血结心下而不流，则四体不仁。阳气为厥气所拥，不能宣发，退下至阴股间，与阴相动。仁者柔也，不仁者，言不柔和也，为寒热痛痒俱不觉知者也。阳气外不为使，内不得通，荣卫俱不能行，身体不仁，状若尸也。《内经》曰：厥气上行，满脉去形。刺期门者，以通心下结血；刺巨阙者，以行胸中宗气。血气流通，厥气退，则苏矣。

寸口脉微，尺脉紧，其人虚损多汗，知阴常在，绝不见阳也。

寸微为亡阳，尺紧为阴胜。阳微阴胜，故云虚损。又加之多汗，则愈损阳气，是阴常在，而绝不见阳也。

寸口诸微亡阳，诸濡亡血，诸弱发热，诸紧为寒。诸乘寒者，则为厥，郁冒不仁，以胃无谷气，脾涩不通，口急不能言，战而栗也。

卫，阳也。微为卫气微，故云亡阳。荣，血也。濡为荣气弱，故云亡血。弱为阴虚，虚则发热。紧为阴胜，故为寒。诸乘寒者，则阴阳俱虚，而为寒邪乘之也。寒乘气虚，抑伏阳气不得宣发，遂成厥也。郁冒，为昏冒不知人也。不仁，为强直而无觉也，为尸厥焉。以胃无谷气，致脾涩不通于上下，故使口急不能言。战者，寒在表也；栗者，寒在里也。

问曰：濡弱何以反适十一头？师曰：五脏六腑相乘，故令十一。

濡弱者，气血也。往反有十一头，头者，五脏六腑共有十一也。

问曰：何以知乘腑，何以知乘脏？师曰：诸阳浮数为乘腑，诸阴迟涩为乘脏也。

腑，阳也。阳脉见者，为乘腑也。脏，阴也。阴脉见者，为乘脏也。

卷第二

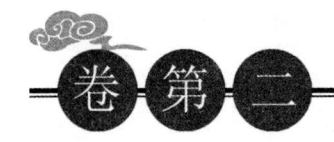

·伤寒例第三·

《阴阳大论》云：春气温和，夏气暑热，秋气清凉，冬气冷冽，此则四时正气之序也。

春夏为阳，春温夏热者，以阳之动始于温①，盛于暑故也。秋冬为阴，秋凉而冬寒者，以阴之动始于清、盛于寒故也。

冬时严寒，万类深藏，君子固密，则不伤于寒。触冒之者，乃名伤寒耳。

冬三月纯阴用事，阳乃伏藏，水冰地坼，寒气严凝。当是之时，善摄生者，出处固密，去寒就温，则不伤于寒。其涉寒冷，触冒霜雪为病者，谓之伤寒也。

其伤于四时之气，皆能为病。

春风、夏暑、秋湿、冬寒，谓之四时之气。

---

① 以：原缺，据医统本、四库本补。

以伤寒为毒者，以其最成杀厉之气也。

热为阳，阳主生；寒为阴，阴主杀。阴寒为病，最为肃杀毒厉之气。

中而即病者，名曰伤寒；不即病者，寒毒藏于肌肤，至春变为温病，至夏变为暑病。暑病者，热极重于温也。

《内经》曰：先夏至日为温病，后夏至日为暑病。温暑之病，本伤于寒而得之，故太医均谓之伤寒也。

是以辛苦之人，春夏多温热病，皆由冬时触寒所致，非时行之气也。凡时行者，春时应暖，而复大寒；夏时应大热，而反大凉；秋时应凉，而反大热；冬时应寒，而反大温。此非其时而有其气，是以一岁之中，长幼之病多相似者，此则时行之气也。

四时气候不正为病，谓之时行之气。时气所行为病，非暴厉之气，感受必同，是以一岁之中，长幼之病多相似也。

夫欲候知四时正气为病，及时行疫气之法，皆当按斗历占之。

四时正气者，春风、夏暑、秋湿、冬寒是也。时行者，时行之气是也。温者，冬时感寒，至春发者是也。疫者，暴厉之气是也。占前斗建，审其时候之寒温，察其邪气之轻重而治之，故下文曰。

九月霜降节后宜渐寒，向冬大寒，至正月雨水节后宜解也。所以谓之雨水者，以冰雪解而为雨水故也。至惊蛰二月节后，气渐和暖，向夏大热，至秋便凉。

冬寒、春温、夏热、秋凉，为四时之正气也。

从霜降以后，至春分以前，凡有触冒霜露，体中寒即病者，谓之伤寒也。

九月、十月，寒气尚微，为病则轻；十一月、十二月，寒冽已严，为病则重；正月、二月，寒渐将解，为病亦轻。此以冬时不调，适有伤寒之人，即为病也。此为四时正气，中而即病者也。

其冬有非节之暖者，名曰冬温。冬温之毒与伤寒大异，冬温复有先后，更相重沓，亦有轻重，为治不同，证如后章。

此为时行之气，前云"冬时应寒而反大温"者是也。

从立春节后，其中无暴大寒，又不冰雪，而有人壮热为病者，此属春时阳气，发于冬时伏寒，变为温病。

此为温病也。《内经》曰：冬伤于寒，春必病温。

从春分以后至秋分节前，天有暴寒者，皆为时行寒疫也。三月、四月，或有暴寒，其时阳气尚弱，为寒所折，病热犹轻；五月、六月，阳气已盛，为寒所折，病热则重；七月、八月，阳气已衰，为寒所折，病热亦微。其病与温及暑病相似，但治有殊耳。

此为疫气也。是数者，以明前斗历之法，占其随时气候，发病寒热轻重不同耳。

十五日得一气，于四时之中，一时有六气，四六名为二十四气也。

节气十二，中气十二，共二十四。《内经》曰：五日谓之候，三候谓之气，六气谓之时，四时谓之岁。

然气候亦有应至而不至，或有未应至而至者，或有至而太过者，皆成病气也。

疑漏"或有至而不去"，此一句，按《金匮要略》曰：有未至而至，有至而不至，有至而不去，有至而太过，何故也？师曰：冬至之后，甲子夜半，少阳起。少阴之时，阳始生，天得温和。以未得甲子，天因温和，此为未至而至也；以得甲子，而天未温和，此为至而不至也；以得甲子，而天大寒不解①，此为至而不去也；以得甲子，而天温如盛夏五六月时，此为至而太过也。《内经》曰：至而和则平，至而甚则病，至而反者病，至而不至者病，未至而至者病。即是观之，脱漏明矣。

但天地动静，阴阳鼓击者，各正一气耳。

《内经》曰：阴阳者，天地之道。清阳为天，动而不息；浊阴为地，静而不移。天地阴阳之气，鼓击而生，春夏秋冬，寒热温凉，各正一气也。

是以彼春之暖，为夏之暑；彼秋之忿，为冬之怒。

春暖为夏暑，从生而至长也；秋忿为冬怒，从肃而至杀也。

是故冬至之后，一阳爻升，一阴爻降也。夏至之后，一阳气下，一阴气上也。

十月六爻皆阴，《坤》卦为用，阴极阳来，阳生于子。冬至之后，一阳爻升，一阴爻降，于卦为《复》，言阳气得复也。四月六爻皆阳，《乾》卦为用，阳极阴来，阴生于午。夏至之后，一阳气下，一阴气上，于卦为《姤》，言阴得遇阳也②。《内经》曰：冬至四十五日，阳气微上，阴气微下；夏至四十五日，阴气微上，阳气微下。

斯则冬夏二至，阴阳合也；春秋二分，阴阳离也。

阳生于子，阴生于午，是阴阳相接，故曰合。阳退于酉，阴退于卯，是阴阳相背，故曰离。《内经》曰：气至之谓至，气分之谓分。至则气同，分

---

① 而：原缺，据医统本、四库本补。
② 得：原作"则"，据医统本、四库本改。

则气异。

阴阳交易，人变病焉。

天地阴阳之气，既交错而不正，人所以变病。《内经》曰：阴阳相错而变由生也。

此君子春夏养阳，秋冬养阴，顺天地之刚柔也。

《内经》曰：养生者必顺于时，春夏养阳，以凉以寒；秋冬养阴，以温以热。所以然者，从其根故也。

小人触冒，必婴暴疹。须知毒烈之气，留在何经，而发何病，详而取之。

不能顺四时调养，触冒寒温者，必成暴病。医者当在意审详而治之。

是以春伤于风，夏必飧泄；夏伤于暑，秋必病疟①；秋伤于湿，冬必咳嗽；冬伤于寒，春必病温。此必然之道，可不审明之？

当春之时，风气大行。春伤于风，风气通于肝，肝以春适王，风虽入之，不能即发，至夏肝衰，然后始动。风淫末疾，则当发于四肢。夏以阳气外盛，风不能外发，故攻内而为飧泄。飧泄者，下利，米谷不化，而色黄。当秋之时，湿气大行。秋伤于湿，湿则干于肺，肺以秋适王，湿虽入之，不能即发，至冬肺衰，然后湿始动也。雨淫腹疾，则当发为下利。冬以阳气内固，湿气不能下行，故上逆而为咳嗽。当夏之时，暑气大行，夏伤于暑，夏以阴为主内，暑虽入之，势未能动，及秋阴出，而阳为内主，然后暑动传阴而为痎疟。痎者二日一发，疟者一日一发。当冬之时，寒气大行，冬伤于寒，冬以阳为主内，寒虽入之，势未能动，及春阳出而阴为内主，然后寒动传阳而为温病。是感冒四时正气为病必然之道。

---

① 秋：原作"春"，据四库本及注文所述改。

伤寒之病，逐日浅深，以施方治。

《内经》曰：未满三日者，可汗而已；其满三日者，可泄而已。

今世人伤寒，或始不早治，或治不对病，或日数久淹，困乃告医。医人又不依次第而治之，则不中病。皆宜临时消息制方，无不效也。今搜采仲景旧论，录其证候、诊脉声色，对病真方，有神验者，拟防世急也。

仲景之书，逮今千年，而显用于世者，王叔和之力也。

又土地温凉，高下不同；物性刚柔，餐居亦异。是黄帝兴四方之问，岐伯举四治之能，以训后贤，开其未悟者。临病之工，宜须两审也。

东方地气温，南方地气热，西方地气凉，北方地气寒。西北方高，东南方下。是土地温凉、高下不同也。东方安居食鱼，西方陵居华食，南方湿处而嗜酸，北方野处而食乳。是餐居之异也。东方治宜砭石，西方治宜毒药，南方治宜微针，北方治宜灸焫。是四方医治不同也。医之治病，当审其土地所宜。

凡伤于寒，则为病热，热虽甚不死。

《内经》曰：风寒客于人，使人毫毛毕直，皮肤闭而为热，是伤寒为病热也。《针经》曰：多热者易已，多寒者难已，是热虽甚不死。

若两感于寒而病者，必死。

表里俱病者，谓之两感。

尺寸俱浮者，太阳受病也，当一二日发。以其脉上连风府，故头项痛，腰脊强。

太阳为三阳之长，其气浮于外，故尺寸俱浮，是邪气初入皮肤外在表也，当一二日发。风府，穴名也。项中央太阳之脉，从巅入络脑，还出别下项，是以上连风府。其经循肩膊内侠脊抵腰中，故病头项痛、腰脊强。

尺寸俱长者，阳明受病也，当二三日发。以其脉侠鼻，络于目，故身热、目疼、鼻干，不得卧。

阳明血气俱多，尺寸俱长者，邪并阳明，而血气淖溢也。太阳受邪不已，传于阳明，是当二三日发。其脉侠鼻者，阳明脉起于鼻，交颈中，络于目。阳明之脉，正上颎颃，还出，系目系。身热者，阳明主身之肌肉。《针经》曰：阳明气盛，则身以前皆热；目疼鼻干者，经中客邪也；不得卧者，胃气逆不得从其道也。《内经》曰：胃不和则卧不安。

尺寸俱弦者，少阳受病也，当三四日发。以其脉循胁络于耳，故胸胁痛而耳聋。

《内经》曰：阳中之少阳，通于春气。春脉弦，尺寸俱弦者，知少阳受邪也。二三日阳明之邪不已，传于少阳，是当三四日发。胸胁痛而耳聋者，经壅而不利也。

此三经皆受病，未入于府者，可汗而已。

三阳受邪，为病在表，法当汗解。然三阳亦有便入府者，入府则宜下，故云未入于府者，可汗而已。

尺寸俱沉细者，太阴受病也，当四五日发。以其脉布胃中，络于嗌，故腹满而嗌干。

阳极则阴受之，邪传三阳既遍，次乃传于阴经。在阳为在表，在阴为在里。邪在表则见阳脉，邪在里则见阴脉。阳邪传阴，邪气内陷，故太阴受病而脉尺寸俱沉细也。自三阳传于太阴，是当四五日发也。邪入于阴，则渐成热，腹满而嗌干者，脾经壅而成热也。

尺寸俱沉者，少阴受病也，当五六日发。以其脉贯肾络于肺，系舌本，故口燥舌干而渴。

少阴肾水也，性趣下。少阴受病，脉尺寸俱沉也。四五日太阴之邪不已，至五六日则传于少阴也，是少阴病当五六日发。人伤于寒，则为病热，谓始为寒，而终成热也。少阴为病，口燥舌干而渴，邪传入里，热气渐深也。

尺寸俱微缓者，厥阴受病也，当六七日发。以其脉循阴器络于肝，故烦满而囊缩。

缓者，风脉也。厥阴脉微缓者，邪传厥阴，热气已剧，近于风也。当六七日发，以少阴邪传于厥阴。烦满而囊缩者，热气聚于内也。

此三经皆受病，已入于府，可下而已。

三阴受邪，为病在里，于法当下。然三阴亦有在经者，在经则宜汗，故云已入于府者，可下而已。经曰：临病之工，宜须两审。

若两感于寒者，一日太阳受之，即与少阴俱病，则头痛口干，烦满而渴；二日阳明受之，即与太阴俱病，则腹满身热，不欲食，谵语；三日少阳受之，即与厥阴俱病，则耳聋，囊缩而厥，水浆不入，不知人者，六日死。若三阴三阳、五藏六府皆受病，则荣卫不行，府藏不通，则死矣。

阴阳俱病、表里俱伤者，为两感。以其阴阳两感，病则两证俱见。至于传经，则亦阴阳两经俱传也。始得一日，头痛者太阳，口干烦满而渴者少阴；至二日则太阳传于阳明，而少阴亦传于太阴，身热谵语者阳明，腹满不欲食者太阴；至三日阳明传于少阳，而太阴又传于厥阴，耳聋者少阳，囊缩而厥者厥阴。水浆不入，不知人者，胃气不通也。《内经》曰：五藏已伤，六府不通，荣卫不行，如是之后，三日乃死，何也？岐伯曰：阳明者，十二经脉之长也，其血气盛，故云不知人。三日其气乃尽，故死矣。谓三日六经俱病，荣卫之气不得行于内外，府藏之气不得通于上下，至六日府藏之气俱尽，荣卫之气俱绝，则死矣。

其不两感于寒，更不传经，不加异气者，至七日太阳病衰，头痛少愈也；八日阳明病衰，身热少歇也；九日少阳病衰，耳聋微闻也；十日太阴病衰，腹减如故，则思饮食；十一日少阴病衰，渴止舌干，已而嚏也；十二日厥阴病衰，囊纵，少腹微下，大气皆去，病人精神爽慧也。

六日传遍，三阴三阳之气皆和，大邪之气皆去，病人精神爽慧也。

若过十三日以上不间，尺寸陷者，大危。

间者，瘥也。十二日传经尽，则当瘥愈。若过十三日已上不瘥，尺寸之脉沉陷者，即正气内衰，邪气独胜，故云大危。

若更感异气，变为他病者，当依旧坏证病而治之。若脉阴阳俱盛，重感于寒者，变为温疟。

异气者，为先病未已，又感别异之气也。两邪相合，变为他病。脉阴阳俱盛者，伤寒之脉也。《难经》曰：伤寒之脉，阴阳俱盛而紧涩。经曰：脉盛身寒，得之伤寒，则为前病热未已，再感于寒，寒热相搏，变为温疟。

阳脉浮滑，阴脉濡弱者，更遇于风，变为风温。

此前热未歇，又感于风者也。《难经》曰：中风之脉，阳浮而滑，阴濡而弱。风来乘热，故变风温。

阳脉洪数，阴脉实大者，遇温热，变为温毒。温毒为病最重也。

此前热未已，又感温热者也。阳主表，阴主里，洪数实大皆热也，两热相合，变为温毒。以其表里俱热，故为病最重。

阳脉濡弱，阴脉弦紧者，更遇温气，变为温疫。以此冬伤于寒，发为温病，脉之变证，方治如说。

此前热未已，又感温气者也。温热相合，变为温疫。

凡人有疾，不时即治，隐忍冀差，以成痼疾。

凡觉不佳，急须求治。苟延时日，则邪气入深，难可复制。《千金》曰：凡有少苦，似不如平常，即须早道；若隐忍不治，冀望自差，须臾之间，以成痼疾。此之谓也。

小儿女子，益以滋甚。

小儿气血未全，女子血室多病，凡所受邪，易于滋蔓。

时气不和，便当早言，寻其邪由。及在腠理，以时治之，罕有不愈者。

腠理者，津液腠泄之所，文理缝会之中也。《金匮要略》曰：腠者，是三焦通会元真之处，为血气所注；理者，是皮肤藏府之文理也。邪客于皮肤，则邪气浮浅，易为散发，若以时治之，罕有不愈者矣。《金匮玉函》曰：主候长存，形色未病，未入腠理，针药及时，服将调节，委以良医，病无不愈。

患人忍之，数日乃说，邪气入藏，则难可制。此为家有患，备虑之要。

邪在皮肤，则外属阳而易治；邪传入里，则内属阴而难治。《内经》曰：善治者治皮毛，其次治肌肤，其次治筋脉，其次治六府，其次治五藏。治五藏者，半死半生也。昔桓侯怠于皮肤之微疾，以至骨髓之病。家有患者，可不备虑？

凡作汤药，不可避晨夜，觉病须臾，即宜便治，不等早晚，则易愈矣。

《千金》曰：凡始觉不佳，即须治疗，迄至于病，汤食竞进，折其毒势，自然而差。

若或差迟，病即传变，虽欲除治，必难为力。

传有常也，变无常也。传为循经而传，此太阳传阳明是也；变为不常之变，如阳证变阴证是也。邪既传变，病势深也。《本草》曰：病势已成，可得半愈；病势已过，命将难全。

服药不如方法，纵意违师，不须治之。

《内经》曰：拘于鬼神者，不可与言至德；恶于针石者，不可与言至巧。病不许治者，病必不治，治之无功矣。

凡伤寒之病，多从风寒得之。

凡中风与伤寒为病，自古通谓之伤寒。《千金》曰：夫伤寒病者，起自风寒，入于腠理，与精气分争，荣卫偏隔，周身不通而病。

始表中风寒，入里则不消矣。

始自皮肤，入于经络，传于藏府是也。

未有温复而当，不消散者。

风寒初客于皮肤，便投汤药，温暖发散而当者，则无不消散之邪。

不在证治，拟欲攻之，犹当先解表，乃可下之。

先解表而后下之，则无复传之邪也。

若表已解而内不消，非大满，犹生寒热，则病不除。

表证虽罢，里不至大坚满者，亦未可下之。是邪未收敛成实，下之则里虚而邪复不除，犹生寒热也。

若表已解而内不消，大满大实，坚有燥屎，自可除下之。虽四五日，不能为祸也。

外无表证，里有坚满，为下证悉具。《外台》云：表和里病，下之则愈。下证既具，则不必拘于日数。

若不宜下，而便攻之，内虚热入，协热遂利，烦燥诸变，不可胜数。轻者困笃，重者必死矣。

下之不当，病轻者，证犹变易而难治，又矧重者乎！

夫阳盛阴虚，汗之则死，下之则愈；阳虚阴盛，汗之则愈，下之则死。

表为阳，里为阴。阴虚者，阳必凑之，阳盛之邪，乘其里虚而入于府者，为阳盛阴虚也。经曰：尺脉弱，名曰阴不足。阳气下陷入阴中，则发热者是矣。下之，除其内热而愈，若反汗之，则竭其津液而死。阴脉不足，阳往从之；阳脉不足，阴往乘之。阴邪乘其表虚，客于荣卫之中者，为阳虚阴盛也。经曰：假令寸口脉微，名曰阳不足。阴气上入阳中，则洒淅恶寒者是矣。汗之，散其表寒则愈。若反下之，则脱其正气而死。经曰：本发汗而复下之，此为逆也。本先下之而反汗之为逆。

夫如是，则神丹安可以误发，甘遂何可以妄攻？虚盛之治，相背千里，吉凶之机，应若影响，岂容易哉！

神丹者，发汗之药也。甘遂者，下药也。若汗下当则吉，汗下不当则凶，其应如影随形，如响应声。

况桂枝下咽，阳盛则毙；承气入胃，阴盛以亡。

桂枝汤者，发汗药也。承气汤者，下药也。《金匮玉函》曰：不当汗而强与汗之者，令人夺其津液，枯槁而死；不当下而强与下之者，令人开肠洞泄，便溺不禁而死。

死生之要，在乎须臾；视身之尽，不暇计日。

投汤不当，则灾祸立见，岂暇计其日数哉。

此阴阳虚实之交错，其候至微；发汗吐下之相反，其祸至速。而医术浅狭，懵然不知病源，为治乃误，使病者殒殁，自谓其分，至今冤魂塞于冥路，死尸盈于旷野，仁者鉴此，岂不痛欤！凡两感病俱作，治有先后，发表攻里，本自不同，而执迷妄意者，乃云神丹甘遂合而饮之，且解其表，又除其里。言巧似是，其理实违。夫智者之举错也，常审以慎；愚者之动作也，必果而速。安危之变，岂可诡哉！世上之士，但务彼翕习之荣，而莫见此倾危之败，惟明者，居然能护其本，近取诸身，夫何远之有焉？

两感病俱作，欲成不治之疾，医者大宜消息。审其先后，次第而治之；若妄意攻治，以求速效者，必致倾危之败。

凡发汗温服汤药，其方虽言日三服，若病剧不解，当促其间，可半日中尽三服。若与病相阻，即便有所觉。重病者，一日一夜，当晬时观之，如服一剂，病证犹在，故当复作本汤服之。至有不肯汗出，服三剂乃解；若汗不出者，死病也。

发汗药，须温暖服者，易为发散也。日三服者，药势续也。病势稍重，当促急服之，以折盛热，不可拘于本方。设药病不相对，汤入即便知之。如阴多者，投以凉药，即寒逆随生；阳多者，饮以温剂，则热毒即起，是便有所觉。晬时者，周时也，一日一夜服汤药尽剂，更看其传，如病证犹在，当复作本汤，以发其汗；若服三剂不解，汗不出者，邪气大甚，汤不能胜，必成大疾。《千金》曰：热病脉躁盛而不得汗者，此阳脉之极也，死。

凡得时气病，至五六日，而渴欲饮水，饮不能多，不当与也，何者？以腹中热尚少，不能消之，便更与人作病也。至七八日，大渴欲饮水者，犹当依证与之。与之常令不足，勿极意也。言能饮一斗，与五升。若饮而腹满，小便不利，若喘若哕，不可与之。忽然大汗出，是为自愈也。

热在上焦，则为消渴，言热消津液，而上焦干燥，则生渴也。大热则能消水，热少不能消之，若强饮，则停饮变为诸病。至七八日阳胜气温，向解之时，多尚生大渴，亦须少少与之，以润胃气，不可极意饮也。若饮而腹满，小便不利。若喘若哕者，为水饮内停而不散，不可更与之。忽然阳气通，水气散，先发于外，作大汗而解。

凡得病，反能饮水，此为欲愈之病。其不晓病者，但闻病饮水自愈，小渴者乃强与饮之，因成其祸，不可复数。

小渴者，为腹中热少。若强与水，水饮不消，复为诸饮病也。

凡得病厥，脉动数，服汤药更迟；脉浮大减小，初躁后静，此皆愈证也。

动数之脉，邪在阳也，汤入而变迟者，阳邪愈也。浮大之脉，邪在表也，而复减小者，表邪散也。病初躁乱者，邪所烦也，汤入而安静者，药胜病也。是皆为愈证。

凡治温病，可刺五十九穴。

五十九穴者，以泻诸经之温热。《针经》曰：热病，取之诸阳五十九穴，刺以泻其热，而出其汗，实其阴而补其不足。所谓五十九刺，两手内外侧各三，凡十二痏；五指间各一，凡八痏；足亦如是；头入发际一寸，旁三分，各三，凡六痏；更入发三寸，边五，凡十痏；耳前后、口下，各一，项中一穴，凡六痏；巅上一、囟会一、发际一、廉泉一、风池二、天柱二。又《内经》曰：热俞五十九，头上五行。行五者，以泻诸阳之热逆也。大杼、膺俞、缺盆、背俞，此八者，以泻胸中之热也；气冲、三里、巨虚上下廉，此八者，以泻胃中之热也；云门、髃骨、委中、髓空，此八者，以泻四肢之热也；五藏俞旁五，此十者，以泻五藏之热也。凡此五十九穴者，皆热之左右也。

人身之穴①，三百六十有五。其三十九穴，灸之有害；七十九穴，刺之为灾。并中髓也。

穴有三百六十五，以应一岁。其灸刺之禁，皆肉薄骨解之处，血脉虚少之分，针灸并中髓也。

凡脉四损，三日死。平人四息，病人脉一至，名曰四损。脉五损，一日死。平人五息，病人脉一至，名曰五损。脉六损，一时死。平人六息，病人脉一至，名曰六损。

四藏气绝者，脉四损；五藏气绝者，脉五损；五藏六府俱绝者，脉六损。

脉盛身寒，得之伤寒；脉虚身热，得之伤暑。

《内经》曰：脉者，血之府也。脉实血实，脉虚血虚。寒则伤血，邪并于血，则血盛而气虚，故伤寒者，脉盛而身寒。热则伤气，邪并于气，则气盛而血虚，故伤暑者，脉虚而身热。

脉阴阳俱盛，大汗出不解者，死。

脉阴阳俱盛，当汗出而解；若汗出不解，则邪气内胜，正气外脱，故死。《内经》曰：汗出，而脉尚躁盛者，死。《千金》曰：热病已得汗，脉尚躁盛，此阳脉之极也，死。

脉阴阳俱虚，热不止者，死。

---

① 人：原作"又"，据四库本改。

脉阴阳俱虚者，真气弱也；热不止者，邪气胜也。《内经》曰：病温虚甚者，死。

脉至乍疏乍数者，死。

为天真荣卫之气断绝也。

脉至如转索者，其日死。

为紧急而不软，是中无胃气，故不出其日而死。

谵言妄语，身微热，脉浮大，手足温者，生；逆冷，脉沉细者，不过一日，死矣。

谵言妄语，阳病也。身微热，脉浮大，手足温，为脉病相应；若身逆冷，脉沉细，为阳病见阴脉，脉病不相应，故不过一日而死。《难经》曰：脉不应病，病不应脉，是为死病。

此以前是伤寒热病证候也。

·辨痓湿暍脉证第四·

伤寒所致太阳痓、湿、暍三种，宜应别论，以为与伤寒相似，故此见之。

"痓"，当作"痉"，传写之误也。痉者恶也，非强也。《内经》曰：肺移热于肾，传为柔痓①。柔为筋柔而无力，痓谓骨痓而不随。痓者，强也，《千金》以强直为痓。经曰：颈项强急，口噤背反张者痓。即是观之，"痓"为"痓"字明矣。

太阳病，发热无汗，反恶寒者，名曰刚痓。

《千金》曰：太阳中风，重感寒湿，则变痓。太阳病，发热无汗，为表实，则不当恶寒，今反恶寒者，则太阳中风，重感于寒，为痓病也。以表实感寒，故名刚痓。

太阳病，发热汗出不恶寒者，名曰柔痓。

太阳病，发热汗出为表虚，则当恶寒，其不恶寒者，为阳明病。今发热汗出，而不恶寒者，非阳明证，则是太阳中风，重感于湿，为柔痓也。表虚感湿，故曰柔痓。

太阳病，发热，脉沉而细者，名曰痓。

太阳主表，太阳病，发热为表病，脉当浮大，今脉反沉细，既不愈，则太阳中风，重感于湿，而为痓也。《金匮要略》曰：太阳病，其证备，身体强，几几然，脉反沉迟，此为痓，栝蒌桂枝汤主之。

太阳病，发汗太多，因致痓。

太阳病，发汗太多，则亡阳。《内经》曰：阳气者，精则养神，柔则养筋。阳微不能养筋，则筋脉紧急而成痓也。

病身热足寒，颈项强急，恶寒，时头热面赤，目脉赤，独头面摇，卒口噤，背反张者，痓病也。

————————
① 为：原作"于"，据赵刊本改。

太阳中风，为纯中风也，太阳伤寒，为纯伤寒也，皆不作痉。惟是太阳中风，重感寒湿，乃变为痉也。身热足寒者，寒湿伤下也。时头热面赤，目脉赤，风伤于上也。头摇者，风主动也。独头摇者，头为诸阳之会，风伤阳也。若纯伤风者，身亦为之动摇，手足为之搐搦，此皆内挟寒湿，故头摇也。口噤者，寒主急也，卒口噤者，不常噤也，有时而缓。若风寒相搏，则口噤而不时开，此皆加之风湿，故卒口噤也。足太阳之脉，起于目内眦，上额交巅上，其支别者，从巅入络脑，还出别下项，循肩膊内，夹脊抵腰中，下贯臀，以下至足。风寒客于经中，则筋脉拘急，故颈项强急而背反张也。

太阳病，关节疼痛而烦，脉沉而细者，此名湿痹之候。其人小便不利，大便反快，但当利其小便。

《金匮要略》曰：雾伤皮腠，湿流关节。疼痛而烦者，湿气内流也。湿同水也，脉沉而细者，水性趣下也。痹，痛也。因其关节烦疼，而名曰湿痹，非脚气之痹也。《内经》曰：湿胜则濡泄。小便不利，大便反快者，湿气内胜也。但当利其小便，以宣泄腹中湿气。古云：治湿之病，不利小便，非其治也。

湿家之为病，一身尽疼，发热，身色如似熏黄。

身黄如橘子色者，阳明瘀热也。此身色如似熏黄，即非阳明瘀热。身黄发热者，栀子檗皮汤主之。为表里有热，则身不疼痛，此一身尽疼，非伤寒客热也，知湿邪在经而使之。脾恶湿，湿伤，则脾病而色见，是以身发黄者，为其黄如烟熏，非正黄色也。

湿家，其人但头汗出，背强，欲得被覆向火，若下之早则哕，胸满，小便不利，舌上如胎者，以丹田有热，胸中有寒，渴欲得水而不能饮，则口燥烦也。

湿家，有风湿，有寒湿，此寒湿相搏者也。湿胜则多汗，伤寒则无汗，寒湿相搏，虽有汗而不能周身，故但头汗出也。背，阳也，腹，阴也。太阳之脉，夹脊抵腰，太阳客寒湿，表气不利，而背强也。里有邪者，外不恶寒，表有邪者，则恶寒。欲得被覆向火者，寒湿在表而恶寒也。若下之早，则伤动胃气，损其津液，故致哕而胸满、小便不利。下后里虚，上焦阳气因虚而陷于下焦，为丹田有热，表中寒乘而入于胸中，为胸上有寒，使舌上生白胎滑也。藏燥则欲饮水，以胸上客寒湿，故不能饮而但口燥烦也。

湿家下之，额上汗出，微喘，小便利者，死。若下利不止者，亦死。

湿家发汗则愈。《金匮要略》曰：湿家身烦疼，可与麻黄加术四两，发其汗为宜；若妄下则大逆。额上汗出而微喘者，乃阳气上逆也。小便自利或下利者，阴气下流也。阴阳相离，故云死矣。《内经》曰：阴阳离决①，精气乃绝。

问曰：风湿相搏，一身尽疼痛，法当汗出而解，值天阴雨不止。医云此可发汗，汗之病不愈者，何也？答曰：发其汗，汗大出者，但风气去，湿气在，是故不愈也。若治风湿者，发其汗，但微微似欲汗出者，风湿俱去也。

值天阴雨不止，明其湿胜也。《内经》曰：阳受风气，阴受湿气。又曰：伤于风者，上先受之；伤于湿者，下先受之。风湿相搏，则风在外，而湿在内。汗大出者，其气暴，暴则外邪出，而里邪不能出，故风去而湿在。汗微微而出者，其气缓，缓则内外之邪皆出，故风湿俱去也。

湿家病，身上疼痛，发热面黄而喘，头痛鼻塞而烦，其脉大，自能饮食，腹中和无病，病在头中寒湿，故鼻塞。内药鼻中则愈。

病有浅深，证有中外，此则湿气浅者也。何以言之？湿家不云关节烦疼，而云身上疼痛，是湿气不流关节而外客肌表也；不云发热身似熏黄，复云发热面黄而喘，是湿不干于脾而薄于上焦也。阴受湿气，则湿邪为深，今头痛鼻塞而烦，是湿客于阳，而不客于阴也。湿家之脉当沉细，为湿气内流。脉大者阳也，则湿不内流，而外在表也。又以自能饮食，胸腹别无满痞，为腹中和，无病，知其湿气微浅，内药鼻中，以宣泄头中寒湿。

---

① 决：原作"缺"，据四库本改。

病者一身尽疼，发热，日晡所剧者，此名风湿。此病伤于汗出当风，或久伤取冷所致也。

一身尽疼者，湿也；发热日晡所剧者，风也。若汗出当风而得之者，则先客湿而后感风；若久伤取冷得之者，则先伤风而后中湿。可与麻黄杏仁薏苡仁甘草汤，见《金匮要略》中方①。

太阳中热者，暍是也。其人汗出恶寒，身热而渴也。

汗出恶寒，身热而不渴者，中风也。汗出恶寒，身热而渴者，中暍也。白虎加人参汤主之，见《金匮要略》中方。

太阳中暍者，身热疼重而脉微弱，此亦夏月伤冷水，水行皮中所致也。

经曰：脉虚身热，得之伤暑。身热脉微弱者，暍也。身体疼重者，水也。夏时暑热，以水灌洗而得之。一物瓜蒂散主之，见《金匮要略》中方。

太阳中暍者，发热恶寒，身重而疼痛，其脉弦细芤迟，小便已，洒洒然毛耸，手足逆冷，小有劳，身即热，口开，前板齿燥。若发汗则恶寒甚，加温针则发热甚，数下之则淋甚。

病有在表，有在里者，有表里俱病者。此则表里俱病者也。发热恶寒，身重疼痛者，表中暍也；脉弦细芤迟者，中暑脉虚也；小便已，洒洒然毛耸，手足逆冷者，太阳经气不足也；小有劳，身即热者，谓劳动其阳，而暍即发也；口开，前板齿燥者，重有热也②。《内经》曰：因于暑汗，烦则喘喝。口开，谓喘喝也，以喘喝不止，故前板齿干燥。若发汗以去表邪，则外虚阳气，故恶寒甚；若以温针助阳，则火热内攻，故发热甚；若下之，以除里热，则内虚而膀胱燥，故淋甚。

---

① 方：原缺，据四库本补。
② 重：四库本作"里"，疑是。

辨太阳病脉证并治上第五①

太阳之为病，脉浮，头项强痛而恶寒。

经曰：尺寸俱浮者，太阳受病。太阳受病，太阳主表，为诸阳主气。脉浮，头项强痛而恶寒者，太阳表病也。

太阳病，发热，汗出，恶风，脉缓者，名为中风。

风，阳也。寒，阴也。风则伤卫，发热，汗出，恶风者，卫中风。荣病，发热，无汗，不恶风而恶寒；卫病，则发热，汗出，不恶寒而恶风。以卫为阳，卫外者也，病则不能卫固其外，而皮腠疏，故汗出而恶风也。伤寒脉紧，伤风脉缓者，寒性劲急而风性解缓故也。

太阳病，或已发热，或未发热，必恶寒，体痛，呕逆，脉阴阳俱紧者，名曰伤寒。

经曰：凡伤于寒，则为病热，为寒气客于经中，阳经怫结而成热也。中风即发热者，风为阳也。及《伤寒》云"或已发热，或未发热"，以寒为阴邪，不能即热，郁而方变热也。风则伤卫，寒则伤荣，卫虚者恶风，荣虚者恶寒，荣伤寒者，必恶寒也。气病者则麻，血病者则痛。风令气缓，寒令气逆，体痛呕逆者，荣中寒也。经曰：脉盛身寒，得之伤寒。脉阴阳俱紧者，知其伤寒也。

伤寒一日，太阳受之，脉若静者，为不传；颇欲吐，若燥烦，脉数急者，为传也。

---

① 并治：原作"并治法"，据底本目录删"法"字。

太阳主表，一日则太阳受邪，至二日当传阳明。若脉气微而不传阳明，胃经受邪，则喜吐；寒邪传里者，则变热。如颇欲吐，若烦燥，脉急数者，为太阳寒邪变热，传于阳明也。

伤寒二三日，阳明、少阳证不见者，为不传也。

伤寒二三日，无阳明、少阳证，知邪不传，止在太阳经中也。

太阳病，发热而渴，不恶寒者，为温病。

发热而渴，不恶寒者，阳明也。此太阳受邪，知为温病，非伤寒也。积温成热，所以发热而渴，不恶寒也。

若发汗已，身灼热者，名曰风温。风温为病，脉阴阳俱浮，自汗出，身重，多眠睡，鼻息必鼾，语言难出。若被下者，小便不利，直视，失溲。若被火者，微发黄色，剧则如惊痫，时瘛疭。若火熏之，一逆尚引日，再逆促命期。

伤寒发汗已，则身凉。若发汗已，身灼热者，非伤寒，为风温也。风伤于上，而阳受风气，风与温相合，则伤卫。脉阴阳俱浮，自汗出者，卫受邪也。卫者，气也，风则伤卫，温则伤气。身重，多眠睡者，卫受风温而气昏也。鼻息必鼾，语言难出者，风温外甚，而气拥不利也。若被下者，则伤藏气。太阳膀胱经也，《内经》曰：膀胱不利为癃，不约为遗溺。癃者，小便不利也。太阳之脉起目内眦。《内经》曰：瞳子高者，太阳不足，戴眼者，太阳已绝。小便不利、直视、失溲，为下后竭津液，损藏气，风温外胜。经曰：欲绝也为难治。若被火者，则火助风温成热，微者热瘀而发黄；剧者热甚生风，如惊痫而时瘛疭也。先曾被火为一逆，若更以火熏之，是再逆也。一逆尚犹延引时日而不愈，其再逆者，必致危殆，故云促命期。

病有发热恶寒者，发于阳也；无热恶寒者，发于阴也。发于阳者七日愈，发于阴者六日愈，以阳数七、阴数六故也。

阳为热也，阴为寒也。发热而恶寒，寒伤阳也；无热而恶寒，寒伤阴也。阳法火，阴法水。火成数七，水成数六。阳病七日愈者，火数足也；阴病六日愈者，水数足也。

太阳病，头痛至七日已上自愈者，以行其经尽故也。若欲作再经者，针足阳明，使经不传则愈。

伤寒自一日至六日，传三阳三阴经尽，至七日当愈。经曰：七日太阳病衰，头痛少愈。若七日不愈，则太阳之邪再传阳明，针足阳明为迎而夺之，使经不传则愈。

太阳病，欲解时，从巳至未上。

巳为正阳，则阳气得以复也。始于太阳，终于厥阴。六经各以三时为解，而太阳从巳至未，阳明从申至戌，少阳从寅至辰；至于太阴从亥至丑，少阴从子至寅，厥阴从丑至卯者，以阳行也速，阴行也缓，阳主于昼，阴主于夜。阳三经解时，从寅至戌，以阳道常饶也；阴三经解时，从亥至卯，以阴道常乏也。《内经》曰：阳中之太阳，通于夏气。则巳午未，太阳乘王也。

风家，表解而不了了者，十二日愈。

中风家，发汗解后，未全快畅者，十二日大邪皆去，六经悉和则愈。

病人身大热，反欲得近衣者，热在皮肤，寒在骨髓也；身大寒，反不欲近衣者，寒在皮肤，热在骨髓也。

皮肤言浅，骨髓言深；皮肤言外，骨髓言内。身热欲得衣者，表热里寒也；身寒不欲衣者，表寒里热也。

太阳中风，阳浮而阴弱。阳浮者，热自发；阴弱者，汗自出。啬啬恶寒，淅淅恶风，翕翕发热，鼻鸣干呕者，桂枝汤主之。

阳以候卫，阴以候荣。阳脉浮者，卫中风也；阴脉弱者，荣气弱也。风并于卫，则卫实而荣虚，故发热汗自出也。经曰：太阳病，发热汗出者，此为荣弱卫强者是也。啬啬者，不足也，恶寒之貌也。淅淅者，洒淅也，恶风之貌也。卫虚则恶风，荣虚则恶寒，荣弱卫强，恶寒复恶风者，以自汗出，则皮肤缓，腠理疏，是亦恶风也。翕翕者，熻熻然而热也，若合羽所覆，言热在表也。鼻鸣干呕者，风拥而气逆也。与桂枝汤，和荣卫而散风邪也。

桂枝汤方

桂枝三两，去皮，味辛热　芍药三两，味苦酸，微寒　甘草二两，炙，味甘平　生姜三两，切，味辛温　大枣十二枚，擘，味甘温

《内经》曰：辛甘发散为阳。桂枝汤，辛甘之剂也，所以发散风邪。《内经》曰：风淫所胜，平以辛，佐以苦甘，以甘缓之，以酸收之。是以桂枝为主，芍药、甘草为佐也。《内经》曰：风淫于内，以甘缓之，以辛散之。是以生姜、大枣为使也。

上五味，咬咀。以水七升，微火煮取三升，去滓，适寒温，服一升。服已须臾，啜热稀粥一升余，以助药力。温覆令一时许，遍身漐漐，微似有汗者益佳，不可令如水流漓，病必不除。若一服汗出病差，停后服，不必尽剂；若不汗，更服，依前法；又不汗，后服小促役其间，半日许，令三服尽；若病重者，一日一夜服，周时观之。服一剂尽，病证犹在者，更作服；若汗不出者，乃服至二三剂。禁生冷、粘滑、肉面、五辛、酒酪、臭恶等物。

太阳病，头痛，发热，汗出恶风者，桂枝汤主之。

头痛者，太阳也；发热汗出恶风者，中风也。与桂枝汤，解散风邪。

太阳病，项背强几几，反汗出恶风者，桂枝加葛根汤主之。

几几者，伸颈之貌也。动则伸颈，摇身而行。项背强者，动则如之。项背几几者，当无汗。反汗出恶风者，中风表虚也，与桂枝汤以和表，加麻黄、葛根以祛风，且麻黄主表实，后葛根汤证云：太阳病，项背强几几，无汗恶风，葛根汤主之。药味正与此方同。其无汗者，当用麻黄，今自汗出，恐不加麻黄，但加葛根也。

太阳病，下之后，其气上冲者，可与桂枝汤，方用前法。若不上冲者，不可与之。

太阳病属表，而反下之，则虚其里，邪欲乘虚传里。若气上冲者，里不受邪，而气逆上，与邪争也，则邪仍在表，故当复与桂枝汤解外；其气不上冲者，里虚不能与邪争，邪气已传里也，故不可更与桂枝汤攻表。

太阳病三日，已发汗，若吐，若下，若温针，仍不解者，此为坏病，桂枝不中与也。观其脉证，知犯何逆，随证治之。

太阳病三日中，曾经发汗、吐下、温针，虚其正气，病仍不解者，谓之坏病，言为医所坏病也。不可复与桂枝汤。审观脉证，知犯何逆，而治之逆者，随所逆而救之。

桂枝本为解肌，若其人脉浮紧，发热汗不出者，不可与也。常须识此，勿令误也。

脉浮，发热，汗出恶风者，中风也，可与桂枝汤解肌；脉浮紧，发热，不汗出者，伤寒也，可与麻黄汤。常须识此，勿妄治也。

若酒客病，不可与桂枝汤，得汤则呕，以酒客不喜甘故也。

酒客内热，喜辛而恶甘，桂枝汤甘，酒客得之，则中满而呕。

喘家，作桂枝汤，加厚朴、杏子佳。

太阳病，为诸阳主气，风甚气拥，则生喘也。与桂枝汤以散风，加厚朴、杏仁以降气。

凡服桂枝汤吐者，其后必吐脓血也。

内热者，服桂枝汤则吐，如酒客之类也。既亡津液，又为热所搏，其后必吐脓血。吐脓血，谓之肺痿。《金匮要略》曰：热在上焦为肺痿。谓或从汗或从呕吐，重亡津液，故得之。

太阳病，发汗，遂漏不止，其人恶风，小便难，四肢微急，难以屈伸者，桂枝加附子汤主之。

太阳病，因发汗，遂汗漏不止而恶风者，为阳气不足，因发汗，阳气益虚而皮腠不固也。《内经》曰：膀胱者，州都之官，津液藏焉，气化则出。小便难者，汗出亡津液，阳气虚弱，不能施化。四肢者，诸阳之本也。四肢微急，难以屈伸者，亡阳而脱液也。《针经》曰：液脱者，骨属屈伸不利。与桂枝加附子汤，以温经复阳。

太阳病，下之后，脉促胸满者，桂枝去芍药汤主之。若微恶寒者，去芍药，方中加附子汤主之。

脉来数，时一止复来者，名曰促。促为阳盛，则不因下后而脉促者也。此下后脉促，不得为阳盛也。太阳病下之，其脉促不结胸者，此为欲解。此下后脉促而复胸满，则不得为欲解，由下后阳虚，表邪渐入而客于胸中也。与桂枝汤，以散客邪，通行阳气，芍药益阴，阳虚者非所宜，故去之。阳气已虚，若更加之微恶寒，则必当温剂以散之，故加附子。

太阳病，得之八九日，如疟状，发热恶寒，热多寒少，其人不呕，清便欲自可，一日二三度发，脉微缓者，为欲愈也。脉微而恶寒者，此阴阳俱虚，不可更发汗、更下、更吐也。面色反有热色者，未欲解也，以其不能得小汗出，身必痒，宜桂枝麻黄各半汤。

伤寒八九日，则邪传再经又遍，三阳欲传三阴之时也。传经次第，则三日传遍三阳，至四日阳去入阴，不入阴者为欲解；其传阴经，第六日传遍三阴，为传经尽而当解。其不解传为再经者，至九日又遍三阳，阳不传阴则解。如疟，发作有时也。寒多者为病进，热多者为病退。经曰：厥少热多，其病为愈。寒多热少，阳气退，故为进也。今虽发热恶寒，而热多寒少，为阳气进，而邪气少也。里不和者，呕而利，今不呕，清便自调者，里和也。寒热间日发者，邪气深也；日一发者，邪气复常也；日再发者，邪气浅也；日二三发者，邪气微也。《内经》曰：大则邪至，小则平。言邪甚则脉大，邪少则脉微，今日数多而脉微缓者，是邪气微缓也，故云欲愈。脉微而恶寒者，表里俱虚也。阳，表也；阴，里也。脉微为里虚，恶寒为表虚，以表里俱虚，故不可更发汗、更下、更吐也。阴阳俱虚，则面色青白，反有热色者，表未解也。热色为赤色也，得小汗则和。不得汗，则得邪气外散皮肤而为痒也，与桂枝麻黄各半汤，小发其汗，以除表邪。

太阳病，初服桂枝汤，反烦不解者，先刺风池、风府，却与桂枝汤，则愈。

烦者，热也。服桂枝汤后，当汗出而身凉和；若反烦不解者，风甚而未能散也。先刺风池、风府，以通太阳之经，而泄风气，却与桂枝汤解散则愈。

服桂枝汤，大汗出，脉洪大者，与桂枝汤如前法；若形如疟，日再发者，汗出必解，宜桂枝二麻黄一汤。

经曰：如服一剂，病证犹在者，故当复作本汤服之。服桂枝汤汗出后，脉洪大者，病犹在也；若形如疟，日再发者，邪气客于荣卫之间也。与桂枝二麻黄一汤，解散荣卫之邪。

服桂枝汤，大汗出后，大烦，渴不解，脉洪大者，白虎加人参汤主之。

大汗出，脉洪大而不渴，邪气犹在表也，可更与桂枝汤。若大汗出，脉洪大，而烦渴不解者，表里有热，不可更与桂枝汤。可与白虎加人参汤，生津止渴，和表散热。

太阳病，发热恶寒，热多寒少，脉微弱者，此无阳也，不可更汗，宜桂枝二越婢一汤方。

桂枝二越婢一汤方

桂枝去皮　芍药　甘草各十八铢　生姜一两三钱，切　大枣四枚，擘　麻黄十八铢，去节　石膏二十四铢，碎，绵裹

胃为十二经之主，脾治水谷为卑藏若婢。《内经》曰：脾主为胃行其津液。是汤所以谓之越婢者，以发越脾气，通行津液。《外台》方，一名越脾汤，即此义也。

上七味，㕮咀。以五升水，煮麻黄一二沸，去上沫，内诸药，煮取二升，去滓，温服一升。本方当裁为越婢汤、桂枝汤，合饮一升，今合为一方，桂枝二、越婢一。

服桂枝汤，或下之，仍头项强痛，翕翕发热，无汗，心下满，微痛，小便不利者，桂枝汤去桂加茯苓白术汤主之。

头项强痛，翕翕发热，虽经汗下，为邪气仍在表也。心下满，微痛，小便利者，则欲成结胸。今外证未罢，无汗，小便不利，则心下满，微痛，为停饮也。与桂枝汤以解外，加茯苓白术利小便、行留饮。

伤寒脉浮，自汗出，小便数，心烦，微恶寒，脚挛急，反与桂枝汤，欲攻其表，此误也。得之便厥，咽中干，烦燥，吐逆者，作甘草干姜汤与之，以复其阳。若厥愈足温者，更作芍药甘草汤与之，其脚即伸。若胃气不和，谵语者，少与调胃承气汤。若重发汗，复加烧针者，四逆汤主之。

脉浮，自汗出，小便数而恶寒者，阳气不足也。心烦、脚挛急者，阴气

不足也。阴阳血气俱虚，则不可发汗，若与桂枝汤攻表，则又损阳气，故为误也。得之便厥，咽中干，烦燥吐逆者，先作甘草干姜汤，复其阳气，得厥愈足温，乃与芍药甘草汤益其阴血，则脚胫得伸。阴阳虽复，其有胃燥、谵语，少与调胃承气汤微溏，以和其胃。重发汗为亡阳，加烧针则损阴。《内经》曰：荣气微者，加烧针则血不流行。重发汗，复烧针，是阴阳之气大虚，四逆汤以复阴阳之气。

甘草干姜汤方

甘草四两，炙，味甘平　干姜二两，炮，味辛热

《内经》曰：辛甘发散为阳，甘草干姜相合，以复阳气。

上㕮咀，以水三升，煮取一升五合，去滓，分温再服。

芍药甘草汤方

白芍药四两，味酸微寒　甘草四两，炙，甘平

芍药，白补而赤泻，白收而赤散也。酸以收之，甘以缓之，酸甘相合，用补阴血。

上二味，㕮咀，以水三升，煮取一升半，去滓，分温再服之。

调胃承气汤方

大黄四两，去皮，清酒浸　甘草二两，炙，味甘平　芒硝半斤，味咸苦，大寒

《内经》曰：热淫于内，治以咸寒，佐以苦甘。芒硝咸寒以除热，大黄苦寒以荡实，甘草甘平，助二物，推陈而缓中。

上三味，㕮咀，以水三升，煮取一升，去滓，内芒硝，更上火微煮，令

沸，少少温服。

四逆汤方

甘草二两，炙，味甘平　　干姜一两半，味辛热　　附子一枚，生用，去皮，破八片。辛，大热

《内经》曰：寒淫于内，治以甘热。又曰：寒淫所胜，平以辛热。甘草、姜、附相合，为甘辛大热之剂，乃可发散阴阳之气。

上三味，㕮咀，以水三升，煮取一升二合，去滓，分温再服，强人可大附子一枚、干姜三两。

问曰：证象阳旦，按法治之而增剧，厥逆，咽中干，两胫拘急而谵语。师曰：言夜半手足当温，两脚当伸，后如师言。何以知此？答曰：寸口脉浮而大，浮则为风，大则为虚，风则生微热，虚则两胫挛。病证象桂枝，因加附子参其间，增桂令汗出，附子温经，亡阳故也。厥逆咽中干，烦燥，阳明内结，谵语，烦乱，更饮甘草干姜汤。夜半阳气还，两足当热，胫尚微拘急，重与芍药甘草汤，尔乃胫伸，以承气汤微溏，则止其谵语，故知病可愈。

阳旦，桂枝汤别名也。前证脉浮自汗出，小便数，心烦，微恶寒，脚挛急，与桂枝汤证相似，是证象阳旦也。与桂枝汤而增剧，得寸口脉浮大，浮为风邪，大为血虚，即于桂枝汤加附子，温经以补虚，增桂令汗出以祛风。其有治之之逆而增厥者，与甘草干姜汤，阳复而足温，更与芍药甘草汤，阴和而胫伸。表邪已解，阴阳已复，而有阳明内结，谵语烦乱，少与调胃承气汤，微溏泄以和其胃，则阴阳之气皆和，内外之邪悉去，故知病可愈。

卷第三

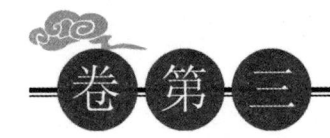

·辨太阳病脉证并治中第六[①]·

太阳病，项背强几几，无汗恶风，葛根汤主之。

太阳病，项背强几几，汗出恶风者，中风表虚也；项背强几几，无汗恶风者，中风表实也。表虚宜解肌，表实宜发汗，是以葛根汤发之也。

葛根汤方

葛根四两　麻黄三两，去节　桂二两，去皮　芍药二两，切　甘草二两，炙　生姜三两，切　大枣十二枚，擘

《本草》云：轻可去实，麻黄葛根之属是也。此以中风表实，故加二物于桂枝汤中也。

上七味，㕮咀，以水一斗，先煮麻黄、葛根，减二升，去沫，内诸药，煮取三升，去滓，温服一升，复取微似汗，不须啜粥。余如桂枝法将息及禁忌。

---

① 中：原缺，据底本目录补。

太阳与阳明合病者，必自下利，葛根汤主之。

伤寒有合病，有并病。本太阳病不解，并于阳明者，谓之并病；三经俱受邪，相合病者，谓之合病。合病者，邪气甚也。太阳、阳明合病者，与太阳少阳合病、阳明少阳合病，皆言必自下利者，以邪气并于阴，则阴实而阳虚；邪气并于阳，则阳实而阴虚。寒邪气甚，客于二阳，二阳方外实而不主里，则里气虚，故必下利，与葛根汤，以散经中甚邪。

太阳与阳明合病，不下利，但呕者，葛根加半夏汤主之。

邪气外甚，阳不主里，里气不和，气下而不上者，但下利而不呕；里气上逆而不下者，但呕而不下利。与葛根汤以散其邪，加半夏以下逆气。

葛根加半夏汤方

葛根四两　麻黄三两，去节，汤泡，去黄汁，焙干称　生姜三两，切　甘草二两，炙　芍药二两　桂枝二两，去皮　大枣十二枚，擘　半夏半斤，洗

上八味，以水一斗，先煮葛根、麻黄，减二升，去白沫，内诸药，煮取三升，去滓，温服一升，覆取微似汗。

太阳病，桂枝证，医反下之，利遂不止，脉促者，表未解也；喘而汗出者，葛根黄连黄芩汤主之。

经曰：不宜下，而便攻之，内虚热入，协热遂利。桂枝证者，邪在表也，而反下之，虚其肠胃，为热所乘，遂利不止。邪在表则见阳脉，邪在里则见阴脉。下利，脉微迟，邪在里也。促为阳盛，虽下利而脉促者，知表未解也。病有汗出而喘者，为自汗出而喘也，即邪气外甚所致。喘而汗出者，为因喘而汗出也，即里热气逆所致，与葛根黄芩黄连汤，散表邪，除里热。

葛根黄芩黄连汤方

葛根半斤　甘草二两，炙，味甘平　黄芩二两，味苦寒　黄连三两，味苦寒

《内经》曰：甘发散为阳。表未解者，散以葛根、甘草之甘苦，以坚里气；弱者，坚以黄芩、黄连之苦。

上四味，以水八升，先煮葛根，减二升，内诸药，煮取二升，去滓，分温再服。

太阳病，头痛发热，身疼，腰痛，骨节疼痛，恶风，无汗而喘者，麻黄汤主之。

此太阳伤寒也。寒则伤荣，头痛，身疼，腰痛，以至牵连骨节疼痛者，太阳经荣血不利也。《内经》曰：风寒客于人，使人毫毛毕直。皮肤闭而为热者，寒在表也。风并于卫，卫实而荣虚者，自汗出而恶风寒也；寒并于荣，荣实而卫虚者，无汗而恶风也。以荣强卫弱，故气逆而喘，与麻黄汤以发其汗。

麻黄汤方

麻黄三两，味甘温，去节　桂枝二两①，去皮，味辛热　甘草一两，炙，味甘平　杏仁七十个，汤去皮尖，味辛温

《内经》曰：寒淫于内，治以甘热，佐以苦辛。麻黄、甘草，开肌发汗，桂枝、杏仁散寒下气。

上四味，以水九升，先煮麻黄，减二升，去上沫，内诸药，煮取二升半，去滓，温服八合，覆取微似汗，不须啜粥，余如桂枝法将息。

---

① 二两：医统本、四库本作"三两"。

太阳与阳明合病，喘而胸满者，不可下，宜麻黄汤主之。

阳受气于胸中，喘而胸满者，阳气不宣发，壅而逆也。心下满、腹满，皆为实，当下之。此以为胸满，非里实，故不可下，虽有阳明，然与太阳合病，为属表，是与麻黄汤发汗。

太阳病，十日以去，脉浮细而嗜卧者，外已解也。设胸满胁痛者，与小柴胡汤。脉但浮者，与麻黄汤。

十日以去，向解之时也。脉浮细而嗜卧者，表邪已罢也。病虽已和解之，若脉但浮而不细者，则邪气但在表也，与麻黄汤发散之。

太阳中风，脉浮紧，发热恶寒，身疼痛，不汗出而烦躁者，大青龙汤主之。若脉微弱，汗出恶风者，不可服。服之则厥逆，筋惕肉𥉂，此为逆也。

此中风见寒脉也。浮则为风，风则伤卫；紧则为寒，寒则伤荣。荣卫俱病，故发热恶寒，身疼痛也。风并于卫者，为荣弱卫强；寒并于荣者，为荣强卫弱。今风寒两伤，则荣卫俱实，故不汗出而烦躁也。与大青龙汤发汗，以除荣卫风寒。若脉微弱，汗出恶风者，为荣卫俱虚，反服青龙汤，则必亡阳，或生厥逆，筋惕肉𥉂，此治之逆也。

大青龙汤方

麻黄六两，去节，味甘温　桂枝二两，去皮，味辛热　甘草二两，炙，味甘平　杏仁四十个，去皮尖，味苦，甘温　生姜三两，切，味辛温　大枣十二枚，擘，味甘温　石膏如鸡子大，碎，味甘，微寒

辛甘均为发散。然风宜辛散，寒宜甘发，辛甘相合，乃能发散荣卫之风寒。麻黄、甘草、石膏、杏仁，以发散荣中之寒；桂枝、姜、枣，以解除卫中之风。

上七味，以水九升，先煮麻黄，减二升，去上沫，内诸药，煮取三升，

去滓，温服一升，取微似汗，汗出多者，温粉扑之。一服汗者，停后服。汗多亡阳，遂虚，恶风烦躁，不得眠也。

伤寒脉浮缓，身不疼但重，乍有轻时，无少阴证者，大青龙汤发之。

此伤寒见风脉也。伤寒者身疼，此以风胜，故身不疼；中风者身重，此以兼风，故乍有轻时；不发厥吐利①，无少阴里证者，为风寒外甚也。与大青龙汤，以发散表中风寒。

伤寒表不解，心下有水气，干呕发热而咳，或渴，或利，或噎，或小便不利，少腹满，或喘者，小青龙汤主之。

伤寒表不解，心下有水饮，则水寒相搏，肺寒气逆，故干呕发热而咳。《针经》曰：形寒饮冷则伤肺。以其两寒相感，中外皆伤，故气逆而上行。此之谓也。与小青龙汤发汗、散水。水气内渍，则所传不一，故有或为之证，随证增损，以解化之。

小青龙汤方

麻黄三两，去节，味甘温　芍药三两，味酸微寒　五味子半升，味酸温　干姜三两，味辛热　甘草三两，炙，味甘平　桂枝三两，去皮，味辛热　半夏半升，汤洗，味辛微温　细辛三两，味辛温

寒邪在表，非甘辛不能散之，麻黄、桂枝、甘草之辛甘，以发散表邪。水停心下而不行，则肾气燥，《内经》曰：肾苦燥，急食辛以润之。干姜、细辛、半夏之辛，以行水气而润肾。咳逆而喘，则肺气逆，《内经》曰：肺欲收，急食酸以收之。芍药、五味子之酸，以收逆气而安肺。

上八味，以水一斗，先煮麻黄，减二升，去上沫，内诸药，煮取三升，去滓，温服一升。

---

① 不发：医统本、四库本作"不久"。

加减法：

若微利者，去麻黄加荛花，如鸡子大，熬令赤色。下利者，不可攻其表，汗出必胀满，麻黄发其阳，水渍入胃，必作利。荛花下十二水，水去利则止。

若渴者，去半夏，加栝蒌根三两。辛燥而苦润，半夏辛而燥津液，非渴者所宜，故去之；栝蒌味苦而生津液，故加之。

若噎者，去麻黄，加附子一枚，炮。经曰：水得寒气，冷必相搏，其人即饐。加附子温散水寒。病人有寒，复发汗，胃中冷，必吐蛔，去麻黄恶发汗。

若小便不利，少腹满，去麻黄加茯苓四两。水畜下焦不行，为小便不利，少腹满，麻黄发津液于外，非所宜也；茯苓泄畜水于下，加所当也。

若喘者，去麻黄，加杏仁半升，去皮尖。《金匮要略》曰：其人形肿，故不内麻黄，内杏子。以麻黄发其阳故也。喘呼形肿，水气标本之疾。

伤寒，心下有水气，咳而微喘，发热不渴。服汤已渴者，此寒去欲解也。小青龙汤主之。

咳而微喘者，水寒射肺也；发热不渴者，表证未罢也。与小青龙汤发表散水。服汤已渴者，里气温，水气散，为欲解也。

太阳病，外证未解，脉浮弱者，当以汗解。宜桂枝汤。

脉浮弱者，荣弱卫强也。

太阳病，下之微喘者，表未解故也。桂枝加厚朴杏仁汤主之。

下后大喘，则为里气太虚，邪气传里，正气将脱也；下后微喘，则为里气上逆，邪不能传里，犹在表也。与桂枝汤以解外，加厚朴、杏仁以下逆气。

太阳病，外证未解者，不可下也，下之为逆。欲解外者，宜桂枝汤主之。

经曰：本发汗而复下之为逆也。若先发汗，治不为逆。

太阳病，先发汗不解，而复下之，脉浮者不愈。浮为在外，而反下之，故令不愈。今脉浮，故知在外，当须解外则愈，宜桂枝汤主之。

经曰：柴胡汤证具，而以他药下之，柴胡汤证仍在者，复与柴胡汤。此虽已下之，不为逆，则其类矣。

太阳病，脉浮紧，无汗，发热，身疼痛，八九日不解，表证仍在，此当发其汗。服药已，微除，其人发烦目瞑。剧者必衄，衄乃解，所以然者，阳气重故也。麻黄汤主之。

脉浮紧，无汗，发热身疼痛，太阳伤寒也，虽至八九日而表证仍在，亦当发其汗，既服温暖发散汤药，虽未作大汗亦微除也。烦者身热也。邪气不为汗解，郁而变热，蒸于经络，发于肌表，故生热烦。肝受血而能视，始者气伤荣，寒既变热，则血为热搏，肝气不治，故目瞑也。剧者，热甚于经，迫血妄行而为衄，得衄则热随血散而解。阳气重者，热气重也。与麻黄汤以解前太阳伤寒之邪也。

太阳病，脉浮紧，发热身无汗，自衄者愈。

风寒在经，不得汗解，郁而变热，衄则热随血散，故云自衄者愈。

二阳并病，太阳初得病时，发其汗，汗先出不彻，因转属阳明，续自微汗出，不恶寒。若太阳病证不罢者，不可下，下之为逆，如此可小发汗。设面色缘缘正赤者，阳气怫郁在表，当解之、熏之。若发汗不彻，不足言阳气怫郁不得越。当汗不汗，其人躁烦，不知痛处，乍在腹中，乍在四肢，按之不可得，其人短气，但坐，以汗出不彻故也，更发汗则愈。何以知汗出不彻，以脉涩故知也。

太阳病未解，传并入阳明，而太阳证未罢者，名曰并病。续自微汗出不恶寒者，为太阳证罢，阳明证具也，法当下之。若太阳证未罢者，为表未解，则不可下，当小发其汗，先解表也。阳明之经循面，色缘缘正赤者，阳气怫郁在表也，当解之、熏之，以取其汗。若发汗不彻者，不足言阳气怫郁，止是当汗不汗，阳气不得越散，邪无从出，拥甚于经，故躁烦也。邪循经行，则痛无常处，或在腹中，或在四肢，按之不可得而短气，但责以汗出不彻，更发汗则愈。《内经》曰：诸过者切之，涩者，阳气有余，为身热无汗。是以脉涩知阳气拥郁而汗出不彻。

脉浮数者，法当汗出而愈。若下之，身重心悸者，不可发汗，当自汗出乃解。所以然者，尺中脉微，此里虚，须表里实，津液自和，便自汗出愈。

经曰：诸脉浮数，当发热而洒淅恶寒，言邪气在表也，是当汗出，愈。若下之，身重心悸者，损其津液，虚其胃气。若身重心悸而尺脉实者，则下后里虚，邪气乘虚传里也。今尺脉微，身重心悸者，知下后里虚，津液不足，邪气不传里，但在表也。然以津液不足，则不可发汗，须里气实、津液足，便自汗出而愈。

脉浮紧者，法当身疼痛，宜以汗解之。假令尺中迟者，不可发汗。何以知之然？以荣气不足，血少故也。

《针经》曰：夺血者无汗。尺脉迟者，为荣血不足，故不可发汗。

脉浮者，病在表，可发汗，宜麻黄汤。

浮为轻手得之，以候皮肤之气。《内经》曰：其在皮者，汗而发之。

脉浮而数者，可发汗，宜麻黄汤。

浮则伤卫，数则伤荣，荣卫受邪，为病在表，故当汗散。

病常自汗出者，此为荣气和。荣气和者，外不谐，以卫气不共荣气和谐故尔。以荣行脉中，卫行脉外，复发其汗，荣卫和则愈，宜桂枝汤。

风则伤卫，寒则伤荣。卫受风邪而荣不病者，为荣气和也。卫既客邪，则不能与荣气和谐，亦不能卫护皮腠，是以常自汗出。与桂枝汤解散风邪，调和荣卫，则愈。

病人藏无他病，时发热，自汗出而不愈者，此卫气不和也。先其时发汗则愈，宜桂枝汤主之。

藏无他病，里和也。卫气不和，表病也。《外台》云：里和表病，汗之则愈。所谓先其时者，先其发热汗出之时，发汗则愈。

伤寒脉浮紧，不发汗，因致衄者，麻黄汤主之。

伤寒脉浮紧，邪在表也，当与麻黄汤发汗；若不发汗，则邪无从出，拥甚于经，迫血妄行，因致衄也。

伤寒不大便六七日，头痛有热者，与承气汤。其小便清者，知不在里，仍在表也，当须发汗；若头痛者，必衄，宜桂枝汤。

不大便六七日，头痛有热者，故宜当下。若小便清者，知里无热，则不可下。经曰：小便数者，大便必硬，不更衣，十日无所苦也。况此不大便六七日，小便清者，不可责邪在里，是仍在表也，与桂枝汤以解外。若头疼不已，为表不罢，郁甚于经，迫血妄行，上为衄也。

伤寒，发汗，解半日许，复烦，脉浮数者，可更发汗，宜桂枝汤主之。

烦者，热也。发汗身凉为已解，至半日许，身复热，脉浮数者，邪不尽也，可更发汗，与桂枝汤。

凡病若发汗、若吐、若下、若亡津液，阴阳自和者，必自愈。

重亡津液，则不能作汗，必待阴阳自和，乃自愈矣。

大下之后，复发汗，小便不利者，亡津液故也。勿治之，得小便利，必自愈。

因亡津液而小便不利者，不可以药利之，俟津液足，小便利，必自愈也。

下之后，复发汗，必振寒，脉微细。所以然者，以内外俱虚故也。

发汗则表虚而亡阳，下之则里虚而亡血。振寒者，阳气微也；脉微细者，阴血弱也。

下之后，复发汗，昼日烦躁不得眠，夜而安静，不呕不渴，无表证，脉沉微，身无大热者，干姜附子汤主之。

下之虚其里，汗之虚其表，既下又汗，则表里俱虚。阳王于昼，阳欲复，虚不胜邪，正邪交争，故昼日烦燥不得眠；夜，阴为主①，阳虚不能与之争，是夜则安静。不呕不渴者，里无热也；身无大热者，表无热也。又无表证，而脉沉微，知阳气大虚，阴寒气胜，与干姜附子汤，退阴复阳。

干姜附子汤方

干姜一两，味辛热　附子一枚，生用，去皮，破八片，味辛热

《内经》曰：寒淫所胜，平以辛热。虚寒大甚，是以辛热剂胜之也。

上二味，以水三升，煮取一升，去滓，顿服。

---

① 阴为主：原作"阴王"，据赵刊本改。

发汗后，身疼痛，脉沉迟者，桂枝加芍药、生姜各一两，人参三两，新加汤主之。

汗后身疼痛，邪气未尽也；脉沉迟，荣血不足也。经曰：其脉沉者，荣气微也。又曰：迟者，荣气不足，血少故也。与桂枝汤，以解未尽之邪，加芍药、生姜、人参，以益不足之血。

发汗后，不可更行桂枝汤。汗出而喘，无大热者，可与麻黄杏仁甘草石膏汤主之。

发汗后喘，当作桂枝加厚朴杏仁汤，汗出则喘愈，今汗出而喘，为邪气拥甚，桂枝汤不能发散，故不可更行桂枝汤。汗出而喘有大热者，内热气甚也；无大热者，表邪必甚也。与麻黄杏子甘草石膏汤，以散其邪。

麻黄杏仁甘草石膏汤方

麻黄四两，去节，味甘温　　杏仁五十个，去皮尖，味甘温　　甘草二两，炙，味甘平　　石膏半斤，碎，绵裹，味甘寒

《内经》曰：肝苦急，急食甘以缓之。风气通于肝，风邪外甚，故以纯甘之剂发之。

上四味，以水七升，先煮麻黄，减二升，去上沫，内诸药，煮取二升，去滓，温服一升。本云黄耳杯。

发汗过多，其人叉手自冒心，心下悸，欲得按者，桂枝甘草汤主之。

发汗过多，亡阳也。阳受气于胸中，胸中阳气不足，故病。叉手自冒心，心下悸欲得按者，与桂枝甘草汤，以调不足之气。

桂枝甘草汤方

桂枝四两，去皮，味辛热　甘草二两，炙，味甘平

桂枝之辛，走肺而益气；甘草之甘，入脾而缓中。

上二味，以水三升，煮取一升，去滓，顿服。

发汗后，其人脐下悸者，欲作奔豚，茯苓桂枝甘草大枣汤主之。

汗者，心之液。发汗后，脐下悸者，心气虚而肾气发动也。肾之积，名曰奔豚，发则从少腹上至心下，为肾气逆，欲上凌心；今脐下悸为肾气发动，故云欲作奔豚。与茯苓桂枝甘草大枣汤，以降肾气。

茯苓桂枝甘草大枣汤方

茯苓半斤，味甘平　甘草二两，炙，味甘平　大枣十五枚，擘，味甘平　桂枝四两，去皮

茯苓以伐肾邪；桂枝能泄奔豚；甘草、大枣之甘，滋助脾土，以平肾气；煎用甘烂水者，扬之无力，取不助肾气也。

上四味，以甘烂水一斗，先煮茯苓，减二升，内诸药，煮取三升，去滓，温服一升，日三服。作甘烂水法：取水二斗，置大盆内，以杓扬之，水上有珠子五六千颗相逐，取用之。

发汗后，腹胀满者，厚朴生姜甘草半夏人参汤主之。

吐后腹胀与下后腹满皆为实，言邪气乘虚入里为实。发汗后外已解也，腹胀满知非里实，由脾胃津液不足，气涩不通，壅而为满，与此汤和脾胃而降气。

厚朴生姜甘草半夏人参汤方

厚朴半斤，去皮，炙，味苦温　生姜半斤，切，味辛温　半夏半斤，洗，味辛平　人参一两，味温　甘草二两，炙，味甘平

《内经》曰：脾欲缓，急食甘以缓之，用苦泄之。厚朴之苦，以泄腹满；人参、甘草之甘，以益脾胃；半夏、生姜之辛，以散滞气。

上五味，以水一斗，煮取三升，去滓，温服一升，日三服。

伤寒若吐、若下后，心下逆满，气上冲胸，起则头眩，脉沉紧，发汗则动经，身为振振摇者，茯苓桂枝白术甘草汤主之。

吐下后，里虚气上逆者，心下逆满，气上冲胸；表虚阳不足，起则头眩；脉浮紧，为邪在表，当发汗；脉沉紧，为邪在里，则不可发汗。发汗则外动经络，损伤阳气，阳气外虚，则不能主持诸脉，身为振振摇也，与此汤以和经益阳。

茯苓桂枝白术甘草汤方

茯苓四两，味甘平　桂枝三两去皮，味辛热　白术二两，味苦甘温　甘草二两，炙，味甘平

阳不足者，补之以甘，茯苓、白术，生津液而益阳也。里气逆者，散之以辛，桂枝、甘草，行阳散气。

上四味，以水六升，煮取三升，去滓，分温三服。

发汗，病不解，反恶寒者，虚故也，芍药甘草附子汤主之。

发汗病解，则不恶寒；发汗病不解，表实者，亦不恶寒。今发汗，病且不解，又反恶寒者，荣卫俱虚也。汗出则荣虚，恶寒则卫虚，与芍药甘草附

子汤，以补荣卫。

芍药甘草附子汤方

芍药三两，味酸微寒　甘草三两，炙，味甘平　附子一枚，炮，去皮，破八片，味辛热

芍药之酸，收敛津液而益荣；附子之辛温，固阳气而补卫；甘草之甘，调和辛酸而安正气。

已上三味，以水五升，煮取一升五合，去滓，分温服。疑非仲景意。

发汗，若下之，病仍不解，烦躁者，茯苓四逆汤主之。

发汗若下，病宜解也。若病仍不解，则发汗外虚阳气，下之，内虚阴气，阴阳俱虚，邪独不解，故生烦躁。与茯苓四逆汤，以复阴阳之气。

茯苓四逆汤方

茯苓六两，味甘平　人参一两，味甘温　甘草二两，炙，味甘平　干姜一两半，味辛热　附子一枚，生用，去皮，破八片，味辛热

四逆汤以补阳，加茯苓、人参以益阴。

上五味，以水五升，煮取三升，去滓，温服七合，日三服。

发汗后，恶寒者，虚故也；不恶寒，但热者，实也，当和胃气，与调胃承气汤。

汗出而恶寒者，表虚也；汗出而不恶寒，但热者，里实也。经曰：汗出不恶寒者，此表解里未和。与调胃承气汤和胃气。

太阳病，发汗后，大汗出，胃中干，烦躁不得眠，欲得饮水者，少少与饮之，令胃气和则愈。若脉浮，小便不利，微热消渴者，与五苓散主之。

发汗已解，胃中干，烦躁不得眠，欲饮水者，少少与之，胃气得润则愈。若脉浮者，表未解也。饮水多，而小便少者，谓之消渴，里热甚实也；微热消渴者，热未成实，上焦燥也，与五苓散，生津液和表里。

五苓散方

猪苓十八铢，味甘平，去皮　泽泻一两六铢半，味酸咸　茯苓十八铢，味甘平　桂半两，去皮，味辛热　白术十八铢，味甘平

淡者一也。口入一而为甘，甘甚而反淡，甘缓而淡渗。猪苓、白术、茯苓三味之甘，润虚燥而利津液；咸味下泄为阴，泽泻之咸，以泄伏水；辛甘发散为阳，桂枝之辛甘，以和肌表。

上五味为末，以白饮和服方寸匕，日三服，多饮暖水，汗出愈。

发汗已，脉浮数、烦渴者，五苓散主之。

发汗已，脉浮数者，表邪未尽也；烦渴亡津液，胃燥也。与五苓散和表润燥。

伤寒汗出而渴者，五苓散主之；不渴者，茯苓甘草汤主之。

伤寒汗出而渴者，亡津液，胃燥，邪气渐传里也，五苓散以和表里。若汗出不渴者，邪气不传里，但在表而表虚也，与茯苓甘草汤和表合卫。

茯苓甘草汤方

茯苓二两，味甘平　桂枝二两，去皮，味辛热　生姜三两，切，味辛温　甘草一两，炙，味甘平

茯苓、甘草之甘，益津液而和卫；桂枝、生姜之辛，助阳气而解表。

上四味，以水四升，煮取二升，去滓，分温三服。

中风发热，六七日不解而烦，有表里证，渴欲饮水，水入则吐者，名曰水逆。五苓散主之。

中风发热，至六七日，则当解；若不解，烦者，邪在表也。渴欲饮水，邪传里也。里热甚则能消水，水入则不吐；里热少则不能消水，停积不散，饮而吐水也。以其因水而吐，故名水逆。与五苓散和表里，散停饮。

未持脉时，病人手叉自冒心，师因教试令咳，而不咳者，此必两耳聋无闻也。所以然者，以重发汗虚，故如此。

发汗多亡阳，胸中阳气不足者，病人手叉自冒心。师见外证，知阳气不足也；又试令咳而不即咳者，耳聋也，知阳气虚明矣。耳聋者，阳气虚，精气不得上通于耳故也。

发汗后，饮水多，必喘，以水灌之，亦喘。

喘，肺疾。饮水多喘者，饮冷伤肺也；以冷水灌洗而喘者，形寒伤肺也。

发汗后，水药不得入口为逆，若更发汗，必吐下不止。

发汗后，水药不得入口，为之吐逆，发汗亡阳，胃中虚冷也。若更发汗，则愈损阳气，胃气大虚，故吐下不止。

发汗吐下后，虚烦不得眠；若剧者，必反覆颠倒，心中懊憹，栀子豉汤主之。

发汗吐下后，邪热乘虚客于胸中，谓之虚烦者热也，胸中烦热郁闷而不得发散者是也。热气伏于里者，则喜睡，今热气浮于上，烦扰阳气，故不得眠。心恶热，热甚则必神昏，是以剧者反复颠倒而不安，心中懊憹而愦闷。懊憹者，俗谓鹘突是也。《内经》曰：其高者因而越之。与栀子豉汤以吐胸中之邪。

栀子豉汤方

栀子十四枚，擘，味苦寒　香豉四合，绵裹，味苦寒

酸苦涌泄为阴，苦以涌吐，寒以胜热，栀子豉汤相合，吐剂宜矣。

上二味，以水四升，先煮栀子，得二升半，内豉，煮取一升半，去滓，分为二服，温进一服。得吐者，止后服。

若少气者，栀子甘草豉汤主之。若呕者，栀子生姜豉汤主之。

少气者，热伤气也，加甘草以益气；呕者，热烦而气逆也，加生姜以散气。少气，则气为热搏散而不收者，甘以补之可也；呕，则气为热搏逆而不散者，辛以散之可也。

发汗、若下之而烦热，胸中窒者，栀子豉汤主之。

阳受气于胸中，发汗若下，使阳气不足，邪热客于胸中，结而不散，故烦热而胸中窒塞，与栀子豉汤以吐胸中之邪。

伤寒五六日，大下之后，身热不去，心中结痛者，未欲解也，栀子豉汤主之。

伤寒五六日，邪气在里之时，若大下后，身热去，心胸空者，为欲解。若大下后，身热去而心结痛者，结胸也；身热不去，心中结痛者，虚烦也。结胸为热结胸中，为实，是热气已收敛于内，则外身热去；虚烦为热客胸中，未结为实，散漫为烦，是以身热不去。六七日为欲解之时，以热为虚烦，故云未欲解也。与栀子豉汤以吐除之。

伤寒下后，心烦、腹满、卧起不安者，栀子厚朴汤主之。

下后，但腹满而不心烦，即邪气入里，为里实；但心烦而不腹满，即邪气在胸中，为虚烦。既烦且满，则邪气壅于胸腹之间也。满则不能坐，烦则不能卧，故卧起不安。与栀子厚朴汤，吐烦泄满。

栀子厚朴汤方

栀子十四枚，擘，味苦寒　厚朴四两，姜炙，苦温　枳实四枚，水浸，去穰，炒，味苦寒

酸苦涌泄，栀子之苦，以涌虚烦；厚朴、枳实之苦，以泄腹满。

以上三味，以水三升半，煮取一升半，去滓，分二服。温进一服，得吐者，止后服。

伤寒，医以丸药大下之，身热不去，微烦者，栀子干姜汤主之。

丸药不能除热，但损正气。邪气乘虚留于胸中而未入深者，则身热不去而微烦，与栀子干姜汤，吐烦正气①。

栀子干姜汤方

栀子十四枚，擘，味苦寒　干姜二两，味辛热

苦以涌之，栀子之苦以吐烦；辛以润之，干姜之辛以益气。

---

① 正气：四库本作"益气"。

上二味，以水三升半，煮取一升半，去滓，分二服。温进一服，得吐者，止后服。

凡用栀子汤，病人旧微溏者，不可与服之。

病人旧微溏者，里虚而寒在下也，虽烦则非蕴热，故不可与栀子汤。《内经》曰：先泄而后生他病者，治其本。必且调之，后乃治其他病。

太阳病发汗，汗出不解，其人仍发热，心下悸，头眩，身瞤动，振振欲擗地者，真武汤主之。

发汗不解，仍发热，邪气未解也；心下悸，头眩，身瞤动，振振欲擗地者，汗出亡阳也。里虚为悸，上虚为眩，经虚为身瞤，振振摇，与真武汤主之，温经复阳。

咽喉干燥者，不可发汗。

津液不足也。

淋家不可发汗，发汗必便血。

膀胱里热则淋，反以汤药发汗，亡耗津液，增益客热，膀胱虚燥，必小便血。

疮家虽身疼痛，不可发汗，发汗则痓。

表虚聚热，则生疮，疮家身疼如伤寒，不可发汗。发汗则表气愈虚，热势愈甚，生风，故变痓也。

衄家不可发汗，汗出必额上陷，脉急紧，直视不能眴，不得眠。

衄者，上焦亡血也。若发汗，则上焦津液枯竭，经络干涩，故额上陷，脉急紧。诸脉者，皆属于目。筋脉紧急则牵引其目，故直视不能眴。眴，瞬合目也。《针经》曰：阴气虚则目不瞑，亡血为阴虚，是以不得眠也。

亡血家，不可发汗，发汗则寒栗而振。

《针经》曰：夺血者无汗，夺汗者无血。亡血发汗，则阴阳俱虚，故寒栗而振摇。

汗家，重发汗，必恍惚心乱，小便已阴疼，与禹余粮丸阙①。

汗者心之液。汗家重发汗，则心虚恍惚心乱；夺汗则无水，故小便已，阴中疼。

病人有寒，复发汗，胃中冷，必吐蛔。

病人有寒，则当温散，反发汗，损阳气，胃中冷，必吐蛔也。

本发汗，而复下之，此为逆也；若先发汗，治不为逆。本先下之，而反汗之为逆；若先下之，治不为逆。

病在表者，汗之为宜，下之为逆；病在里者，下之为宜，汗之为逆。经曰：阳盛阴虚，汗之则死，下之则愈。阳虚阴盛，汗之则愈，下之则死。

伤寒，医下之，续得下痢，清谷不止，身疼痛者，急当救里；后身疼痛，清便自调者，急当救表。救里宜四逆汤，救表宜桂枝汤。

伤寒下之，续得下利，清谷不止，身疼痛者，急当救里者，以里气不足，必先救之，急与四逆汤。得清便自调，知里气已和，然后急与桂枝汤以救表。身疼者，表邪也。《内经》曰：病发而不足，标而本之，先治其标，

---

① 阙：四库本亦有，疑为衍文，或为小注文字。明方有执《伤寒论条辨》卷七作"与禹余粮丸服之"。

后治其本，此以寒为本也①。

病发热，头痛，脉反沉，若不差，身体疼痛，当救其里，宜四逆汤。

发热头痛，表病也。脉反沉者，里脉也。经曰：表有病者，脉当浮大；今脉反沉迟，故知愈也。见表病而得里脉则当差。若不差，为内虚寒甚也，与四逆汤救其里。

太阳病，先下之而不愈，因复发汗，以此表里俱虚，其人因致冒，冒家汗出自愈。所以然者，汗出表和故也。得里未和，然后复下之。

冒者，郁也。下之则里虚而亡血，汗之则表虚而亡阳。表里俱虚，寒气怫郁，其人因致冒。《金匮要略》曰：亡血复汗，寒多，故令郁冒，汗出则怫郁之邪得解，则冒愈。《金匮要略》曰：冒家欲解，必大汗出，汗出表和而里未和者，然后复下之。

太阳病未解，脉阴阳俱停，必先振栗汗出而解。但阳脉微者，先汗出而解；但阴脉微者，下之而解。若欲下之，宜调胃承气汤主之。

脉阴阳俱停无偏胜者②，阴阳气和也。经曰：寸口、关上、尺中三处，大小浮沉迟数同等，此脉阴阳为和平，虽剧当愈。今阴阳既和，必先振栗汗出而解。但阳脉微者，阳不足而阴有余也。经曰：阳虚阴盛，汗之则愈。阴脉微者，阴不足而阳有余也。经曰：阳盛阴虚，下之则愈。

太阳病，发热汗出者，此为荣弱卫强，故使汗出，欲救邪风者，宜桂枝汤。

太阳中风，风并于卫，则卫实而荣虚。荣者阴也，卫者阳也。发热汗出，阴弱阳强也。《内经》曰：阴虚者，阳必凑之，故少气时热而汗出。与

---

① 本：原作"卒"，据四库本改。
② 俱：原缺，据四库本补。

桂枝汤解散风邪，调和荣卫。

伤寒五六日中风，往来寒热，胸胁苦满，默默不欲饮食，心烦喜呕，或胸中烦而不呕，或渴，或腹中痛，或胁下痞硬，或心下悸，小便不利，或不渴，身有微热，或咳者，与小柴胡汤主之。

病有在表者，有在里者，有在表里之间者。此邪气在表里之间，谓之半表半里证。五六日，邪气自表传里之时，中风者，或伤寒至五六日也。《玉函》曰：中风五六日，伤寒，往来寒热，即是。或中风，或伤寒，非是伤寒再中风，中风复伤寒也。经曰：伤寒中风，有柴胡证，但见一证便是，不必悉具者正是。谓或中风或伤寒也。邪在表则寒，邪在里则热。今邪在半表半里之间，未有定处，是以寒热往来也。邪在表，则心腹不满，邪在里，则心腹胀满。今止言胸胁苦满，知邪气在表里之间，未至于心腹满，言胸胁苦满，知邪气在表里也。默默，静也。邪在表，则呻吟不安；邪在里，则烦闷乱。《内经》曰：阳入之阴则静。默默者，邪方自表之里，在表里之间也。邪在表则能食，邪在里则不能食。不欲食者，邪在表里之间，未至于必不能食也。邪在表，则不烦不呕，邪在里，则烦满而呕，心烦喜呕者①，邪在表方传里也。邪初入里，未有定处，则所传不一，故有或为之证。有柴胡证，但见一证便是，即是此或为之证。

小柴胡汤方

柴胡半斤，味苦微寒　黄芩三两，味苦寒　人参三两，味甘温　甘草三两，味甘平　半夏半升，洗，味辛温　生姜三两，切，味辛温　大枣十三枚，擘，味甘温

《内经》曰：热淫于内，以苦发之。柴胡、黄芩之苦，以发传邪之热。里不足者，以甘缓之。人参、甘草之甘，以缓中和之气。邪半入里则里气逆，辛以散之，半夏以除烦呕；邪半在表，则荣卫争之，辛甘解之，姜、枣以和荣卫。

---

① 心：原缺，据医统本、四库本补。

上七味，以水一斗二升，煮取六升，去滓，再煎取三升，温服一升，日三服。

后加减法：

若胸中烦而不呕，去半夏、人参，加栝蒌实一枚。

胸中烦而不呕，热聚而气不逆也。甘者令人中满，方热聚，无用人参之补；辛散逆气，既不呕，无用半夏之辛温。热宜寒疗，聚宜苦，栝蒌实苦寒，以泄胸中蕴热。

若渴者，去半夏，加人参合前成四两半，栝蒌根四两。

半夏燥津液，非渴者所宜。人参甘而润，栝蒌根苦而凉，彻热生津，二物为当。

若腹中痛者，去黄芩，加芍药三两。

去黄芩恶寒中，加芍药以通壅。

若胁下痞硬，去大枣，加牡蛎四两。

甘，令人中满痞者，去大枣之甘。咸以软之，痞硬者，加牡蛎之咸。

若心下悸，小便不利者，去黄芩，加茯苓四两。

饮而水畜不行，为悸，小便不利。《内经》曰：肾欲坚。急食苦以坚肾，则水益坚，故去黄芩。淡味渗泄为阳，茯苓甘淡以泄伏水。

若不渴，外有微热者，去人参加桂三两，温覆取微汗愈。

不渴者，里和也，故去人参。外有微热，表未解也，加桂以发汗。

若咳者，去人参、大枣、生姜，加五味子半升，干姜二两。

咳者，气逆也。甘则壅气，故去人参、大枣。《内经》曰：肺欲收，急食酸以收之。五味子之酸，以收逆气。肺寒则咳，散以辛热，故易生姜以干姜之热也。

血弱气尽，腠理开，邪气因入，与正气相搏，结于胁下，正邪分争，往来寒热，休作有时，默默不欲饮食。藏府相连，其痛必下，邪高痛下，故使呕也。小柴胡汤主之。

人之气血，随时盛衰。当月郭空之时，则为血弱气尽，腠理开疏之时也。邪气乘虚，伤人则深。《针经》曰：月郭空，则海水东盛，人血气虚，卫气去，形独居，肌肉减，皮肤缓，腠理开，毛发残，膲理薄，烟垢落①。当是时遇贼风，则其入深者是矣。邪因正虚，自表之里，而结于胁下，与正分争，作往来寒热。默默不欲饮食，下为自外之内。经络与藏府相连，气随经必传于里，故曰其痛下（痛，一作"病"）。邪在上焦为邪高，邪渐传里为痛下，里气与邪气相搏，逆而上行，故使呕也。与小柴胡汤，以解半表半里之邪。

服柴胡汤已，渴者，属阳明也，以法治之。

服小柴胡汤，表邪已而渴，里邪传于阳明也，以阳明治之。

得病六七日，脉迟浮弱，恶风寒，手足温，医二三下之，不能食，而胁下满痛，面目及身黄，颈项强，小便难者，与柴胡汤。后必下重。本渴而饮水呕者，柴胡汤不中与也。食谷者哕。

得病六七日，脉迟浮弱，恶风寒，手足温，则邪气在半表半里，未为实，反二三下之，虚其胃气，损其津液，邪蕴于里，故不能食而胁下满痛。胃虚为热蒸之，熏发于外，面目及身悉黄也。颈项强者，表仍未解也。小便

---

① 烟：原缺，据医统本、四库本补。

难者，内亡津液。虽本柴胡汤证，然以里虚，下焦气涩而小便难，若与柴胡汤，又走津液，后必下重也。不因饮水而呕者，柴胡汤证。若本因饮而呕者，水停心下也。《金匮要略》曰：先渴却呕者，为水停心下，此属饮家。饮水者水停而呕，食谷者物聚而哕，皆非小柴胡汤所宜。二者皆柴胡汤之戒，不可不识也。

伤寒四五日，身热恶风，颈项强，胁下满，手足温而渴者，小柴胡汤主之。

身热恶风，颈项强者，表未解也；胁下满而渴者，里不和也。邪在表则手足通热，邪在里则手足厥寒。今手足温者，知邪在表里之间也。与小柴胡汤以解表里之邪。

伤寒，阳脉涩，阴脉弦，法当腹中急痛者，先与小建中汤；不差者，与小柴胡汤主之。

脉阳涩、阴弦，而腹中急痛者，当作里有虚寒治之。与小建中汤温中散寒，若不差者，非里寒也，必由邪气自表之里，里气不利所致。与小柴胡汤，去黄芩加芍药，以除传里之邪。

小建中汤方

桂枝三两，去皮，味辛热　甘草三两炙，味甘平　大枣十二枚，擘，味甘温　芍药六两，味酸微寒　生姜三两，切，味辛温　胶饴一升，味甘温

建中者，建脾也。《内经》曰：脾欲缓，急食甘以缓之，胶饴、大枣、甘草之甘以缓中也。辛润散也，荣卫不足，润而散之，桂枝、生姜之辛，以行荣卫。酸收也、泄也，正气虚弱，收而行之，芍药之酸，以收正气。

上六味，以水七升，煮取三升，去滓，内胶饴，更上微火消解，温服一升，日三服。呕家不可用建中汤，以甜故也。

伤寒中风，有柴胡证，但见一证便是，不必悉具。

柴胡证，是邪气在表里之间也，或胸中烦而不呕，或渴，或腹中痛，或胁下痞硬，或心下悸，小便不利，或不渴，身有微热，或咳，但见一证，便宜与柴胡汤治之，不必待其证候全具也。

凡柴胡汤病证而下之，若柴胡证不罢者，复与柴胡汤，必蒸蒸而振，却发热，汗出而解。

邪在半表半里之间，为柴胡证，即未作里实，医便以药下之；若柴胡证仍在者，虽下之不为逆，可复与柴胡汤以和解之。得汤，邪气还表者，外作蒸蒸而热，先经下，里虚，邪气欲出，内则振振然也。正气胜、阳气生，却复发热，汗出而解也。

伤寒二三日，心中悸而烦者，小建中汤主之。

伤寒二三日，邪气在表，未当传里之时，心中悸而烦，是非邪气搏所致。心悸者，气虚也；烦者，血虚也。以气血内虚，与小建中汤先建其里。

太阳病，过经十余日，反二三下之，后四五日，柴胡证仍在者，先与小柴胡汤。呕不止，心下急，郁郁微烦者，为未解也，与大柴胡汤，下之则愈。

日数过多，累经攻下，而柴胡证不罢者，亦须先与小柴胡汤，以解其表。经曰：凡柴胡汤疾证而下之，若柴胡证不罢者，复与柴胡者是也。呕止者，表里和也；若呕不止，郁郁微烦者，里热已甚，结于胃中也，与大柴胡汤下其里热则愈。

大柴胡汤方

柴胡半斤，味甘平　黄芩三两，味苦寒　芍药三两，味酸微寒　半夏半升，洗，味辛温　生姜五两，切，味辛温　枳实四枚，炙，味苦寒　大枣十二枚，擘，甘温　大

黄二两，味苦寒①

柴胡、黄芩之苦，入心而折热；枳实、芍药之酸苦，涌泄而扶阴。辛者散也，半夏之辛，以散逆气；辛甘，和也，姜、枣之辛甘，以和荣卫。

上八味②，以水一斗二升，煮取六升，去滓，再煎，温服一升，日三服。一方用大黄二两。若不加大黄，恐不为大柴胡汤也。

伤寒十三日不解，胸胁满而呕，日晡所发潮热，已而微利。此本柴胡证，下之而不得利，今反利者，知医以丸药下之，非其治也。潮热者，实也。先宜小柴胡汤以解外，后以柴胡加芒硝汤主之。

伤寒十三日，再传经尽，当解之时也。若不解，胸胁满而呕者，邪气犹在表里之间。此为柴胡汤证，若以柴胡汤下之，则更无潮热自利。医反以丸药下之，虚其肠胃，邪热乘虚入府，日晡所发潮热，热已而利也。潮热虽为热实，然胸胁之邪未已，故先与小柴胡汤以解外，后以柴胡加芒硝以下胃热。

伤寒十三日不解，过经，谵语者，以有热也，当以汤下之。若小便利者，大便当硬，而反下利，脉调和者，知医以丸药下之，非其治也。若自下利者，脉当微厥，今反和者，此为内实也，调胃承气汤主之。

伤寒十三日再传经尽，谓之过经。谵语者，阳明胃热也，当以诸承气汤下之。若小便利者，津液偏渗，大便当硬，反下利者，知医以丸药下之也。下利，脉微而厥者，虚寒也，今脉调和，则非虚寒，由肠虚胃热，协热而利也，与调胃承气汤以下胃热。

太阳病不解，热结膀胱，其人如狂，血自下，下者愈。其外不解者，尚

---

① 大黄二两味苦寒：下文载成无己注，不列"大黄"一味，疑原本无"大黄"，此句为后人所加。

② 八味：原作"七味"。按，据成无己注，疑原本无"大黄"，故作"七味"，今增"大黄"一味，乃凑成八味。

未可攻，当先解外。外解已，但少腹急结者，乃可攻之。宜桃核承气汤方。

太阳，膀胱经也。太阳经邪热不解，随经入府，为热结膀胱，其人如狂者，为未至于狂，但不宁尔。经曰：其人如狂者，以热在下焦，太阳多热，热在膀胱，必与血相搏，若血不为畜，为热迫之则血自下，血下则热随血出而愈。若血不下者，则血为热搏，畜积于下，而少腹急结，乃可攻之，与桃核承气汤，下热散血。《内经》曰：从外之内而盛于内者，先治其外，后调其内。此之谓也。

桃核承气汤方

桃仁五十个，去皮尖，味甘平　桂枝二两，去皮，味辛热　大黄四两　芒硝二两　甘草二两，炙

甘以缓之，辛以散之。少腹急结，缓以桃仁之甘；下焦畜血，散以桂枝辛热之气，寒以取之。热甚搏血，故加二物于调胃承气汤中也。

上五味，以水七升，煮取二升半，去滓，内芒硝，更上火，微沸，下火。先食温服五合，日三服，当微利。

伤寒八九日，下之，胸满烦惊，小便不利，谵语，一身尽重，不可转侧者，柴胡加龙骨牡蛎汤主之。

伤寒八九日，邪气已成热，而复传阳经之时，下之虚其里而热不除。胸满而烦者，阳热客于胸中也；惊者，心恶热而神不守也；小便不利者，里虚津液不行也；谵语者，胃热也；一身尽重不可转侧者，阳气内行于里，不营于表也。与柴胡汤以除胸满而烦，加龙骨、牡蛎、铅丹，收敛神气而镇惊；加茯苓以行津液、利小便；加大黄以逐胃热、止谵语；加桂枝以行阳气而解身重。错杂之邪，斯悉愈矣。

柴胡加龙骨牡蛎汤方

半夏二合，洗　大枣六枚　柴胡四两　生姜一两半　人参一两半　龙骨一两半　铅丹一两半　桂枝一两半，去皮　茯苓一两半　大黄二两　牡蛎一两半，煅

上十一味，以水八升，煮取四升，内大黄，切如棋子，更煮一二沸，去滓，温服一升。

伤寒，腹满谵语，寸口脉浮而紧，此肝乘脾也，名曰纵，刺期门。

腹满谵语者，脾胃疾也。浮而紧者，肝脉也。脾病见肝脉，木行乘土也。经曰：水行乘火，木行乘土，名曰纵。此其类矣。期门者，肝之募，刺之以泻肝经盛气。

伤寒发热，啬啬恶寒，大渴欲饮水，其腹必满，自汗出，小便利，其病欲解，此肝乘肺也，名曰横，刺期门。

伤寒发热，啬啬恶寒，肺病也。大渴欲饮水，肝气胜也。《玉函》曰：作大渴，欲饮酢浆，是知肝气胜也。伤寒欲饮水者愈，若不愈而腹满者，此肝行乘肺，水不得行也。经曰：木行乘金，名横，刺期门，以泻肝之盛气。肝肺气平，水散而津液得通，外作自汗出，内为小便利而解也。

太阳病二日，反躁，反熨其背，而大汗出，大热入胃，胃中水竭，躁烦，必发谵语。十余日振栗自下利者，此为欲解也。故其汗从腰已下不得汗，欲小便不得，反呕，欲失溲，足下恶风，大便硬，小便当数，而反不数及多，大便已，头卓然而痛，其人足心必热，谷气下流故也。

太阳病二日，则邪在表，不当发躁，而反躁者，热气行于里也。反熨其背而发汗，大汗出，则胃中干燥，火热入胃，胃中燥热，躁烦而谵语。至十余日，振栗、自下利者，火邪势微，阴气复生，津液得复也，故为欲解。火邪去，大汗出，则愈。若从腰以下不得汗，则津液不得下通，故欲小便不得，热气上逆而反呕也。欲失溲、足下恶风者，气不得通于下而虚也。津液

偏渗，令大便硬者小便当数。经曰：小便数者，大便必硬也。此以火热内燥，津液不得下通，故小便不数及不多也。若火热消，津液和，则结硬之便得润，因自大便也。便已，头卓然而痛者，先大便硬，则阳气不得下通，既得大便，则阳气降下，头中阳虚，故卓然而痛。谷气者，阳气也。先阳气不通于下之时，足下恶风，今阳气得下，故足心热也。

太阳病中风，以火劫发汗。邪风被火热，血气流溢，失其常度，两阳相熏灼，其身发黄。阳盛则欲衄，阴虚则小便难。阴阳俱虚竭，身体则枯燥。但头汗出，剂颈而还，腹满微喘，口干咽烂，或不大便，久则谵语，甚者至哕，手足躁扰，捻衣摸床。小便利者，其人可治。

风为阳邪，因火热之气，则邪风愈甚，迫于血气，使血气流溢，失其常度。风与火气，谓之两阳。两阳相熏灼，热发于外，必发身黄。若热搏于经络为阳盛外热，迫血上行，必衄；热搏于内者，为阴虚内热，必小便难。若热消血气，血气少为阴阳俱虚。血气虚少，不能荣于身体，为之枯燥。三阳经络至颈，三阴至胸中而还，但头汗出，剂颈而还者，热气炎上，搏阳而不搏于阴也。《内经》曰：诸胀腹大，皆属于热。腹满微喘者，热气内郁也。《内经》曰：火气内发，上为口干咽烂者，火热上熏也。热气上而不下者，则大便不硬。若热气下入胃，消耗津液，则大便硬，故云或不大便。久则胃中躁热，必发谵语。《内经》曰：病深者，其声哕。火气大甚，正气逆乱则哕。《内经》曰：四肢者，诸阳之本也。阳盛则四肢实，火热大甚，故手足躁扰，捻衣摸床，扰乱也。小便利者，为火未剧，津液未竭，而犹可治也。

伤寒脉浮，医以火迫劫之，亡阳必惊狂，起卧不安者，桂枝去芍药加蜀漆牡蛎龙骨救逆汤主之。

伤寒脉浮，责邪在表，医以火劫发汗，汗大出者亡其阳。汗者，心之液，亡阳则心气虚，心恶热，火邪内迫，则心神浮越，故惊狂，起卧不安，与桂枝汤，解未尽表邪；去芍药，以芍药益阴，非亡阳所宜也；火邪错逆，加蜀漆之辛以散之；阳气亡脱，加龙骨、牡蛎之涩以固之。《本草》云：涩可去脱。龙骨、牡蛎之属是也。

桂枝去芍药加蜀漆龙骨牡蛎救逆汤方

桂枝三两，去皮　甘草二两，炙　生姜三两，切　牡蛎五两，熬，味酸咸　龙骨四两，味甘平　大枣十二枚，擘　蜀漆三两，洗，去腥，味辛平①

上为末，以水一斗二升，先煮蜀漆，减二升，内诸药，煮取三升，去滓，温服一升。

形作伤寒，其脉不弦紧而弱。弱者必渴，被火者必谵语。弱者发热脉浮，解之当汗出愈。

形作伤寒，谓头痛身热也。脉不弦紧，则无伤寒表脉也。经曰：诸弱发热，则脉弱为里热，故云弱者必渴。若被火气，两热相合，搏于胃中。胃中躁烦，必发谵语。脉弱发热者，得脉浮，为邪气还表，当汗出而解矣。

太阳病，以火熏之，不得汗，其人必躁，到不解，必清血，名为火邪。

此火邪迫血而血下行者也。太阳病用火熏之，不得汗，则热无从出。阴虚被火，必发躁也。六日传经尽，至七日，再到太阳经，则热气当解。若不解，热气迫血下行，必清血。清，厕也。

脉浮热甚，反灸之，此为实。实以虚治，因火而动，必咽燥唾血。

此火邪迫血而血上行者也。脉浮，热甚为表实，医以脉浮为虚，用火灸之，因火气动血，迫血上行，故咽燥唾血。

微数之脉，慎不可灸，因火为邪，则为烦逆，追虚逐实，血散脉中，火气虽微，内攻有力，焦骨伤筋，血难复也。

微数之脉，则为热也。灸则除寒，不能散热，是慎不可灸也。若反灸

---

① 腥：原作"脚"，据赵刊本、医统本、四库本改。

之，热因火则甚，遂为烦逆。灸本以追虚，而复逐热为实，热则伤血，又加火气，使血散脉中。气主呴之，血主濡之，气血消散，不能濡润筋骨，致骨焦筋伤，血散而难复也。

脉浮，宜以汗解。用火灸之，邪无从出，因火而盛，病从腰以下必重而痹，名火逆也。

脉浮在表，宜以汗解之。医以火灸取汗而不得汗，邪无从出，又加火气相助，则热愈甚。身半以上，同天之阳，半身以下，同地之阴，火性炎上，则腰已下阴气独治，故从腰以下必重而痹也。

欲自解者，必当先烦，乃有汗而解。何以知之？脉浮，故知汗出解也。

烦，热也。邪气还表，则为烦热，汗出而解，以脉浮，故为邪还表也。

烧针令其汗，针处被寒，核起而赤者，必发奔豚。气从少腹上冲心者，灸其核上各一壮，与桂枝加桂汤，更加桂二两。

烧针发汗，则损阴血，而惊动心气。针处被寒，气聚而成核。心气因惊而虚，肾气乘寒气而动，发为奔豚。《金匮要略》曰：病有奔豚，从惊发得之。肾气欲上乘心，故其气从少腹上冲心也。先灸核上，以散其寒，与桂枝加桂汤，以泄奔豚之气。

火逆下之，因烧针烦躁者，桂枝甘草龙骨牡蛎汤主之。

先火为逆，复以下除之，里气因虚，又加烧针，里虚而为火热所烦，故生烦躁，与桂枝甘草龙骨牡蛎汤以散火邪。

桂枝甘草龙骨牡蛎汤方

桂枝一两　甘草二两　牡蛎二两，熬　龙骨二两辛甘发散，桂枝、甘草之辛甘，以发散经中之火邪；涩可去脱，龙骨、牡蛎之涩，以收敛浮越之正气。

上为末，以水五升，煮取二升半，去滓，温服八合，日三服。

太阳伤寒者，加温针必惊也。

寒则伤荣。荣气微者，加烧针，则血留不行。惊者温针损荣血，而动心气。《金匮要略》曰：血气少者属于心。

太阳病，当恶寒发热，今自汗出，不恶寒发热，关上脉细数者，以医吐之过也。一二日吐之者，腹中饥，口不能食；三四日吐之者，不喜糜粥，欲食冷食。朝食暮吐，以医吐之所致也，此为小逆。

恶寒发热，为太阳表病；自汗出，不恶寒发热者，阳明证。本太阳表病，医反吐之，伤动胃气，表邪乘虚，传于阳明也。以关脉细数，知医吐之所致。病一二日，为表邪尚寒而未成热，吐之则表寒传于胃中，胃中虚寒，故腹中饥而口不能食。病三四日，则表邪已传成热，吐之，则表热乘虚入胃，胃中虚热，故不喜糜粥，欲食冷食，朝食暮吐也。朝食暮吐者，晨食入胃，胃虚不能克化，即知至暮胃气行里，与邪气相搏，则胃气反逆，而以胃气尚在，故止云小逆。

太阳病吐之，但太阳病当恶寒，今反不恶寒，不欲近衣，此为吐之内烦也。

太阳表病，医反吐之，伤于胃气，邪热乘虚入胃，胃为邪热内烦，故不恶寒，不欲近衣也。

病人脉数，数为热，当消谷引食，而反吐者，此以发汗，令阳气微，膈气虚，脉乃数也。数为客热，不能消谷，以胃中虚冷，故吐也。

阳受气于胸中，发汗外虚阳气，是令阳气微、膈气虚也。数为热本，热则合消谷，客热则不能消谷，因发汗外损阳气，致胃中虚冷，故吐也。

太阳病，过经十余日，心下温温欲吐，而胸中痛，大便反溏，腹微满，郁郁微烦。先此时，自极吐下者，与调胃承气汤。若不尔者，不可与。但欲呕，胸中痛，微溏者，此非柴胡证，以呕故知极吐下也。

心下温温欲吐，郁郁微烦，胸中痛，当责邪热客于胸中。大便反溏，腹微满，则邪热已下于胃也。日数虽多，若不经吐下，止是传邪，亦未可下，当与柴胡汤，以除上中二焦之邪。若曾吐下，伤损胃气，胃虚则邪乘虚入胃为实，非柴胡汤所能去，与调胃承气汤下胃热①。以呕，知胃气先曾伤动也。

太阳病六七日，表证仍在，脉微而沉，反不结胸，其人发狂者，以热在下焦，少腹当硬满，小便自利者，下血乃愈。所以然者，以太阳随经，瘀热在里故也。抵当汤主之。

太阳，经也。膀胱，府也。此太阳随经入府者也。六七日邪气传里之时，脉微而沉，邪气在里之脉也。表证仍在者，则邪气犹浅，当结于胸中；若不结于胸中，其人发狂者，热结在膀胱也。经曰：热结膀胱，其人如狂。此发狂则热又深也。少腹硬满，小便不利者，为无血也；小便自利者，血证谛也。与抵当汤以下畜血。

抵当汤方

水蛭三十个，熬，味咸苦寒　虻虫三十个，熬，去翅足，味苦微寒　桃仁二十个，去皮尖，味苦甘平　大黄三两，酒浸，味苦寒

苦走血，咸胜血，虻虫、水蛭之咸苦，以除畜血。甘缓结，苦泄热，桃仁、大黄之苦，以下结热。

---

① 与：原缺，据赵刊本、医统本、四库本补。

上四味，为末，以水五升，煮取三升，去滓，温服一升，不下再服。

太阳病，身黄脉沉结，少腹硬，小便不利者，为无血也；小便自利，其人如狂者，血证谛也。抵当汤主之。

身黄脉沉结，少腹硬，小便不利者，胃热发黄也，可与茵陈汤。身黄，脉沉结，少腹硬，小便自利，其人如狂者，非胃中瘀热，为热结下焦而为畜血也，与抵当汤以下畜血。

伤寒有热，少腹满，应小便不利；今反利者，为有血也，当下之，不可余药，宜抵当丸。

伤寒有热，少腹满，是畜血于下焦；若热畜津液不通，则小便不利。其热不畜津液而畜血不行，小便自利者，乃为畜血，当与桃仁承气汤、抵当汤下之。然此无身黄屎黑，又无喜忘发狂，是未至于甚，故不可余骏峻之药也，可与抵当丸，小可下之也。

抵当丸方

水蛭二十个，味苦寒　虻虫二十五个，味苦微寒　桃仁二十个，去皮尖　大黄三两

上四味，杵，分为四丸，以水一升，煮一丸，取七合服之。晬时当下血，若不下者，更服。

太阳病，小便利者，以饮水多，必心下悸。小便少者，必苦里急也。

饮水多而小便自利者，则水不内畜，但腹中水多，令心下悸。《金匮要略》曰：食少饮多，水停心下，甚者则悸。饮水多而小便不利，则水畜于内而不行，必苦里急也。

卷第四

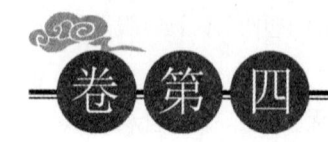

·辨太阳病脉证并治下第七·

问曰：病有结胸，有藏结，其状何如？答曰：按之痛，寸脉浮，关脉沉，名曰结胸也。何谓藏结？答曰：如结胸状，饮食如故，时时下利，寸脉浮，关脉小细沉紧，名曰藏结。舌上白胎滑者，难治。

结胸者，邪结在胸；藏结者，邪结在藏。二者皆下后，邪气乘虚入里所致。下后邪气入里，与阳相结者为结胸，以阳受气于胸中故尔；与阴相结者，为藏结，以阴受之，则入五藏故尔。气宜通而塞，故痛。邪结阳分，则阴气不得上通；邪结阴分，则阳气不得下通。是二者，皆心下硬痛。寸脉浮，关脉沉，知邪结在阳也；寸脉浮，关脉小细沉紧，知邪结在阴也。阴结而阳不结，虽心下结痛，饮食亦自如，故阴气乘肠虚而下，故时时自下利。阴得阳则解，藏结得热证多，则易治。舌上白胎滑者，邪气结胸中亦寒，故云难治。

藏结无阳证，不往来寒热，其人反静，舌上胎滑者，不可攻也。

藏结于法当下，无阳证，为表无热；不往来寒热，为半表半里无热；其人反静，为里无热。经曰：舌上如胎者，以丹田有热，胸中有寒，以表里皆寒，故不可攻。

病发于阳，而反下之，热入因作结胸；病发于阴，而反下之，因作痞。所以成结胸者，以下之太早故也。

发热恶寒者，发于阳也，而反下之，则表中阳邪入里，结于胸中为结胸；无热恶寒者，发于阴也，而反下之，表中阴邪入里，结于心下为痞。

结胸者，项亦强，如柔痉状。下之则和，宜大陷胸丸方。

结胸病项强者，为邪结胸中，胸膈结满，心下紧实，但能仰而不能俯，是项强，亦如柔痉之状也。与大陷胸丸，下结泄满。

大陷胸丸方

大黄半斤，味苦寒　葶苈半升，熬，味苦寒　芒硝半升，味咸寒　杏仁半升，去皮尖，熬黑，味苦，甘温

大黄、芒硝之苦咸，所以下热；葶苈、杏仁之苦甘，所以泄满；甘遂取其直达，白蜜取其润利，皆以下泄满实物也。

上四味，捣筛二味，内杏仁、芒硝，合研如脂，和散。取如弹丸一枚，别捣甘遂末一钱匕，白蜜二合，水二升，煮取一升，温顿服之，一宿乃下，如不下，更服，取下为效。禁如药法。

结胸证，其脉浮大者，不可下，下之则死。

结胸为邪结胸中，属上焦之分，得寸脉浮、关脉沉者，为在里，则可下。若脉浮大，心下虽结，是在表者犹多，未全结也。下之重虚，邪气复结，则难可制，故云下之则死。

结胸证悉具，烦躁者亦死。

结胸证悉具，邪结已深也。烦躁者，正气散乱也。邪气胜正，病者

必死。

太阳病，脉浮而动数，浮则为风，数则为热，动则为痛，数则为虚。头痛发热，微盗汗出，而反恶寒者，表未解也。医反下之，动数变迟，膈内拒痛。胃中空虚，客气动膈，短气躁烦，心中懊憹，阳气内陷，心下因硬，则为结胸，大陷胸汤主之。若不结胸，但头汗出，余无汗，剂颈而还，小便不利，身必发黄也。

动、数皆阳脉也，当责邪在表。睡而汗出者，谓之盗汗，为邪气在半表半里，则不恶寒。此头痛发热，微盗汗出反恶寒者，表未解也，当发其汗。医反下之，虚其胃气，表邪乘虚则陷。邪在表则见阳脉，邪在里则见阴脉，邪气内陷，动、数之脉所以变迟。而浮脉独不变者，以邪结胸中，上焦阳结，脉不得而沉也。客气者，外邪乘胃中空虚入里，结于胸膈。膈中拒痛者，客气动膈也。《金匮要略》曰：短气不足以息者，实也。短气躁烦，心中懊憹，皆邪热为实。阳气内陷，气不得通于膈，壅于心下，为硬满而痛，成结胸也。与大陷胸汤，以下结热。若胃中空虚，阳气内陷，不结于胸膈，下入于胃中者，遍身汗出，则为热越，不能发黄。若但头汗出，身无汗，剂颈而还，小便不利者，热不得越，必发黄也。

大陷胸汤方

大黄六两，去皮，苦寒　芒硝一升，咸寒　甘遂一钱，苦寒

大黄谓之将军，以苦荡涤；芒硝一名硝石，以其咸能软硬，夫间有甘遂以通水也。甘遂若夫间之，遂其气，可以直达，透结、陷胸，三物为允。

上三味，以水六升，先煮大黄取二升，去滓，内芒硝，煮一两沸，内甘遂末，温服一升，得快利，止后服。

伤寒六七日，结胸热实，脉沉而紧，心下痛，按之石硬者，大陷胸汤主之。

病在表而下之，热入，因作结胸。此不云下后，而云伤寒六七日，则是传里之实热也。沉为在里，紧为里实，以心下痛，按之实硬，是以为结胸。与大陷胸汤以下结热。

伤寒十余日，热结在里，复往来寒热者，与大柴胡汤。但结胸，无大热者，此为水结在胸胁也。但头微汗出者，大陷胸汤主之。

伤寒十余日，热结在里，是可下之证，复往来寒热，为正邪分争，未全敛结，与大柴胡汤下之。但结胸无大热者，非热结也，是水饮结于胸胁，谓之水结胸。周身汗出者，是水饮外散，则愈；若但头微汗出，余处无汗，是水饮不得外泄，停畜而不行也，与大陷胸汤以逐其水。

太阳病，重发汗，而复下之，不大便五六日，舌上燥而渴，日晡所小有潮热，从心下至少腹，硬满而痛，不可近者，大陷胸汤主之。

重发汗而复下之，则内外重亡津液，而邪热内结，致不大便五六日，舌上燥而渴也。日晡潮热者属胃，此日晡小有潮热，非但在胃。从心下至少腹，硬满而痛不可近者，是一腹之中，上下邪气俱甚也，与大陷胸汤以下其邪。

小结胸病，正在心下，按之则痛，脉浮滑者，小陷胸汤主之。

心下硬痛，手不可近者，结胸也。正在心下，按之则痛，是热气犹浅，谓之小结胸。结胸脉沉紧，或寸浮关沉，今脉浮滑，知热未深结，与小陷胸汤，以除胸膈上结热也。

小陷胸汤方

黄连一两，苦寒　半夏半升，洗，辛温　栝蒌实大者一个，味苦寒

苦以泄之，辛以散之。黄连、栝蒌实，苦寒以泄热，半夏之辛以散结。

上三味，以水六升，先煮栝蒌，取三升，去滓，内诸药，煮取二升，去滓，分温三服。

太阳病，二三日，不能卧，但欲起，心下必结，脉微弱者，此本有寒分也。反下之，若利止，必作结胸；未止者，四日复下之，此作协热利也。

太阳病二三日，邪在表也。不能卧，但欲起，心下必结者，以心下结满，卧则气壅而愈甚，故不能卧而但欲起也。心下结满，有水分，有寒分，有气分，今脉微弱，知本有寒分。医见心下结，而反下之，则太阳表邪乘虚入里，利止，则邪气留结为结胸，利不止，至次日复如前，下利不止者，是邪热下攻肠胃，为挟热利也。

太阳病，下之，其脉促，不结胸者，此为欲解也。脉浮者，必结胸也；脉紧者，必咽痛；脉弦者，必两胁拘急；脉细数者，头痛未止；脉沉紧者，必欲呕；脉沉滑者，协热利；脉浮滑者，必下血。

此太阳病下之后，邪气传变。其脉促者，为阳盛，下后脉促，为阳胜阴也，故不作结胸，为欲解；下后脉浮，为上焦阳邪结，而为结胸也。经曰：结胸者，寸脉浮，关脉沉。下后脉紧，则太阳之邪传于少阴。经曰：脉紧者属少阴。《内经》曰：邪客于少阴之络，令人咽痛，不可内食。所以脉紧者，必咽痛。脉弦则太阳之邪传于少阳。经曰：尺寸俱弦者，少阳受病也。其脉循胁，络于耳，所以脉弦者，必两胁拘急。下后邪气传里，则头痛未止，脉细数为邪未传里而伤气也。细为气少，数为在表，故头痛未止。脉沉紧，则太阳之邪传于阳明，为里实也。沉为在里，紧为里实，阳明里实，故必欲呕。脉滑则太阳之邪传于肠胃，以滑为阴气有余，知邪气入里，干于下焦也。沉为血胜气虚，是为协热利；浮为气胜血虚，是知必下血。经曰：不宜下而便攻之，诸变不可胜数，此之谓也。

病在阳，应以汗解之，反以冷水潠之，若灌之，其热被劫不得去①，弥更益烦，肉上粟起，意欲饮水，反不渴者，服文蛤散。若不差者，与五苓

---

① 劫：原作"却"，据赵刊本、四库本改。

散。寒实结胸，无热证者，与三物小陷胸汤，白散亦可服。

病在阳，为邪在表也，法当汗出而解，反以冷水潠之，灌洗，热被寒水，外不得出，则反攻其里。弥更益烦，肉上粟起者，水寒之气客于皮肤也；意欲饮水者，里有热也；反不渴者，寒在表也。与文蛤散以散表中水寒之气。若不差，是水热相搏，欲传于里，与五苓散发汗以和之。始热在表，因水寒制之，不得外泄，内攻于里，结于胸膈，心下硬痛，本是水寒伏热为实，故谓之寒实结胸。无热证者，外无热，而热悉收敛于里也，与小陷胸汤以下逐之。白散下热，故亦可攻。

文蛤散方

文蛤五两，味咸寒

咸走肾邪，可以胜水气。

上一味为散，以沸汤和一钱匕服，汤用五合。

白散方

桔梗三分，味辛苦，微温　巴豆一分，去皮心，熬黑，研如脂，平温[①]　**贝母三分，味辛苦平**

辛散而苦泄。桔梗、贝母之苦辛，用以下气；巴豆之辛，用以散实。

上件三味，为末，内巴豆，更于臼中杵之，以白饮和服。强人半钱，羸者减之。病在膈上必吐，在膈下必利。不利，进热粥一杯，利过不止，进冷粥一杯。身热，皮粟不解，欲引衣自覆者，若水以潠之、洗之，益令热却不得出，当汗而不汗则烦。假令汗出已，腹中痛，与芍药三两如上法。

太阳与少阳并病，头项强痛，或眩冒，时如结胸，心下痞硬者，当刺大

[①] 平温：四库本作"辛温"。

椎第一间、肺俞、肝俞，慎不可发汗，发汗则谵语，脉弦。五日谵语不止，当刺期门。

太阳之脉，络头下项。头项强痛者，太阳表病也。少阳之脉，循胸络胁，如结胸心下痞硬者，少阳里病也。太阳、少阳相并为病，不纯在表，故头项不但强痛，而或眩冒，亦未全入里，故时如结胸，心下痞硬，此邪在半表半里之间也。刺大椎第一间、肺俞，以泻太阳之邪；刺肝俞，以泻少阳之邪。邪在表，则可发汗；邪在半表半里，则不可发汗。发汗则亡津液，损动胃气。少阳之邪，因干于胃，土为木刑，必发谵语。脉弦至五六日传经尽，邪热去而谵语当止；若复不止，为少阳邪热甚也，刺期门，以泻肝胆之气。

妇人中风，发热恶寒，经水适来，得之七八日，热除而脉迟身凉，胸胁下满，如结胸状，谵语者，此为热入血室也，当刺期门，随其实而泻之。

中风，发热恶寒，表病也。若经水不来，表邪传里，则入府而不入血室也；因经水适来，血室空虚，至七八日邪气传里之时，更不入府，乘虚而入于血室。热除脉迟身凉者，邪气内陷而表证罢也。胸胁下满，如结胸状，谵语者，热入血室而里实。期门者，肝之募，肝主血，刺期门者，泻血室之热。审看何经气实，更随其实而泻之。

妇人中风，七八日续得寒热，发作有时，经水适断者，此为热入血室，其血必结，故使如疟状，发作有时，小柴胡汤主之。

中风七八日，邪气传里之时，本无寒热，而续得寒热，经水适断者，此为表邪乘血室虚入于血室，与血相搏而血结不行，经水所以断也。血气与邪分争，致寒热如疟而发作有时，与小柴胡汤，以解传经之邪。

妇人伤寒，发热，经水适来，昼日明了，暮则谵语，如见鬼状者，此为热入血室。无犯胃气，及上二焦，必自愈。

伤寒发热者，寒已成热也。经水适来，则血室虚空，邪热乘虚入于血室。若昼日谵语，为邪客于府，与阳争也①；此昼日明了，暮则谵语，如见鬼状，是邪不入府，入于血室，与阴争也。阳盛谵语，则宜下；此热入血室，不可与下药，犯其胃气。热入血室，血结实热者，与小柴胡汤，散邪发汗；此虽热入血室，而不留结，不可与发汗药，犯其上焦。热入血室，胸胁满如结胸状者，可刺期门；此虽热入血室而无满结，不可刺期门，犯其中焦。必自愈者，以经行则热随血去，血下也已，则邪热悉除而愈矣。所为发汗为犯上焦者，发汗则动卫气，卫气出上焦故也。刺期门为犯中焦者，刺期门则动荣气，荣气出中焦故也。《脉经》曰：无犯胃气及上二焦，必自愈，岂谓药不谓针耶？

伤寒六七日，发热微恶寒，支节烦疼，微呕，心下支结，外证未去者，柴胡加桂枝汤主之。

伤寒六七日，邪当传里之时。支，散也。呕而心下结者，里证也，法当攻里。发热微恶寒，肢节烦疼，为外证未去，不可攻里，与柴胡桂枝汤以和解之。

伤寒五六日，已发汗而复下之，胸胁满，微结，小便不利，渴而不呕，但头汗出，往来寒热，心烦者，此为未解也，柴胡桂枝干姜汤主之。

伤寒五六日，已经汗下之后，则邪当解。今胸胁满，微结，小便不利，渴而不呕，但头汗出，往来寒热心烦者，即邪气犹在半表半里之间，为未解也。胸胁满，微结，寒热心烦者，邪在半表半里之间也。小便不利而渴者，汗下后，亡津液内燥也。若热消津液，令小便不利而渴者，其人必呕，今渴而不呕，知非里热也。伤寒汗出则和，今但头汗出而余处无汗者，津液不足而阳虚于上也。与柴胡桂枝干姜汤，以解表里之邪，复津液而助阳也。

柴胡桂枝干姜汤方

柴胡半斤，苦平　桂枝三两，去皮，味辛热　干姜二两，辛热　栝楼根四两，苦

---

① 与：原作"而"，据赵刊本改。

寒　黄芩三两，苦寒　牡蛎三两，熬，咸寒①　甘草二两，炙，味甘平

《内经》曰：热淫于内，以苦发之。柴胡、黄芩之苦，以解传表之邪；辛甘发散为阳，桂枝、甘草之辛甘，以散在表之邪；咸以软之，牡蛎之咸，以消胸胁之满；辛以润之，干姜之辛，以固阳虚之汗；津液不足而为渴，苦以坚之，栝蒌之苦，以生津液。

上七味，以水一斗二升，煮取六升，去滓，再煎取三升，温服一升，日三服。初服微烦，复服汗出，便愈。

伤寒五六日，头汗出，微恶寒，手足冷，心下满，口不欲食，大便硬，脉细者，此为阳微结，必有表，复有里也。脉沉，亦在里也。汗出为阳微，假令纯阴结，不得复有外证，悉入在里，此为半在里、半在外也。脉虽沉紧，不得为少阴病。所以然者，阴不得有汗，今头汗出，故知非少阴也，可与小柴胡汤。设不了了者，得屎而解。

伤寒五六日，邪当传里之时，头汗出，微恶寒者，表仍未解也。手足冷，心下满，口不欲食，大便硬，脉细者，邪结于里也。大便硬为阳结，此邪热虽传于里，然以外带表邪，则热结犹浅，故曰阳微结。脉沉虽为在里，若纯阴结，则更无头汗恶寒之表证。诸阴脉皆至颈胸中而还，不上循头，今头汗出，知非少阴也。与小柴胡汤，以除半表半里之邪。服汤已，外证罢，而不了了者，为里热未除，与汤取其微利，则愈，故云得屎而解。

伤寒五六日，呕而发热者，柴胡汤证具，而以他药下之，柴胡证仍在者，复与柴胡汤。此虽已下之，不为逆，必蒸蒸而振，却发热汗出而解。若心下满而硬痛者，此为结胸也，大陷胸汤主之；但满而不痛者，此为痞，柴胡不中与之，宜半夏泻心汤。

伤寒五六日，邪在半表半里之时。呕而发热，邪在半表半里之证，是为柴胡证具。以他药下之，柴胡证不罢者，不为逆，却与柴胡汤则愈。若下

---

① 三两：赵刊本作"二两"。

后，邪气传里者，邪在半表半里，则阴阳俱有邪。至于下后，邪气传里，亦有阴阳之异，若下后，阳邪传里者，则结于胸中为结胸，以胸中为阳受气之分，与大陷胸汤以下其结；阴邪传里者，则留于心下为痞，以心下为阴受气之分，与半夏泻心汤以通其痞。经曰：病发于阳而反下之，热入，因作结胸；病发于阴而反下之，因作痞。此之谓也。

半夏泻心汤方

半夏半升，洗，辛平　黄芩苦寒　干姜辛热　人参已上各三两，甘温　黄连一两，苦寒　大枣十二枚，擘，温甘　甘草三两，炙，甘平

辛入肺而散气，半夏之辛，以散结气；苦入心而泄热，黄芩、黄连之苦，以泻痞热；脾欲缓，急食甘以缓之，人参、甘草、大枣之甘，以缓之。

上七味，以水一斗，煮取六升，去滓，再煮取三升，温服一升，日三服。

太阳、少阳并病，而反下之，成结胸，心下硬，下利不止，水浆不下，其人心烦。

太阳、少阳并病，为邪气在半表半里也，而反下之，二经之邪乘虚而入，太阳表邪入里，结于胸中为结胸，心下硬；少阳里邪，乘虚下干肠胃，遂利不止。若邪结阴分，则饮食如故，而为藏结；此为阳邪内结，故水浆不下而心烦。

脉浮而紧，而复下之，紧反入里，则作痞。按之自濡，但气痞耳。

浮而紧，浮为伤阳，紧为伤阴，当发其汗，而反下之。若浮入里，为阳邪入里，则作结胸；浮不入里，而紧入里者，阴邪入里，则作痞。

太阳中风，下利，呕逆，表解者，乃可攻之。其人漐漐汗出，发作有时，头痛，心下痞，硬满，引胁下痛，干呕，短气，汗出，不恶寒者，此表

解里未和也，十枣汤主之。

下利，呕逆，里受邪也。邪在里者，可下，亦须待表解者，乃可攻之。其人漐漐汗出，发作有时，不恶寒者，表已解也；头痛，心下痞，硬满，引胁下痛，干呕，短气者，邪热内畜而有伏饮，是里未和也，与十枣汤，下热逐饮。

十枣汤方

芫花熬，味辛苦　　甘遂苦寒　　大戟苦寒　　大枣十枚，擘，甘温

辛以散之，芫花之辛，以散饮；苦以泄之，甘遂、大戟之苦，以泄水。水者，肾所主之；甘者，脾之味也，大枣之甘者，益土而胜水。

上上三味等分，各别捣为散。以水一升半，先煮大枣肥者十枚，取八合，去滓，内药末。强人服一钱匕，羸人服半钱，温服之，平旦服。若下少，病不除者，明日更服，加半钱。得快下利后，糜粥自养。

太阳病，医发汗，遂发热恶寒，因复下之，心下痞。表里俱虚，阴阳气并竭，无阳则阴独，复加烧针，因胸烦。面色青黄，肤瞤者，难治；今色微黄，手足温者，易愈。

太阳病，因发汗，遂发热恶寒者，外虚阳气，邪复不除也。因复下之，又虚其里，表中虚，邪内陷，传于心下为痞。发汗表虚为竭阳，下之里虚为竭阴；表证罢为无阳，里有痞为阴独。又加烧针，虚不胜火，火气内攻，致胸烦也。伤寒之病，以阳为主，其人面色青，肤肉瞤动者，阳气大虚，故云难治；若面色微黄，手足温者，即阳气得复，故云易愈。

心下痞，按之濡，其脉关上浮者，大黄黄连泻心汤主之。

心下硬，按之痛，关脉沉者，实热也。心下痞，按之濡；其脉关上浮者，虚热也，大黄黄连汤，以导其虚热。

大黄黄连泻心汤方

大黄二两，味苦寒　黄连一两，味苦寒

《内经》曰：火热受邪，心病生焉。苦入心，寒除热。大黄、黄连之苦寒，以导泻心下之虚热。但以麻沸汤渍服者，取其气薄而泄虚热。

上二味，以麻沸汤二升，渍之须臾绞，去滓，分温再服。

心下痞，而复恶寒汗出者，附子泻心汤主之。

心下痞者，虚热内伏也；恶寒汗出者，阳气外虚也。与泻心汤攻痞，加附子以固阳。

本以下之，故心下痞，与泻心汤。痞不解，其人渴而口燥烦，小便不利者，五苓散主之。

本因下后成痞，当与泻心汤除之；若服之痞不解，其人渴而口燥烦，小便不利者，为水饮内蓄，津液不行，非热痞也，与五苓散，发汗散水则愈。一方，忍之一日乃愈者。不饮水者，外水不入，所停之水得行，而痞亦愈也。

伤寒汗出，解之后，胃中不和，心下痞硬，干噫食臭，胁下有水气，腹中雷鸣下利者，生姜泻心汤主之。

胃为津液之主，阳气之根。大汗出后，外亡津液，胃中空虚，客气上逆，心下痞硬。《金匮要略》曰：中焦气未和，不能消谷，故令噫。干噫、食臭者，胃虚而不杀谷也。胁下有水气，腹中雷鸣，土弱不能胜水也。与泻心汤以攻痞，加生姜以益胃。

伤寒中风，医反下之，其人下利，日数十行，谷不化，腹中雷鸣，心下痞硬而满，干呕，心烦不得安。医见心下痞，谓病不尽，复下之，其痞益甚。此非结热，但以胃中虚，客气上逆，故使硬也，甘草泻心汤主之。

伤寒中风，是伤寒或中风也。邪气在表，医反下之，虚其肠胃而气内陷也。下利日数十行，谷不化，腹中雷鸣者，下后里虚胃弱也。心下痞硬，干呕心烦，不得安者，胃中空虚，客气上逆也。与泻心汤以攻痞，加甘草以补虚。前以汗后胃虚，是外伤阳气，故加生姜；此以下后胃虚，是内损阴气，故加甘草。

伤寒服汤药，下利不止，心下痞硬，服泻心汤已，复以他药下之，利不止，医以理中与之，利益甚。理中者，理中焦，此利在下焦，赤石脂禹余粮汤主之。复利不止者，当利其小便。

伤寒服汤药下后，利不止，而心下痞硬者，气虚而客气上逆也，与泻心汤攻之则痞已，医复以他药下之，又虚其里，致利不止也。理中丸，脾胃虚寒下利者，服之愈。此以下焦虚，故与之，其利益甚。《圣济经》曰：滑则气脱，欲其收也。如开肠洞泄、便溺遗矢，涩剂所以收之。此利由下焦不约，与赤石脂禹余粮汤以涩洞泄。下焦主分清浊，下利者，水谷不分也。若服涩剂，而利不止，当利小便，以分其气。

赤石脂禹余粮汤方

赤石脂一斤，碎，味甘温　禹余粮一斤，碎，味甘平

《本草》云：涩可去脱，石脂之涩以收敛之；重可去怯，余粮之重以镇固。

已上二味，以水六升，煮取二升，去滓，三服。

伤寒吐下后，发汗，虚烦，脉甚微。八九日心下痞硬，胁下痛，气上冲咽喉，眩冒，经脉动惕者，久而成痿。

伤寒吐下后发汗，则表里之气俱虚，虚烦，脉甚微，为正气内虚，邪气独在。至七八日，正气当复，邪气当罢，而心下痞，胁下痛，气上冲咽喉，眩冒者，正气内虚而不复，邪气留结而不去。经脉动惕者，经络之气虚极，久则热气还经，必成痿弱。

伤寒发汗，若吐若下，解后心下痞硬，噫气不除者，旋覆代赭石汤主之。

大邪虽解，以曾发汗吐下，胃气弱而未和，虚气上逆，故心下痞硬，噫气不除，与旋覆代赭石汤降虚气而和胃。

旋覆代赭石汤方

旋覆花三两，味咸温　人参二两，味甘温　生姜五两，切，味辛温　半夏半升，洗，味辛温　代赭石一两，味苦寒　大枣十二枚，擘，甘温　甘草三两，炙，味甘平

硬则气坚，咸味可以软之，旋覆之咸，以软痞硬。虚则气浮，重剂可以镇之，代赭石之重，以镇虚逆。辛者散也。生姜、半夏之辛，以散虚痞。甘者缓也，人参、甘草、大枣之甘，以补胃弱。

上件七味，以水一斗，煮取六升，去滓，再煎取三升，温服一升，日三服。

下后，不可更行桂枝汤，若汗出而喘，无大热者，可与麻黄杏子甘草石膏汤。

前第三卷二十六证云①：发汗后，不可更行桂枝汤。汗出而喘，无大热者，为与此证治法同。汗下虽殊，既不当损正气则一，邪气所传既同，遂用一法治之。经所谓若发汗、若下、若吐后是矣。

---

① 二：原缺，据四库本补。

太阳病，外证未除，而数下之，遂协热而利，利下不止，心下痞硬，表里不解者，桂枝人参汤主之。

外证未除而数下之，为重虚其里，邪热乘虚而入，里虚协热，遂利不止而心下痞。若表解而下利，心下痞者，可与泻心汤，若不下利，表不解而心下痞者，可先解表而后攻痞。以表里不解，故与桂枝人参汤和里解表。

桂枝人参汤方

桂枝四两，去皮，味辛热　甘草四两，炙，味甘平　白术三两，味甘平　人参三两，味甘温　干姜三两，味辛热

表未解者，辛以散之；里不足者，甘以缓之。此以里气大虚，表里不解，故加桂枝、甘草于理中汤也。

上五味，以水九升，先煮四味，取五升，内桂，更煮取三升，温服一升，日再夜一服。

伤寒大下后，复发汗，心下痞，恶寒者，表未解也，不可攻痞，当先解表，表解乃可攻痞。解表宜桂枝汤，攻痞宜大黄黄连泻心汤。

大下后，复发汗，则表里之邪当悉已。此心下为痞而恶寒者，表里之邪俱不解也。因表不解而下之，为心下痞。先与桂枝汤解表，表解，乃与大黄黄连泻心汤攻痞。《内经》曰：从外之内而盛于内者，先治其外，而后调其内。

伤寒，发热，汗出不解，心下痞硬，呕吐而下利者，大柴胡汤主之。

伤寒发热，寒已成热也。汗出不解，表和而里病也。吐利，心腹濡软为里虚；呕吐而下利，心下痞硬者，是里实也，与大柴胡汤以下里热。

病如桂枝证，头不痛，项不强，寸脉微浮，胸中痞硬，气上冲咽喉不得息者，此为胸有寒也。当吐之，宜瓜蒂散。

病如桂枝证，为发热、汗出、恶风，言邪在表也。头痛、项强，为桂枝汤证具。若头不痛，项不强，则邪不在表而传里也。浮为在表，沉为在里。今寸脉微浮，则邪不在表，亦不在里，而在胸中也。胸中与表相应，故知邪在胸中者，犹如桂枝证而寸脉微浮也。以胸中痞硬，气上冲咽喉不得息①，知寒邪客于胸中，而不在表也，《千金》曰：气浮上部，填塞心胸，胸中满者，吐之则愈。与瓜蒂散，以吐胸中之邪。

瓜蒂散方

瓜蒂一分，熬黄，味苦寒　赤小豆一分，味酸温

其高者越之，越以瓜蒂、豆豉之苦；在上者涌之，涌以赤小豆之酸。《内经》曰：酸苦涌泄为阴。

上二味，各别捣筛为散已，合治之，取一钱匕。以香豉一合，用热汤七合，煮作稀糜，去滓，取汁和散，温顿服之。不吐者，少少加，得快吐乃止。诸亡血虚家，不可与瓜蒂散。

病胁下素有痞，连在脐傍，痛引少腹，入阴筋者，此名藏结，死。

素有宿昔之积，结于胁下为痞。今因伤寒邪气入里，与宿积相助，使藏之真气结而不通，致连在脐傍，痛引少腹，入阴筋而死。

伤寒病，若吐若下后，七八日不解，热结在里，表里俱热，时时恶风，大渴，舌上干燥而烦，欲饮水数升者，白虎加人参汤主之。

若吐若下后，七八日则当解，复不解，而热结在里。表热者，身热也；里热者，内热也。本因吐下后，邪气乘虚内陷为结热，若无表热而纯为里热，则邪热结而为实；此以表热未罢，时时恶风。若邪气纯在表，则恶风无

---

① 气：原缺，据医统本、四库本补。

时；若邪气纯在里，则更不恶风。以时时恶风，知表里俱有热也。邪热结而为实者，则无大渴；邪热散漫则渴。今虽热结在里，表里俱热，未为结实，邪气散漫，熏蒸焦膈，故大渴，舌上干燥而烦，欲饮水数升。与白虎加人参汤，散热生津。

伤寒无大热，口燥渴，心烦，背微恶寒者，白虎加人参汤主之。

无大热者，为身无大热也。口燥渴心烦者，当作阳明病；然以背微恶寒，为表未全罢，所以属太阳也。背为阳，背恶寒，口中和者，少阴病也，当与附子汤；今口燥而渴，背虽恶寒，此里热也，则恶寒亦不至甚，故云微恶寒。与白虎汤和表散热，加人参止渴生津。

伤寒脉浮，发热无汗，其表不解者，不可与白虎汤。渴欲饮水，无表证者，白虎加人参汤主之。

伤寒脉浮，发热无汗，其表不解，不渴者，宜麻黄汤；渴者宜五苓散，非白虎所宜。大渴欲水，无表证者，乃可与白虎加人参汤，以散里热。临病之工，大宜精别。

太阳、少阳并病，心下硬，颈项强而眩者，当刺大椎、肺俞、肝俞，慎勿下之。

心下痞硬而眩者，少阳也；颈项强者，太阳也。刺大椎、肺俞，以泻太阳之邪，以太阳脉下项侠脊故尔；肝俞以泻少阳之邪，以胆为肝之府故尔。太阳为在表，少阳为在里，即是半表半里证。前第五证云：不可发汗，发汗则谵语。是发汗攻太阳之邪，少阳之邪益甚干胃，必发谵语。此云慎勿下之，攻少阳之邪，太阳之邪乘虚入里，必作结胸。经曰：太阳、少阳并病，而反下之，成结胸。

太阳与少阳合病，自下利者，与黄芩汤；若呕者，黄芩加半夏生姜汤主之。

太阳、阳明合病，自下利为在表，当与葛根汤发汗。阳明、少阳合病，自下利为在里，可与承气汤下之。此太阳、少阳合病，自下利为在半表半里，非汗下所宜，故与黄芩汤以和解半表半里之邪。呕者，胃气逆也，故加半夏、生姜，以散逆气。

黄芩汤方

黄芩三两，味苦寒　甘草二两，炙，味甘平　芍药二两，味酸平　大枣十二枚，擘，味甘温

虚而不实者，苦以坚之，酸以收之，黄芩、芍药之苦酸，以坚敛肠胃之气。弱而不足者，甘以补之，甘草、大枣之甘，以补固肠胃之弱。

上四味，以水一斗，煮取三升，去滓，温服一升，日再夜一服。若呕者，加半夏半升、生姜三两。

伤寒胸中有热，胃中有邪气，腹中痛，欲呕吐者，黄连汤主之。

湿家下后，舌上如胎者，以丹田有热，胸中有寒，是邪气入里，而为下热上寒也；此伤寒邪气传里，而为下寒上热也。胃中有邪气，使阴阳不交，阴不得升，而独治于下，为下寒，腹中痛；阳不得降而独治于上，为胸中热，欲呕吐。与黄连汤，升降阴阳之气。

黄连汤方

黄连味苦寒　甘草炙，味甘平　干姜味辛热　桂枝去皮，味辛热。各三两　人参二两，味甘温　半夏半升，洗，味辛温　大枣十二枚，擘，味甘温

上热者，泄之以苦，黄连之苦以降阳；下寒者，散之以辛，桂、姜、半夏之辛以升阴；脾欲缓，急食甘以缓之，人参、甘草、大枣之甘以益胃。

上七味，以水一斗，煮取六升，去滓，温服一升，日三服，夜二服。

伤寒八九日，风湿相搏，身体疼烦，不能自转侧，不呕不渴，脉浮虚而涩者，桂枝附子汤主之。

伤寒与中风家，至七八日再经之时，则邪气多在里，身必不苦疼痛。今日数多，复身体疼烦，不能自转侧者，风湿相搏也。烦者，风也；身疼不能自转侧者，湿也。经曰：风则浮虚。《脉经》曰：脉来涩者，为病寒湿也。不呕不渴，里无邪也；脉得浮虚而涩，身有疼烦，知风湿但在经也，与桂枝附子汤，以散表中风湿。

若其人大便硬，小便自利者，去桂枝加白术汤主之。

桂，发汗走津液。此小便利，大便硬，为津液不足，去桂加术。

桂枝附子汤方

桂枝四两，去皮，味辛热　附子三枚，炮，去皮，破八片，辛热　生姜三两，切，辛温　甘草二两，炙，味甘温　大枣十二枚，擘，味甘温

风在表者，散以桂枝、甘草之辛甘；湿在经者，逐以附子之辛热；姜、枣辛甘行荣卫，通津液，以和表也。

上五味，以水六升，煮取二升，去滓，分温三服。

风湿相搏，骨节烦疼，掣痛，不得屈伸，近之则痛剧，汗出短气，小便不利，恶风，不欲去衣，或身微肿者，甘草附子汤主之。

风则伤卫，湿流关节，风湿相搏，两邪乱经，故骨节疼烦，掣痛，不得屈伸，近之则痛剧也。风胜则卫气不固，汗出，短气，恶风不欲去衣，为风在表；湿胜则水气不行，小便不利；或身微肿，为湿外薄也。与甘草附子汤，散湿固卫气。

甘草附子汤方

甘草二两，炙，味甘平　附子二枚，炮，去皮破，味辛热　白术二两，味甘温　桂枝四两，去皮，味辛热

桂枝、甘草之辛甘，发散风邪而固卫；附子、白术之辛甘，解湿气而温经。

上四味，以水六升，煮取三升，去滓，温服一升，日三服。初服得微汗则解。能食，汗出复烦者，服五合。恐一升多者，宜服六七合为妙。

伤寒脉浮滑，此表有热、里有寒，白虎汤主之。

浮为在表，滑为在里。表有热，外有热也；里有寒，有邪气传里也。以邪未入府，故止言寒，如瓜蒂散证云：胸上有寒者是矣。与白虎汤，以解内外之邪。

白虎汤方

知母六两，味苦寒　石膏一斤，碎，味甘寒　甘草二两，甘平　粳米六合，味甘平

《内经》曰：热淫所胜，佐以苦甘，知母、石膏之苦甘以散热；热则伤气，甘以缓之，甘草、粳米之甘以益气。

上四味，以水一斗，煮米熟，汤成，去滓，温服一升，日三服。

伤寒脉结代，心动悸，炙甘草汤主之。

结代之脉，动而中出能自还者，名曰结；不能自还者，名曰代。由血气虚衰，不能相续也。心中悸动，知真气内虚也，与炙甘草汤，益虚补血气而复脉。

炙甘草汤方

甘草四两，炙，味甘平　　生姜三两，切，味辛温　　桂枝三两，去皮，味辛热　　人参二两，味甘温　　生地黄一斤，味甘寒　　阿胶二两，味温甘　　麦门冬半升，去心，味甘平　　麻子仁半升，味甘平　　大枣十二枚，擘，味甘温

补可以去弱，人参、甘草、大枣之甘，以补不足之气；桂枝、生姜之辛，以益正气。《圣济经》曰：津耗散为枯，五藏痿弱，荣卫涸流，温剂所以润之。麻仁、阿胶、麦门冬、地黄之甘，润经益血，复脉通心也。

上九味，以清酒七升、水八升，先煮八味，取三升，去滓，内胶烊消尽。温服一升，日三服。一名复脉汤。

脉按之来缓，而时一止复来者，名曰结。又脉来动而中止，更来小数，中有还者反动，名曰结，阴也。脉来动而中止，不能自还，因而复动，名曰代，阴也。得此脉者必难治。

结代之脉，一为邪气留结，一为真气虚衰。脉来动而中止，若能自还，更来小数，止是邪气留结，名曰结阴；若动而中止，不能自还，因其呼吸，阴阳相引复动者，是真气衰极，名曰代阴，为难治之脉。经曰：脉结者生，代者死，此之谓也。

卷第五

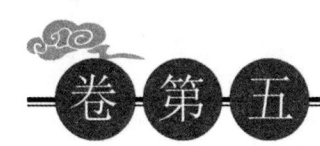

·辨阳明病脉证并治第八·

问曰：病有太阳阳明，有正阳阳明，有少阳阳明，何谓也？答曰：太阳阳明者，脾约是也。

阳明胃也。邪自太阳经传之入府者，谓之太阳阳明。经曰：太阳病，若吐、若下、若发汗后，微烦，小便数，大便因硬者，与小承气汤，即是太阳阳明脾约病也。

正阳阳明者，胃家实是也。

邪自阳明经传入府者，谓之正阳阳明。经曰：阳明病，脉迟，虽汗出不恶寒，其身必重，短气，腹满而喘，有潮热者，外欲解可攻里也。手足濈濈然汗出者，此大便已硬也，大承气汤主之，即是正阳阳明胃家实也。

少阳阳明者，发汗利小便已，胃中燥烦实，大便难是也。

邪自少阳经传之入府者，谓之少阳阳明。经曰：伤寒，脉弦细，头痛发热者，属少阳。少阳不可发汗，发汗则谵语，此属胃，即是少阳阳明病也。

阳明之为病，胃家实也。

邪传入胃，热毒留结，则胃家为实。华佗曰：热毒入胃，要须下去之，不可留于胃中。是知邪在阳明，为胃家实也。

问曰：何缘得阳明病？答曰：太阳病，发汗，若下，若利小便，此亡津液，胃中干燥，因转属阳明。不更衣，内实，大便难者，此名阳明也。

本太阳病不解，因汗、利小便，亡津液，胃中干燥，太阳之邪入府，转属阳明。古人登厕必更衣，不更衣者，通为不大便。不更衣，则胃中物不得泄，故为内实。胃无津液，加之畜热，大便则难，为阳明里实也。

问曰：阳明病外证云何？答曰：身热，汗自出，不恶寒，反恶热也。

阳明病，为邪入府也。邪在表，则身热，汗出而恶寒；邪既入府，则表证已罢，故不恶寒，但身热，汗出，而恶热也。

问曰：病有得之一日，不发热而恶寒者，何也？答曰：虽得之一日，恶寒将自罢，即自汗出而恶热也。

邪客在阳明，当发热而不恶寒，今得之一日，犹不发热而恶寒者，即邪未全入府，尚带表邪；若表邪全入，则更无恶寒，必自汗出而恶热也。

问曰：恶寒何故自罢？答曰：阳明居中，土也，万物所归，无所复传。始虽恶寒，二日自止，此为阳明病也。

胃为水谷之海，主养四旁。四旁有病，皆能传入于胃。入胃则更不复传，如太阳传之入胃，则更不传阳明；阳明病传之入胃，则更不传少阳；少阳病传之入胃，则更不传三阴。

本太阳初得病时，发其汗，汗先出不彻，因转属阳明也。

伤寒传经者，则一日太阳，二日阳明。此太阳传经，故曰转属阳明。

伤寒发热无汗，呕不能食，而反汗出濈濈然者，是转属阳明也。

伤寒发热，无汗，呕不能食者，太阳受病也；若反汗出濈濈然者，太阳之邪转属阳明也。经曰：阳明病法多汗。

伤寒三日，阳明脉大。

伤寒三日，邪传阳明之时。经曰：尺寸俱长者，阳明受病，当二三日发。阳明气血俱多，又邪并于经，是以脉大。

伤寒脉浮而缓，手足自温者，是为系在太阴。太阴者，身当发黄；若小便自利者，不能发黄。至七八日大便硬者①**，为阳明病也。**

浮为阳邪，缓为脾脉。伤寒脉浮缓，太阴客热。邪在三阳，则手足热；邪在三阴，则手足寒。今手足自温，是知系在太阴也。太阴土也，为邪蒸之，则色见于外，当发身黄。小便自利者，热不内畜，不能发黄。至七八日，大便硬者，即太阴之邪入府，转属阳明也。

伤寒转系阳明者，其人濈然微汗出也。

伤寒则无汗，阳明法多汗，此以伤寒邪转系阳明，故濈然微汗出。

阳明中风，口苦咽干，腹满微喘，发热恶寒，脉浮而紧；若下之，则腹满小便难也。

脉浮在表，紧为里实。阳明中风，口苦咽干，腹满微喘者，热传于里也；发热恶寒者，表仍未解也。若下之，里邪虽去，表邪复入于里，又亡津液，故使腹满而小便难。

---

① 日：原作"月"，据赵刊本改。

阳明病，若能食，名中风；不能食，名中寒。

阳明病，以饮食别受风寒者，以胃为水谷之海，风为阳邪，阳杀谷，故中风者能食；寒为阴邪，阴邪不杀谷，故伤寒者不能食。

阳明病，若中寒，不能食，小便不利，手足濈然汗出，此欲作固瘕，必大便初硬后溏。所以然者，以胃中冷，水谷不别故也。

阳明中寒不能食者，寒不杀谷也。小便不利者，津液不化也。阳明病法多汗，则周身汗出，此手足濈然而汗出，而身无汗者，阳明中寒也。固瘕者，寒气结积也。胃中寒甚，欲留结而为固瘕，则津液不得通行，而大便必硬者，若汗出小便不利者，为实也。此以小便不利，水谷不别，虽大便初硬，后必溏也。

阳明病，欲食，小便反不利，大便自调，其人骨节疼，翕翕如有热状，奄然发狂，濈然汗出而解者，此水不胜谷气，与汗共并，脉紧则愈。

阳病客热，初传入胃，胃热则消谷而欲食。阳明病热为实者，则小便当数，大便当硬，今小便反不利，大便自调者，热气散漫，不为实也。欲食，则胃中谷多。《内经》曰：食入于阴，长气于阳。谷多则阳气胜，热消津液则水少。经曰：水入于经，其血乃成，水少则阴血弱。《金匮要略》曰：阴气不通，即骨疼。其人骨节疼者，阴气不足也。热甚于表者，翕翕发热；热甚于里者，蒸蒸发热。此热气散漫，不专著于表里，故翕翕如有热状。奄，忽也。忽然发狂者，阴不胜阳也。《内经》曰：阴不胜其阳者，则脉流薄疾，并乃狂。阳明蕴热为实者，须下之愈；热气散漫，不为实者，必待汗出而愈，故云濈然而汗出解也。水谷之等者，阴阳气平也。水不胜谷气，是阴不胜阳也。汗出则阳气衰，脉紧则阴气生。阴阳气平，两无偏胜则愈，故云与汗共并，脉紧则愈。

阳明病欲解时，从申至戌上。

四月为阳，土旺于申、酉、戌向王时，是为欲解。

阳明病，不能食，攻其热必哕。所以然者，胃中虚冷故也。以其人本虚，攻其热必哕。

不能食，胃中本寒，攻其热，复虚其胃，虚寒相搏，故令哕也。经曰：关脉弱，胃气虚，有热不可大攻之，热去则寒起。此之谓也。

阳明病，脉迟，食难用饱，饱则微烦头眩，必小便难，此欲作谷疸。虽下之，腹满如故。所以然者，脉迟故也。

阳明病脉迟，则邪方入里，热未为实也。食入于阴，长气于阳。胃中有热，食难用饱，饱则微烦而头眩者，谷气与热气相搏也。两热相合，消搏津液，必小便难。利者不能发黄，言热得泄也。小便不利，则热不得泄，身必发黄。疸，黄也。以其发于谷气之热，故名谷疸。热实者，下之则愈，脉迟为热气未实，虽下之，腹满亦不减也。经曰：脉迟尚未可攻。

阳明病，法多汗，反无汗，其身如虫行皮中状者，此以久虚故也。

胃为津液之府，气虚津液少，病则反无汗。胃候身之肌肉，其身如虫行皮中者，知胃气久虚也。

阳明病，反无汗，而小便利，二三日呕而咳，手足厥者，必苦头痛；若不咳不呕，手足不厥者，头不痛。

阳明病法多汗，反无汗，而小便利者，阳明伤寒，而寒气内攻也。至二三日，呕咳而支厥者，寒邪发于外也，必苦头痛；若不咳不呕，手足不厥者，是寒邪但攻里而不外发，其头亦不痛也。

阳明病，但头眩，不恶寒，故能食而咳，其人必咽痛；若不咳者，咽不痛。

阳明病，身不重痛，但头眩而不恶寒者，阳明中风而风气内攻也。经曰：阳明病，若能食，名中风。风邪攻胃，胃气上逆则咳。咽门者，胃之系，咳甚则咽伤，故必咽痛；若胃气不逆，则不咳，其咽亦不痛也。

阳明病，无汗，小便不利，心中懊憹者，身必发黄。

阳明病无汗，而小便不利者，热蕴于内而不得越；心中懊憹者，热气郁蒸，欲发于外而为黄也。

阳明病，被火，额上微汗出，小便不利者，必发黄。

阳明病则为内热，被火，则火热相合而甚。若遍身汗出而小便利者，热得泄越，不能发黄，今额上微汗出，而小便不利，则热不得越，郁蒸于胃，必发黄也。

阳明病，脉浮而紧者，必潮热，发作有时，但浮者，必盗汗出。

浮为在经，紧者里实。脉浮而紧者，表热里实也，必潮热，发作有时。若脉但浮而不紧者，止是表热也，必盗汗出。盗汗者，睡而汗出也。阳明病里热者自汗，表热者盗汗。

阳明病，口燥，但欲漱水，不欲咽者，此必衄。

阳明之脉起于鼻，络于口。阳明里热，则渴欲饮水，此口燥但欲漱水不欲咽者，是热在经而里无热也。阳明气血俱多，经中热甚，迫血妄行，必作衄也。

阳明病，本自汗出，医更重发汗，病已差，尚微烦不了了者，此大便必硬故也。以亡津液，胃中干燥，故令大便硬。当问其小便日几行。若本小便日三四行，今日再行，故知大便不久出；今为小便数少，以津液当还入胃中，故知不久必大便也。

先亡津液，使大便硬，小便数少，津液分别，大便必自下也。

伤寒呕多，虽有阳明证，不可攻之。

呕者，热在上焦，未全入府，故不可下。

阳明病，心下硬满者，不可攻之。攻之利遂不止者死，利止者愈。

阳明病腹满者，为邪气入府，可下之。心下硬满，则邪气尚浅，未全入府，不可便下之。得利止者，为邪气去，正气安，正气安则愈；若因下利不止者，为正气脱而死。

阳明病，面合赤色，不可攻之，必发热，色黄，小便不利也。

合，通也。阳明病面色通赤者，热在经也，不可下之。下之虚其胃气，耗其津液，经中之热，乘虚入胃，必发热色黄，小便不利也。

阳明病，不吐不下，心烦者，可与调胃承气汤。

吐后心烦，谓之内烦；下后心烦，谓之虚烦。今阳明病不吐不下心烦，则是胃有郁热也，与调胃承气汤，以下郁热。

阳明病，脉迟，虽汗出不恶寒者，其身必重，短气腹满而喘，有潮热者，此外欲解，可攻里也。手足濈然而汗出者，此大便已硬也，大承气汤主之。若汗多，微发热恶寒者，外未解也，其热不潮，未可与承气汤；若腹大满不通者，可与小承气汤，微和胃气，勿令大泄下。

阳明病脉迟，若汗出多，微发热恶寒者，表未解也；若脉迟，虽汗出而不恶寒者，表证罢也。身重、短气、腹满而喘，有潮热者，热入府也。四肢诸阳之本，津液足，为热蒸之，则周身汗出；津液不足，为热蒸之，其手足濈然而汗出，知大便已硬也，与大承气汤，以下胃热。经曰：潮热者，实也。其热不潮，是热未成实，故不可便与大承气汤，虽有腹大满不通之急，亦不可与大承气汤。与小承气汤，微和胃气。

大承气汤方

大黄四两，苦寒，酒洗　厚朴半斤，苦温，炙，去皮　枳实五枚，苦寒，炙　芒硝三合，咸寒

《内经》曰：燥淫所胜，以苦下之。大黄、枳实之苦，以润燥除热。又曰：燥淫于内，治以苦温。厚朴之苦，下结燥。又曰：热淫所胜，治以咸寒。芒硝之咸，以攻蕴热。

上四味，以水一斗，先煮二物，取五升，去滓，内大黄，煮取二升，去滓，内芒硝，更上火微一两沸，分温再服。得下，余勿服。

小承气汤方

大黄四两　厚朴二两，炙，去皮　枳实三枚，大者炙

大热结实者，与大承气汤；小热微结者，与小承气汤。以热不大甚，故于大承气汤去芒硝；又以结不至坚，故不减厚朴、枳实也。

已上三味，以水四升，煮取一升二合，去滓，分温二服。初服汤当更衣，不尔者尽饮之；若更衣者，勿服之。

阳明病，潮热，大便微硬者，可与大承气汤；不硬者不与之。若不大便六七日，恐有燥屎。欲知之法，少与小承气汤，汤入腹中，转失气者，此有燥屎，乃可攻之；若不转失气者，此但初头硬，后必溏，不可攻之，攻之必胀满不能食也。欲饮水者，与水则哕。其后发热者，必大便复硬而少也，以小承气汤和之。不转失气者，慎不可攻也。

潮热者实，得大便微硬者，便可攻之；若便不硬者，则热未成实，虽有潮热亦未可攻。若不大便六七日，恐有燥屎，当先与小承气汤䐜之，如有燥

屎，小承气汤药势缓，不能宣泄，必转气下失；若不转失气，是胃中无燥屎，但肠间少硬尔。止初头硬，后必溏，攻之则虚其胃气，致腹胀满不能食也。胃中干燥，则欲饮水，水入胃中，虚寒相搏，气逆则哕。其后却发热者，则热气乘虚还复聚于胃中，胃燥得热，必大便复硬而少，与小承气汤，微利与和之。故以重云不转失气，不可攻内，慎之至也。

夫实则谵语，虚则郑声。郑声，重语也。

《内经》曰：邪气盛则实，精气夺则虚。谵语由邪气盛，而神识昏也；郑声，由精气夺而声不全也。谵语者，言语不次也；郑声者，郑音不正也。《论语》云：恶郑声之乱雅乐。又曰：放郑声，远佞人。郑声淫，佞人殆。言郑声不正也。今新差气虚，人声转者，是所谓重语者也。若声重亦声转之。

直视谵语，喘满者死，下利者亦死。

直视谵语，邪胜也。喘满为气上脱，下利为气下脱，是皆主死。

发汗多，若重发汗者，亡其阳，谵语。脉短者死，脉自和者不死。

亡阳胃燥，谵语者脉短，津液已绝，不可复治；脉自和，为正气未衰，而犹可生也。

伤寒若吐若下后不解，不大便五六日，上至十余日，日晡所发潮热，不恶寒，独语如见鬼状。若剧者，发则不识人，循衣摸床，惕而不安，微喘直视，脉弦者生，涩者死。微者，但发热谵语者，大承气汤主之。若一服利，止后服。

若吐，若下，皆伤胃气。不大便五六日上至十余日者，亡津液，胃气虚，邪热内结也。阳明王于申酉戌，日晡所发潮热者①，阳明热甚也；不恶

---

① 所发潮热者："热"字下原衍一"热"字，据四库本删。

寒者，表证罢也。独语如见鬼状者，阳明内实也，以为热气有余。若剧者，是热气甚大也，热大甚于内，昏冒正气，使不识人，至于循衣摸床，惕而不安，微喘直视。伤寒阳胜而阴绝者死，阴胜而阳绝者死。热剧者，为阳胜。脉弦为阴有余，涩为阴不足。阳热虽剧，脉弦，知阴未绝而犹可生；脉涩则绝阴，故不可治。其邪热微而未至于剧者，但发热谵语，可与大承气汤，以下胃中热。经曰：凡服下药，中病即止，不必尽剂。此以热未剧，故云若一服利，则止后服。

阳明病，其人多汗，以津液外出，胃中燥，大便必硬，硬则谵语，小承气汤主之。若一服谵语止，更莫复服。

亡津液胃燥，大便硬而谵语，虽无大热内结，亦须与小承气汤和其胃气。得一服谵语止，则胃燥以润，更莫复与承气汤，以本无实热故也。

阳明病，谵语发潮热，脉滑而疾者，小承气汤主之。因与承气汤一升，腹中转失气者，更服一升；若不转失气，勿更与之。明日不大便，脉反微涩者，里虚也，为难治，不可更与承气汤也。

阳明病谵语，发潮热，若脉沉实者，内实者也，则可下；若脉滑疾，为里热未实，则未可下，先与小承气汤和之。汤入腹中，得失气者，中有燥屎，可更与小承气汤一升以除之；若不转失气者，是无燥屎，不可更与小承气汤。至明日邪气传时，脉得沉实紧牢之类，是里实也；反得微涩者，里气大虚也。若大便利后，脉微涩者，止为里虚而犹可，此不曾大便，脉反微涩，是正气内衰，为邪所胜，故云难治。

阳明病，谵语有潮热，反不能食者，胃中必有燥屎五六枚也。若能食者，但硬耳，宜大承气汤下之。

谵语潮热为胃热，当消谷引食；反不能食者，胃中有燥屎，而胃中实也。若能食者，胃中虚热，虽硬不得为有燥屎。杂病虚为不欲食，实为欲食；伤寒则胃实热甚者，不能食，胃中虚热甚者能食，与杂病为异也。与大承气汤以下燥屎①，逐结热。

阳明病，下血谵语者，此为热入血室；但头汗出者，刺期门，随其实而泻之，濈然汗出则愈。

阳明病，热入血室，迫血下行，使下血谵语。阳明病法多汗，以夺血者无汗，故但头汗出也。刺期门以散血室之热，随其实而泻之，以除阳明之邪热，散邪除热，荣卫得通，津液得复，濈然汗出而解。

汗出谵语者，以有燥屎在胃中，此为风也，须下之，过经乃可下之。下之若早，语言必乱，以表虚里实故也。下之则愈，宜大承气汤。

胃中有燥屎则谵语，以汗出为表未罢，故云风也。燥屎在胃则当下，以表未和，则未可下，须过太阳经，无表证，乃可下之。若下之早，燥屎虽除，则表邪乘虚复陷于里，为表虚里实，胃虚热甚，语言必乱。与大承气汤，却下胃中邪热则止。

伤寒四五日，脉沉而喘满。沉为在里，而反发其汗，津液越出，大便为难，表虚里实，久则谵语。

邪气入内之时，得脉沉而喘满，里证具也，则当下之；反发其汗，令津液越出，胃中干燥，大便必难，久则屎燥胃实，必发谵语。

三阳合病，腹满身重，难以转侧，口不仁而面垢，谵语遗尿。发汗则谵语，下之则额上生汗，手足逆冷。若自汗出者，白虎汤主之。

腹满身重，难以反侧，口不仁谵语者，阳明也。《针经》曰：少阳病甚则面微尘。此面垢者，少阳也；遗尿者，太阳也。三者以阳明证多，故出《阳明篇》中。三阳合病，为表里有邪，若发汗攻表，则燥热益甚，必愈谵语；若下之攻里，表热乘虚内陷，必额上汗出，手足逆冷；其自汗出者，三

---

① 与：原缺，据医统本、四库本补。

阳经热甚也。《内经》曰：热则腠理开，荣卫通，汗大泄，与白虎汤，以解内外之热。

二阳并病，太阳证罢，但发潮热，手足漐漐汗出，大便难而谵语者，下之则愈，宜大承气汤。

本太阳病并于阳明，名曰并病。太阳证罢，是无表证；但发潮热，是热并阳明。一身汗出为热越，今手足漐漐汗出，是热聚于胃也，必大便难而谵语。经曰：手足漐然而汗出者，必大便已硬也；与大承气汤，以下胃中实热。

阳明病，脉浮而紧，咽燥口苦，腹满而喘，发热汗出，不恶寒反恶热，身重。若发汗则躁，心愦愦，反谵语。若加烧针，必怵惕烦躁不得眠；若下之，则胃中空虚，客气动膈，心中懊憹，舌上胎者，栀子豉汤主之。

脉浮发热，为邪在表；咽燥口苦，为热在经；脉紧腹满而喘，汗出，不恶寒，反恶热，身重，为邪在里。此表里俱有邪，犹当双解之。若发汗攻表，表热虽除，而内热益甚，故躁而愦愦，反谵语。愦愦者，心乱。经曰：荣气微者，加烧针则血不行，更发热而躁烦。此表里有热，若加烧针，则损动阴气，故怵惕烦躁不得眠也；若下之，里热虽去，则胃中空虚，表中客邪之气乘虚陷于上焦，烦动于膈，使心中懊憹而不了了也。舌上胎黄者，热气客于胃中；舌上胎白，知热气客于胸中，与栀子豉汤，以吐胸中之邪。

若渴欲饮水，口干舌燥者，白虎加人参汤主之。

若下后，邪热客于上焦者，为虚烦；此下后，邪热不客于上焦，而客于中焦者，是为干燥烦渴，与白虎加人参汤，散热润燥。

若脉浮发热，渴欲饮水，小便不利者，猪苓汤主之。

此下后，客热客于下焦者也。邪气自表入里，客于下焦，三焦俱带热也。脉浮发热者，上焦热也；渴欲饮水者，中焦热也；小便不利者，邪客下焦，津液不得下通也。与猪苓汤利小便，以泻下焦之热也。

猪苓汤方

猪苓去皮，甘平　茯苓甘平　阿胶甘平　滑石碎，甘寒　泽泻甘咸寒。各一两

甘甚而反淡，淡味渗泄为阳，猪苓、茯苓之甘，以行小便；咸味涌泄为阴，泽泻之咸，以泄伏水；滑利窍，阿胶、滑石之滑，以利水道。

上五味，以水四升，先煮四味，取二升，去滓，内下阿胶烊消，温服七合，日三服。

阳明病，汗出多而渴者，不可与猪苓汤，以汗多胃中燥，猪苓汤复利其小便故也。

《针经》曰：水谷入于口，输于肠胃，其液别为五。天寒衣薄则为溺，天热衣厚则为汗，是汗、溺一液也。汗多为津液外泄，胃中干燥，故不可与猪苓汤利小便也。

脉浮而迟，表热里寒，下利清谷者，四逆汤主之。

浮为表热，迟为里寒。下利清谷者，里寒甚也，与四逆汤，温里散寒。

若胃中虚冷，不能食者，饮水则哕。

哕者，咳逆是也。《千金》曰：咳逆者，哕逆之名。胃中虚冷，得水则水寒相搏，胃气逆而哕。

脉浮发热，口干鼻燥，能食者则衄。

脉浮发热，口干鼻燥者，热在经也；能食者里和也。热甚于经，迫血为衄。胃中虚冷阴胜也，水入于经，其血乃成，饮水者助阴，气逆为哕。发热

口干，阳胜也，食入于阴，长气于阳，能食者助阳，血妄为衄。三者偏阴偏阳之疾也。

阳明病，下之，其外有热，手足温，不结胸，心中懊侬，饥不能食，但头汗出者，栀子豉汤主之。

表未罢而下者，应邪热内陷也。热内陷者，则外热而无手足寒；今外有热而手足温者，热虽内陷，然而不深，故不作结胸也。心中懊侬，饥不能食者，热客胸中为虚烦也。热自胸中熏蒸于上，故但头汗出，而身无汗。与栀子豉汤，以吐胸中之虚烦。

阳明病，发潮热，大便溏，小便自可，胸胁满不去者，小柴胡汤主之。

阳明病潮热，为胃实，大便硬而小便数。今大便溏，小便自可，则胃热未实，而水谷不别也。大便溏者，应气降而胸胁满去；今反不去者，邪气犹在半表半里之间。与小柴胡汤，以去表里之邪。

阳明病，胁下硬满，不大便而呕，舌上白胎者，可与小柴胡汤。上焦得通，津液得下，胃气因和，身濈然而汗出解也。

阳明病，腹满，不大便，舌上胎黄者，为邪热入府，可下。若胁下硬满，虽不大便而呕，舌上白胎者，为邪未入府，在表里之间，与小柴胡汤以和解之。上焦得通，则呕止；津液得下，则胃气因和，汗出而解。

阳明中风，脉弦浮大而短气，腹都满，胁下及心痛，久按之气不通，鼻干，不得汗，嗜卧，一身及面目悉黄，小便难，有潮热，时时哕，耳前后肿，刺之小差。外不解，病过十日，脉续浮者，与小柴胡汤。脉但浮，无余证者，与麻黄汤；若不尿，腹满加哕者，不治。

浮大为阳，风在表也；弦则为阴，风在里也。短气腹满，胁下及心痛，风热壅于腹中而不通也。若寒客于内而痛者，按之则寒气散而痛止。此以风热内壅，故虽久按而气亦不通。阳明病，鼻干不得卧，自汗出者，邪在表也；此鼻干不得汗而嗜卧者，风热内攻，不干表也。一身面目悉黄，小便难，有潮热，时时哕者，风热攻于胃也。阳明之脉出大迎，循颊车，上耳前过客主人，热胜则肿，此风热在经，故耳前后肿，刺之经气通，肿则小差。如此者，外证罢则可攻。若外证不解，虽过十日，脉续浮者，邪气犹在半表半里，与小柴胡汤以和解之；若其脉但浮而不弦大，无诸里证者，是邪但在表也，可与麻黄汤以发其汗；若不尿腹满加哕者，关格之疾也，故云不治。《难经》曰：关格者，不得尽其命而死。

阳明病，自汗出，若发汗，小便自利者，此为津液内竭，虽硬不可攻之，当须自欲大便，宜蜜煎导而通之。若土瓜根及与大猪胆汁，皆可为导。

津液内竭，肠胃干燥，大便因硬，此非结热，故不可攻，宜以药外治而导引之。

蜜煎导方

蜜七合一味，内铜器中，微火煎之，稍凝似饴状，搅之勿令焦著，欲可丸，并手捻作挺，令头锐，大如指，长二寸许，当热时急作，冷则硬。以内谷道中，以手急抱，欲大便时乃去之。

猪胆汁方

大猪胆一枚，泻汁，和醋少许，以灌谷道中，如一食顷，当大便出。

阳明病，脉迟，汗出多，微恶寒者，表未解也，可发汗，宜桂枝汤。

阳明病脉迟，汗出多，当责邪在里。以微恶寒，知表未解，与桂枝汤和表。

阳明病，脉浮，无汗而喘者，发汗则愈，宜麻黄汤。

阳明伤寒表实，脉浮，无汗而喘也，与麻黄汤以发汗。

阳明病，发热汗出，此为热越，不能发黄也。但头汗出，身无汗，剂颈而还，小便不利，渴引水浆者，此为瘀热在里，身必发黄，茵陈蒿汤主之①。

但头汗出，身无汗，剂颈而还者，热不得越也；小便不利，渴引水浆者，热甚于胃，津液内竭也；胃为土而色黄，胃为热蒸，则色夺于外，必发黄也。与茵陈汤，逐热退黄。

茵陈蒿汤方

茵陈蒿六两，苦微寒　栀子十四枚，擘，苦寒　大黄二两，去皮，苦寒

小热之气，凉以和之；大热之气，寒以取之。茵陈、栀子之苦寒，以逐胃燥；宜下必以苦，宜补必以酸。大黄之苦寒，以下瘀热。

上三味，以水一斗②，先煮茵陈减六升，内二味，煮取三升，去滓，分温三服，小便当利，尿如皂角汁状，色正赤，一宿腹减，黄从小便去也。

阳明证，其人喜忘者，必有畜血。所以然者，本有久瘀血，故令喜忘。屎虽硬，大便反易，其色必黑，宜抵当汤下之。

《内经》曰：血并于下，乱而喜忘。此下本有久瘀血，所以喜忘也。津液少，大便硬，以畜血在内。屎虽硬，大便反易，其色黑也。与抵当汤，以下瘀血。

阳明病，下之，心中懊憹而烦，胃中有燥屎者，可攻。腹微满，初头硬，后必溏，不可攻之。若有燥屎者，宜大承气汤。

---

① 蒿：原缺，据医统本、四库本补。
② 一斗：四库本作"一斗二升"。

下后，心中懊憹而烦者，虚烦也，当与栀子豉汤。若胃中有燥屎者，非虚烦也，可与大承气汤下之。其腹微满，初硬后溏，是无燥屎，此热不在胃而在上也，故不可攻。

病人不大便五六日，绕脐痛，烦躁，发作有时者，此有燥屎，故使不大便也。

不大便五六日，则大便必结为燥屎也。胃中燥实，气不得下通，故绕脐痛，烦躁，发作有时也。

病人烦热，汗出则解，又如疟状，日晡所发热者，属阳明也。脉实者宜下之，脉浮虚者宜发汗。下之与大承气汤，发汗宜桂枝汤。

虽得阳明证，未可便为里实，审看脉候，以别内外。其脉实者，热已入府为实，可与大承气汤下之；其脉浮虚者，是热未入府，犹在表也，可与桂枝汤发汗则愈。

大下后，六七日不大便，烦不解，腹满痛者，此有燥屎也。所以然者，本有宿食故也，宜大承气汤。

大下之后，则胃弱不能消谷，至六七日不大便，则宿食已结不消，故使烦热不解，而腹满痛，是知有燥屎也。与大承气汤以下除之。

病人小便不利，大便乍难乍易，时有微热，喘冒。不能卧者，有燥屎也，宜大承气汤。

小便利，则大便硬，此以有燥屎，故小便不利，而大便乍难乍易。胃热者，发热，喘冒无时及嗜卧也；此燥屎在胃，故时有微热，喘冒不得卧也。与大承气汤以下燥屎。

食谷欲呕者，属阳明也，吴茱萸汤主之。得汤反剧者，属上焦也。

上焦主内，胃为之市，食谷欲呕者，胃不受也，与吴茱萸汤以温胃气。得汤反剧者，上焦不内也，以治上焦法治之。

吴茱萸汤方

吴茱萸一升，洗，辛热　人参三两，甘温　生姜六两，切，辛温　大枣十二枚，擘，甘温

《内经》曰：寒淫于内，治以甘热，佐以苦辛。吴茱萸、生姜之辛以温胃，人参、大枣之甘以缓脾。

上四味，以水七升，煮取二升，去滓，温服七合，日三服。

太阳病，寸缓关浮尺弱，其人发热汗出，复恶寒，不呕，但心下痞者，此以医下之也。如其不下者，病人不恶寒而渴者，此转属阳明也。小便数者，大便必硬，不更衣十日，无所苦也。渴欲饮水，少少与之，但以法救之。渴者，宜五苓散。

太阳病，脉阳浮阴弱，为邪在表；今寸缓、关浮、尺弱，邪气渐传里，则发热汗出，复恶寒者，表未解也。传经之邪入里，里不和者必呕；此不呕但心下痞者，医下之早，邪气留于心下也。如其不下者，必渐不恶寒而渴，太阳之邪转属阳明也。若吐、若下、若发汗后，小便数，大便硬者，当与小承气汤和之；此不因吐下、发汗后，小便数，大便硬，若是无满实，虽不更衣十日，无所苦也，候津液还入胃中，小便数少，大便必自出也。渴欲饮水者，少少与之，以润胃气，但审邪气所在，以法救之。如渴不止，与五苓散是也。

脉阳微而汗出少者，为自和也；汗出多者，为太过。

脉阳微者，邪气少，汗出少者为适当，故自和；汗出多者，反损正气，是汗出太过也。

阳脉实，因发其汗，出多者，亦为太过。太过为阳绝于里，亡津液，大便因硬也。

阳脉实者，表热甚也。因发汗，热乘虚蒸津液外泄，致汗出太过。汗出多者，亡其阳，阳绝于里，肠胃干燥，大便因硬也。

脉浮而芤，浮为阳，芤为阴，浮芤相搏，胃气生热，其阳则绝。

浮芤相搏，阴阳不谐，胃气独治，郁而生热，消烁津液，其阳为绝。

趺阳脉浮而涩，浮则胃气强，涩则小便数，浮涩相搏，大便则难，其脾为约，麻仁丸主之。

趺阳者，脾胃之脉，诊浮为阳，知胃气强；涩为阴，知脾为约。约者，俭约之约，又约束之义。《内经》曰：饮入于胃，游溢精气，上输于脾，脾气散精，上归于肺，通调水道，下输于膀胱，水精四布，五经并行。是脾主为胃行其津液者也。今胃强脾弱，约束津液，不得四布，但输膀胱，致小便数，大便难，与脾约丸，通肠润燥。

麻仁丸方

麻子仁二升，甘平　芍药半斤，酸平　枳实半斤，炙，苦寒　大黄一斤，去皮，苦寒　厚朴一斤，炙，去皮，苦寒　杏仁一斤，去皮尖，熬，别作脂，甘温

《内经》曰：脾欲缓，急食甘以缓之。麻子、杏仁之甘，缓脾而润燥；津液不足，以酸收之，芍药之酸，以敛津液；肠燥胃强，以苦泄之，枳实、厚朴、大黄之苦，下燥结而泄胃强也。

上六味，为末，炼蜜为丸，桐子大。饮服十丸，日三服，渐加，以和

为度①。

太阳病三日，发汗不解，蒸蒸发热者，属胃也，调胃承气汤主之。

蒸蒸者，如热熏蒸，言甚热也。太阳病三日，发汗不解，则表邪已罢，蒸蒸发热，胃热为甚，与调胃承气汤下胃热。

伤寒吐后，腹胀满者，与调胃承气汤。

《内经》曰：诸胀腹大，皆属于热。热在上焦则吐，吐后不解，复腹胀满者，邪热入胃也，与调胃承气汤下其胃热。

太阳病，若吐若下若发汗，微烦，小便数，大便因硬者，与小承气汤和之愈。

吐下发汗，皆损津液，表邪乘虚传里。大烦者，邪在表也；微烦者，邪入里也。小便数，大便因硬者，其脾为约也。小承气汤和之，愈。

得病二三日，脉弱，无太阳柴胡证，烦躁，心下硬，至四五日，虽能食，以小承气汤，少少与，微和之，令小安，至六日，与承气汤一升。若不大便六七日，小便少者，虽不能食，但初头硬，后必溏，未定成硬，攻之必溏，须小便利，屎定硬，乃可攻之，宜大承气汤。

《针经》曰：脉软者，病将下。弱为阴脉，当责邪在里，得病二三日脉弱，是日数虽浅，而邪气已入里也。无太阳证，为表证已罢；无柴胡证，为无半表半里之证。烦躁心下硬者，邪气内甚也。胃实热甚，则不能食；胃虚热甚，至四五日虽能食，亦当与小承气汤微和之，至六日，则热甚，与大承气汤一升。若不大便六七日，小便多者，为津液内竭，大便必硬，则可下之。小便少者，则胃中水谷不别，必初硬后溏，虽不能食，为胃实，以小便

---

① 和：四库本作"知"。按，汉扬雄《方言》卷三："差、间、知，愈也。南楚病愈者谓之差，或谓之间，或谓之知。"

少则未定成硬，亦不可攻，须小便利，屎定硬，乃可攻之。

伤寒六七日，目中不了了，睛不和，无表里证，大便难，身微热者，此为实也。急下之，宜大承气汤。

《内经》曰：诸脉者，皆属于目。伤寒六七日，邪气入里之时，目中不了了，睛不和者，邪热内甚上熏于目也。无表里证，大便难者，里实也。身大热者，表热也，身微热者，里热也。《针经》曰：热病目不明，热不已者死。此目中不了了，睛不和，则证近危恶也，须急与大承气汤下之。

阳明病①，发热汗多者，急下之，宜大承气汤。

邪热入府，外发热汗多者，热迫津液将竭，急与大承气汤，以下其府热。

发汗不解，腹满痛者，急下之，宜大承气汤。

发汗不解，邪热传入府，而成腹满痛者，传之迅也，是须急下之。

腹满不减，减不足言，当下之，宜大承气汤。

腹满不减，邪气实也。经曰：大满大实，自可除下之。大承气汤，下其满实。若腹满时减，非内实也，则不可下。《金匮要略》曰：腹满时减复如故，此为寒，当与温药。是减不足言也。

阳明少阳合病，必下利，其脉不负者，顺也；负者，失也。互相克贼，名为负也。脉滑而数者，有宿食也，当下之，宜大承气汤。

阳明土，少阳木，二经合病，气不相和，则必下利。少阳脉不胜，阳明不负，是不相克为顺也；若少阳脉胜，阳明脉负者，是鬼贼相克，为正气失

---

① 病：原缺，据医统本、四库本补。

也。《脉经》曰：脉滑者，为病食也。又曰：滑数则胃气实，下利者，脉当微厥；今脉滑数，知胃有宿食。与大承气汤以下除之。

病人无表里证，发热七八日，虽脉浮数者，可下之。假令已下，脉数不解，合热则消谷善饥①，至六七日不大便者，有瘀血，宜抵当汤。

七八日，邪入府之时，病人无表里证，但发热，虽脉浮数，亦可与大承气汤下之。浮为热客于气，数热为客于血，下之，邪热去，而浮数之脉，俱当解。若下后，数脉去而脉但浮，则是荣血间热并于卫气间也，当为邪气独留，心中则饥，邪热不杀谷，潮热发渴之证。此下之后，浮脉去而数不解，则是卫气间热合于荣血间也，热气合并，迫血下行，胃虚协热，消谷善饥。血至下焦，若大便利者，下血乃愈。若六七日不大便，则血不得行，畜积于下为瘀血，与抵当汤以下去之。

若脉数不解，而下不止，必协热而便脓血也。

下后，脉数不解，而不大便者，是热不得泄，畜血于下，为瘀血也。若下后，脉数不解而下利不止者，为热得下泄，迫血下行，必便脓血。

伤寒发汗已，身目为黄，所以然者，以寒湿在里不解故也。以为不可下也，于寒湿中求之。

《金匮要略》曰：黄家所起，从湿得之。汗出热去，则不能发黄。发汗已，身目为黄者，风气去湿气在也。脾恶湿，湿气内著，脾色外夺者，身目为黄。若瘀血在里发黄者，则可下；此以寒湿在里，故不可下，当从寒湿法治之。

伤寒七八日，身黄如橘子色，小便不利，腹微满者，茵陈蒿汤主之。

当热甚之时，身黄如橘子色，是热毒发泄于外。《内经》曰：膀胱者，

---

① 善饥：四库本作"喜饥"。

津液藏焉，气化则能出。小便不利，小腹满者，热气甚于外而津液不得下行也，与茵陈汤，利小便，退黄逐热。

伤寒身黄发热者，栀子檗皮汤主之。

伤寒身黄，胃有瘀热，当须下去之；此以发热，为热未实，与栀子檗皮汤解散之。

栀子檗皮汤方

栀子一十五个，苦寒　甘草一两，甘平　黄檗二两

上三味，以水四升，煮取一升半，去滓，分温再服。

伤寒瘀热在里，身必发黄，麻黄连轺赤小豆汤主之。

湿热相交，民多病瘅。瘅，黄也。伤寒，为寒湿在表，发黄，为瘀热在里，与麻黄连轺赤小豆汤，除热散湿。

麻黄连轺赤小豆汤方

麻黄二两，甘温，去节　赤小豆一升，甘平　连轺二两，连翘根也，苦寒　杏仁四十个，甘温，去皮尖　大枣十二枚，甘温　生梓白皮一升，苦寒　生姜二两，辛温，切　甘草二两，炙，甘平

《内经》曰：湿上甚而热，治以苦温①，佐以甘平，以汗为故止②。此之谓也。又煎用潦水者，亦取其水味薄，则不助湿气。

以上八味，以潦水一斗，先煮麻黄再沸，去上沫，内诸药，煮取三升，

---

① 苦：原作"甘"，据四库本改。
② 止：原作"正"，据四库本改。

分温三服，半日服尽。

·辨少阳病脉证并治第九·

少阳之为病，口苦、咽干、目眩也。

足少阳，胆经也。《内经》曰：有病口苦者，名曰胆瘅。《甲乙经》曰：胆者中精之府，五藏取决于胆，咽为之使。少阳之脉，起于目锐眦。少阳受邪，故口苦、咽干、目眩。

少阳中风，两耳无所闻，目赤，胸中满而烦者，不可吐下，吐下则悸而惊。

少阳之脉，起于目眦，走于耳中；其支者，下胸中贯膈。风伤气，风则为热。少阳中风，气壅而热，故耳聋，目赤，胸满而烦。邪在少阳，为半表半里。以吐除烦，吐则伤气，气虚者悸；以下除满，下则亡血，血虚者惊。

伤寒，脉弦细，头痛发热者，属少阳。少阳不可发汗，发汗则谵语。此属胃。胃和则愈，胃不和，则烦而悸。

经曰：三部俱弦者，少阳受病。脉细者，邪渐传里，虽头痛、发热，为表未解。以邪客少阳，为半在表半在里，则不可发汗，发汗亡津液，胃中干燥。少阳之邪，因传入胃，必发谵语。当与调胃承气汤下之，胃和则愈；不下，则胃为少阳木邪干之，故烦而悸。

本太阳病不解，转入少阳者，胁下硬满，干呕不能食，往来寒热，尚未吐下，脉沉紧者，与小柴胡汤。

太阳转入少阳，是表邪入于里。胁下硬满，不能食，往来寒热者，邪在半表半里之间。若已经吐下，脉沉紧者，邪陷入府为里实；尚未可吐下，而脉沉紧为传里，虽深，未全入府，外犹未解也，与小柴胡汤以和解之。

若已吐下发汗温针，谵语，柴胡汤证罢，此为坏病，知犯何逆，以法治之。

少阳之邪，在表里之间，若妄吐、下、发汗、温针，损耗津液，胃中干燥，木邪干胃，必发谵语。若柴胡证不罢者，则不为逆；柴胡证罢者，坏病也，详其因何治之逆，以法救之。

三阳合病，脉浮大，上关上，但欲眠睡，目合则汗。

关脉，以候少阳之气，太阳之脉浮，阳明之脉大。脉浮大，上关上，知三阳合病。胆热则睡，少阴病但欲眠睡，目合则无汗，以阴不得有汗。但欲眠睡，目合则汗，知三阳合病，胆有热也。

伤寒六七日，无大热，其人躁烦者，此为阳去入阴故也。

表为阳，里为阴。邪在表则外有热。六七日，邪气入里之时，外无大热，内有躁烦者，表邪传里也，故曰阳去入阴。

伤寒三日，三阳为尽，三阴当受邪。其人反能食而不呕，此为三阴不受邪也。

伤寒四日，表邪传里，里不和，则不能食而呕；今反能食而不呕，是邪不传阴，但在阳也。

伤寒三日，少阳脉小者，欲已也。

《内经》曰：大则邪至，小则平。伤寒三日，邪传少阳，脉当弦紧；今脉小者，邪气微而欲已也。

少阳病欲解时，从寅至辰上。

《内经》曰：阳中之少阳，通于春气。寅、卯、辰，少阳木王之时。

卷第六

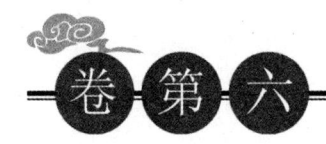

·辨太阴病脉证并治第十·

太阴之为病,腹满而吐,食不下,自利益甚,时腹自痛。若下之,必胸下结硬。

太阴为病,阳邪传里也。太阴之脉,布胃中,邪气壅而为腹满。上不得降者,呕吐而食不下;下不得升者,自利益甚,时腹自痛。阴寒在内而为腹痛者,则为常痛;此阳邪干里,虽痛而亦不常痛,但时时腹自痛也。若下之,则阴邪留于胸下为结硬。经曰:病发于阴,而反下之,因作痞。

太阴中风,四肢烦疼,阳微阴涩而长者,为欲愈。

太阴,脾也,主营四末。太阴中风,四肢烦疼者,风淫末疾也。表邪少则微,里向和则涩而长。长者阳也,阴病见阳脉则生,以阴得阳则解,故云欲愈。

太阴病,欲解时,从亥至丑上。

脾为阴土,王于丑、亥、子,向阳,故云解时。

太阴病，脉浮者，可发汗，宜桂枝汤。

经曰：浮为在表，沉为在里。太阴病脉浮者，邪在经也，故当汗散之。

自利不渴者，属太阴，以其藏有寒故也。当温之，宜服四逆辈。

自利而渴者，属少阴，为寒在下焦；自利不渴者，属太阴，为寒在中焦。与四逆等汤，以温其藏。

伤寒脉浮而缓，手足自温者，系在太阴。太阴当发身黄；若小便自利者，不能发黄。至七八日，虽暴烦下利日十余行，必自止，以脾家实，腐秽当去故也。

太阴病至七八日，大便硬者，为太阴入府，传于阳明也。今至七八日，暴烦，下利十余行者，脾家实，腐秽去也。下利烦躁者死，此以脾气和，逐邪下泄，故虽暴烦，下利日十余行，而利必自止。

本太阳病，医反下之，因而腹满时痛者，属太阴也，桂枝加芍药汤主之。

表邪未罢，医下之，邪因乘虚传于太阴，里气不和，故腹满时痛，与桂枝汤以解表，加芍药以和里。

大实痛者，桂枝加大黄汤主之。

大实大满，自可除下之，故加大黄以下大实。

太阴为病，脉弱，其人续自便利，设当行大黄芍药者，宜减之，以其人胃气弱，易动故也。

腹满痛者，太阴病也。脉弱，其人续自便利，则邪虽在里，未成大实。欲与大黄、芍药攻满痛者，宜少与之，以胃气尚弱，易为动利也。

辨少阴病脉证并治第十一

少阴之为病，脉微细，但欲寐也。

少阴为病，脉微细，为邪气传里深也。卫气行于阳则寤，行于阴则寐。邪传少阴，则气行于阴而不行于阳，故但欲寐。

少阴病，欲吐不吐，心烦，但欲寐，五六日自利而渴者，属少阴也，虚故引水自救。若小便色白者，少阴病形悉具。小便白者，以下焦虚有寒，不能制水，故令色白也。

欲吐不吐，心烦者，表邪传里也。若腹满痛，则属太阴；此但欲寐，则知属少阴。五六日，邪传少阴之时。自利不渴者，寒在中焦，属太阴；此自利而渴，为寒在下焦，属少阴。肾虚水燥，渴欲引水自救，下焦虚寒，不能制水，小便色白也。经曰：下利欲饮水者，以有热故也。此下利虽渴，然以小便色白，明非里热，不可不察。

病人脉阴阳俱紧，反汗出者，亡阳也，此属少阴，法当咽痛而复吐利。

脉阴阳俱紧，为少阴伤寒，法当无汗；反汗出者，阳虚不固也，故云亡阳。以无阳阴独，是属少阴。《内经》曰：邪客少阴之络，令人嗌痛，不可内食。少阴寒甚，是当咽痛而复吐利。

少阴病，咳而下利谵语者，被火气劫故也，小便必难，以强责少阴汗也。

咳而下利，里寒而亡津液也，反以火劫，强责少阴汗者，津液内竭，加火气烦之，故谵语、小便难也。

少阴病，脉细沉数，病为在里，不可发汗。

少阴病，始得之，反发热脉沉者，为邪在经，可与麻黄附子细辛汤发汗。此少阴病，脉细沉数，为病在里，故不可发汗。

少阴病，脉微，不可发汗，亡阳故也；阳已虚，尺脉弱涩者，复不可下之。

脉微为亡阳表虚，不可发汗，脉弱涩为亡阳里虚，复不可下。

少阴病，脉紧，至七八日，自下利，脉暴微，手足反温，脉紧反去者，为欲解也，虽烦下利，必自愈。

少阴病，脉紧者，寒甚也。至七八日传经尽，欲解之时，自下利。脉暴微者，寒气得泄也。若阴寒胜正，阳虚而泄者，则手足厥，而脉紧不去；今手足反温，脉紧反去，知阳气复，寒气去，故为欲解。下利烦燥者逆，此正胜邪微，虽烦下利，必自止。

少阴病，下利，若利自止，恶寒而蜷卧，手足温者，可治。

少阴病下利，恶寒，蜷卧，寒极而阴胜也。利自止，手足温者，里和阳气得复，故为可治。

少阴病，恶寒而蜷，时自烦，欲去衣被者可治。

恶寒而蜷，阴寒甚也；时时自烦，欲去衣被，为阳气得复，故云可治。

少阴中风，脉阳微阴浮者，为欲愈。

少阴中风，阳脉当浮，而阳脉微者，表邪缓也；阴脉当沉，而阴脉浮者，里气和也。阳中有阴，阴中有阳，阴阳调和，故为欲愈。

少阴病，欲解时，从子至寅上。

阳生于子，子为一阳，丑为二阳，寅为三阳，少阴解于此者，阴得阳则解也。

少阴病，吐利，手足不逆冷，反发热者，不死。脉不至者，灸少阴七壮。

经曰：少阴病，吐利躁烦四逆者，死；吐利，手足不厥冷者，则阳气不衰，虽反发热，不死。脉不至者，吐利，暴虚也，灸少阴七壮，以通其脉。

少阴病，八九日，一身手足尽热者，以热在膀胱，必便血也。

膀胱，太阳也。少阴、太阳为表里。少阴病至八九日，寒邪变热，复传太阳。太阳为诸阳主气，热在太阳，故一身手足尽热；太阳经多血少气，为热所乘，则血散下行，必便血也。

少阴病，但厥无汗，而强发之，必动其血，未知从何道出，或从口鼻，或从目出，是名下厥上竭，为难治。

但厥无汗，热行于里也，而强发汗，虚其经络，热乘经虚，迫血妄行，从虚而出，或从口鼻，或从目出，诸厥者，皆属于下，但厥为下厥①，血亡于上为上竭，伤气损血，邪甚正虚，故为难治。

少阴病，恶寒身蜷而利，手足逆冷者，不治。

《针经》曰：多热者易已，多寒者难已。此内外寒极，纯阴无阳，故云不治。

---

① 下：原作"丁"，据四库本改。

少阴病，吐利躁烦，四逆者死。

吐利者，寒甚于里；四逆者，寒甚于表。躁烦，则阳气欲绝，是知死矣。

少阴病，下利止而头眩，时时自冒者，死。

下利止，则水谷竭，眩冒则阳气脱，故死。

少阴病，四逆恶寒而身蜷，脉不至，不烦而躁者死。

四逆恶寒而身蜷，则寒甚。脉不至，则真气绝。烦，热也；躁，乱也。若愤躁之躁，从烦至躁，为热来有渐则犹可；不烦而躁，是气欲脱而争也，譬犹灯将灭而暴明，其能久乎？

少阴病，六七日，息高者死。

肾为生气之源，呼吸之门。少阴病六七日不愈而息高者，生气断绝也。

少阴病，脉微细沉，但欲卧，汗出不烦，自欲吐，至五六日自利，复烦躁不得卧寐者，死。

阴气方盛，至五六日传经尽，阳气得复则愈；反更自利，烦躁，不得卧寐，则正气弱，阳不能复，病胜藏，故死。

少阴病，始得之，反发热，脉沉者，麻黄附子细辛汤主之。

少阴病，当无热，恶寒。反发热者，邪在表也。虽脉沉，以始得，则邪气未深，亦当温剂发汗以散之。

麻黄附子细辛汤方

麻黄二两，去节，甘热　细辛二两，辛热　附子一枚，炮，去皮，破八片，辛热

《内经》曰：寒淫于内，治以甘热，佐以苦辛，以辛润之。麻黄之甘，以解少阴之寒；细辛、附子之辛，以温少阴之经。

上三味，以水一斗，先煮麻黄，减二升，去上沫，内诸药①，煮取三升，去滓，温服一升，日三服。

少阴病，得之二三日，麻黄附子甘草汤微发汗。以二三日无里证，故微发汗也。

二三日，邪未深也。既无吐利厥逆诸里证，则可与麻黄附子甘草汤，微汗以散之。

麻黄附子甘草汤方

麻黄二两，去节　甘草二两，炙　附子一枚，炮，去皮

麻黄、甘草之甘，以散表寒，附子之辛，以温寒气。

上三味，以水七升，先煮麻黄一两沸，去上沫，内诸药，煮取三升，去滓，温服一升，日三服。

少阴病，得之二三日以上，心中烦，不得卧，黄连阿胶汤主之。

《脉经》曰：风伤阳，寒伤阴。少阴受病，则得之于寒，二三日已上，寒极变热之时，热烦于内，心中烦，不得卧也。与黄连阿胶汤，扶阴散热。

黄连阿胶汤方

黄连四两，苦寒　黄芩一两，苦寒　芍药二两，酸平　鸡子黄二枚，甘温　阿

---

① 诸：原缺，据四库本补。

胶三两，甘温

阳有余，以苦除之，黄芩、黄连之苦，以除热；阴不足，以甘补之，鸡黄、阿胶之甘，以补血；酸，收也，泄也，芍药之酸，收阴气而泄邪热。

上五味，以水五升，先煮三物，取二升，去滓，内胶烊尽，小冷，内鸡子黄，搅令相得，温服七合，日三服。

少阴病，得之一二日，口中和，其背恶寒者，当灸之，附子汤主之。

少阴客热，则口燥舌干而渴。口中和者，不苦不燥，是无热也。背为阳，背恶寒者，阳气弱，阴气胜也。经曰：无热恶寒者，发于阴也。灸之，助阳消阴；与附子汤，温经散寒。

附子汤方

附子二枚，破八片，去皮，辛热　茯苓三两，甘平　人参二两，甘温　白术四两，甘温　芍药三两，酸平

辛以散之，附子之辛以散寒；甘以缓之，茯苓、人参、白术之甘以补阳；酸以收之，芍药之酸以扶阴。所以然者，偏阴偏阳则为病，火欲实，水当平之，不欲偏胜也。

上五味，以水八升，煮取三升，去滓，温服一升，日三服。

少阴病，身体痛，手足寒，骨节痛，脉沉者，附子汤主之。

少阴肾水而主骨节，身体疼痛，肢冷，脉沉者，寒盛于阴也[1]。身疼骨痛，若脉浮，手足热，则可发汗；此手足寒，脉沉，故当与附子汤温经。

---

[1] 盛：原作"成"，据医统本、四库本改。

少阴病，下利便脓血者，桃花汤主之。

阳病下利便脓血者，协热也；少阴病下利便脓血者，下焦不约而里寒也。与桃花汤固下散寒。

桃花汤方

赤石脂一斤，一半全用，一半筛末，甘温　干姜一两，辛热　粳米一升，甘平

涩可去脱，赤石脂之涩，以固肠胃；辛以散之，干姜之辛，以散里寒；粳米之甘，以补正气。

上三味，以水七升，煮米令熟，去滓，温服七合，内赤石脂末方寸匕，日三服。若一服愈，余勿服。

少阴病，二三日至四五日，腹痛，小便不利，下利不止，便脓血者，桃花汤主之。

二三日以至四五日，寒邪入里深也。腹痛者，里寒也；小便不利者，水谷不别也；下利不止便脓血者，肠胃虚弱下焦不固也。与桃花汤，固肠止利也。

少阴病，下痢便脓血者，可刺。

下焦血气留聚，腐化则为脓血。刺之，以利下焦，宣通血气。

少阴病，吐利，手足厥冷，烦躁欲死者，吴茱萸汤主之。

吐利手足厥冷，则阴寒气甚；烦躁欲死者，阳气内争。与吴茱萸汤，助阳散寒。

少阴病，下痢，咽痛，胸满心烦者，猪肤汤主之。

少阴之脉，从肾上贯肝膈，入肺中，则循喉咙；其支别者从肺出，络心注胸中。邪自阳经传于少阴，阴虚客热，下利、咽痛、胸满、心烦也。与猪肤汤，调阴散热。

猪肤汤方

猪肤一斤，甘寒

猪，水畜也，其气先入肾。少阴客热，是以猪肤解之。加白蜜以润燥除烦，白粉以益气断利。

上一味，以水一斗，煮取五升，去滓，加白蜜一升，白粉五合，熬香，和相得，温分六服。

少阴病，二三日，咽痛者，可与甘草汤；不差者，与桔梗汤。

阳邪传于少阴，邪热为咽痛，服甘草汤则差；若寒热相搏为咽痛者，服甘草汤，若不差，与桔梗汤，以和少阴之气。

甘草汤方

甘草二两

上一味，以水三升，煮取一升半，去滓，温服七合，日二服。

桔梗汤方

桔梗一两，辛甘，微温　甘草二两，甘平

桔梗辛温以散寒，甘草味甘平以除热，甘梗相合，以调寒热。

上二味，以水三升，煮取一升，去滓，分温再服。

少阴病，咽中伤，生疮，不能语言，声不出者，苦酒汤主之。

热伤于络，则经络干燥，使咽中伤，生疮，不能言语，声不出者，与苦酒汤，以解络热，愈咽疮。

苦酒汤方

半夏洗，破如枣核大，十四枚，辛温　鸡子一枚，去黄，内上苦酒著鸡子壳中，甘微寒

辛以散之，半夏之辛，以发声音；甘以缓之，鸡子之甘，以缓咽痛；酸以收之，苦酒之酸，以敛咽疮。

上二味，内半夏著苦酒中，以鸡子壳置刀镮中，安火上，令三沸，去滓，少少含咽之。不差，更作三剂。

少阴病，咽中痛，半夏散及汤主之。

甘草汤，主少阴客热咽痛；桔梗汤，主少阴寒热相搏咽痛；半夏散及汤，主少阴客寒咽痛也。

半夏散及汤方

半夏洗，辛温　桂枝去皮，辛热　甘草炙，甘平。以上各等分

《内经》曰：寒淫所胜，平以辛热，佐以甘苦。半夏、桂枝之辛，以散经寒；甘草之甘，以缓正气。

已上三味，等分①。各别捣筛已，合治之，白饮和服方寸匕，日三服。

---

① 等分：二字原无，据赵刊本补。

若不能散服者，以水一升，煎七沸，内散两方寸匕，更煎三沸，下火，令小冷，少少咽之。

少阴病，下利，白通汤主之。

少阴主水。少阴客寒，不能制水，故自利也。白通汤温里散寒。

白通汤方

葱白四茎，辛温　干姜一两，辛热　附子一枚，生用去皮，破八片。辛热

《内经》曰：肾苦燥急，食辛以润之。葱白之辛，以通阳气；姜、附之辛，以散阴寒。

上三味，以水三升，煮取一升，去滓，分温再服。

少阴病，下利脉微者，与白通汤；利不止，厥逆无脉，干呕烦者，白通加猪胆汁汤主之。服汤脉暴出者死，微续者生。

少阴病，下利，脉微，为寒极阴胜，与白通汤复阳散寒。服汤利不止，厥逆无脉，干呕烦者，寒气太甚，内为格拒，阳气逆乱也，与白通汤加猪胆汁汤以和之。《内经》曰：逆而从之，从而逆之。又曰：逆者正治，从者反治。此之谓也。服汤，脉暴出者，正气因发泄而脱也，故死；脉微续者，阳气渐复也，故生。

白通加猪胆汁汤方

葱白四茎　干姜一两　附子一枚，生，去皮，破八片　人尿五合，咸寒　猪胆汁一合，苦寒

《内经》曰：若调寒热之逆，冷热必行，则热物冷服，下嗌之后，冷体既消，热性便发，由是病气随愈，呕哕皆除，情且不违，而致大益。此和人

尿、猪胆汁咸苦寒物于白通汤热剂中，要其气相从，则可以去格拒之寒也。

已上三味，以水三升，煮取一升，去滓，内胆汁、人尿，和令相得，分温再服。若无胆，亦可用。

少阴病，二三日不已，至四五日，腹痛，小便不利，四肢沉重疼痛，自下利者，此为有水气，其人或咳，或小便利，或下利，或呕者，真武汤主之。

少阴病二三日，则邪气犹浅，至四五日，邪气已深。肾主水，肾病不能制水，水饮停为水气。腹痛者，寒湿内甚也；四肢沉重疼痛，寒湿外甚也；小便不利，自下利者，湿胜而水谷不别也。《内经》曰：湿胜则濡泄。与真武汤，益阳气散寒湿。

真武汤方

茯苓三两，甘平　芍药三两，酸平　生姜三两，切，辛温　白术二两，甘温　附子一枚，炮，去皮，破八片。辛热

脾恶湿，甘先入脾。茯苓、白术之甘，以益脾逐水。寒淫所胜，平以辛热；湿淫所胜，佐以酸平。附子、芍药、生姜之酸辛，以温经散湿。

上五味，以水八升，煮取三升，去滓，温服七合，日三服。

后加减法：

若咳者，加五味子半升，细辛、干姜各一两。

气逆咳者，五味子之酸，以收逆气。水寒相搏则咳，细辛、干姜之辛，以散水寒。

若小便利者，去茯苓。

小便利，则无伏水，故去茯苓。

若下利者，去芍药，加干姜二两。

芍药之酸泄气，干姜之辛散寒。

若呕者，去附子，加生姜，足前成半斤。

气逆则呕，附子补气，生姜散气。《千金》曰：呕家多服生姜。此为呕家圣药。

少阴病，下利清谷，里寒外热，手足厥逆，脉微欲绝，身反不恶寒，其人面赤色，或腹痛，或干呕，或咽痛，或利止脉不出者，通脉四逆汤主之。

下利清谷，手足厥逆，脉微欲绝，为里寒；身热，不恶寒，面色赤为外热。此阴甚于内，格阳于外，不相通也，与通脉四逆汤，散阴通阳。

通脉四逆汤方

甘草二两，炙　附子大者一枚，生用，去皮，破八片　干姜三两，强人可四两

上三味，以水三升，煮取一升二合，去滓，分温再服。其脉即出者愈。

面色赤者，加葱九茎。

葱味辛，以通阳气。

腹中痛者，去葱，加芍药二两。

芍药之酸，通寒利。腹中痛，为气不通也。

呕者，加生姜二两。

辛以散之，呕为气不散也。

咽痛者，去芍药，加桔梗一两。

咽中如结，加桔梗则能散之。

利止脉不出者，去桔梗，加人参二两。

利止脉不出者，亡血也，加人参以补之。经曰：脉微而利，亡血也。四逆加人参汤主之，脉病皆与方相应者，乃可服之。

少阴病，四逆，其人或咳，或悸，或小便不利，或腹中痛，或泄利下重者，四逆散主之。

四逆者，四肢不温也。伤寒邪在三阳，则手足必热；传到太阴，手足自温；至少阴则邪热渐深，故四肢逆而不温也；及至厥阴，则手足厥冷，是又甚于逆。四逆散，以散传阴之热也。

四逆散方

甘草炙，甘平　枳实破，水渍，炙干，苦寒　柴胡苦寒　芍药酸，微寒

《内经》曰：热淫于内，佐以甘苦，以酸收之，以苦发之。枳实、甘草之甘苦，以泄里热；芍药之酸，以收阴气；柴胡之苦，以发表热。

上四味，各十分，捣筛，白饮和服方寸匕，日三服。

咳者，加五味子、干姜各五分，并主下痢。

肺寒气逆则咳。五味子之酸，收逆气；干姜之辛，散肺寒。并主下痢

者，肺与大肠为表里，上咳下痢，治则颇同。

悸者，加桂枝五分。

悸者，气虚而不能通行，心下筑筑然悸动也。桂，犹圭也，引导阳气，若热以使。

小便不利者，加茯苓五分。

茯苓味甘而淡，用以渗泄。

腹中痛者，加附子一枚，炮令坼①。

里虚遇邪则痛，加附子以补虚。

泄利下重者，先以水五升，煮薤白三升，煮取三升，去滓，以散三方寸匕内汤中，煮取一升半，分温再服。

泄利下重者，下焦气滞也，加薤白以泄气滞。

少阴病，下利六七日，咳而呕渴，心烦不得眠者，猪苓汤主之。

下利不渴者，里寒也。经曰：自利不渴者，属太阴，以其藏寒故也。此下利呕渴，知非里寒；心烦不得眠，知协热也。与猪苓汤渗泄小便，分别水谷。经曰：复不止，当利其小便。此之谓与？

少阴病，得之二三日，口燥咽干者，急下之，宜大承气汤。

伤寒传经五六日，邪传少阴，则口燥舌干而渴，为邪渐深也。今少阴病得之二三日，邪气未深入之时，便作口燥咽干者，是邪热已甚，肾水干也，

---

① 坼：原作"拆"，据赵刊本改。

急与大承气汤下之，以全肾也。

少阴病，自利清水，色纯青，心下必痛，口干燥者，急下之，宜大承气汤。

少阴，肾水也。青，肝色也。自利色青，为肝邪乘肾。《难经》曰：从前来者为实邪。以肾蕴实邪，必心下痛，口干燥也，与大承气汤以下实邪。

少阴病，六七日，腹胀不大便者，急下之，宜大承气汤。

此少阴入府也，六七日，少阴之邪入府之时，阳明内热壅甚，腹满，不大便也。阳明病，土胜肾水则干，急与大承气汤下之，以救肾水。

少阴病，脉沉者，急温之，宜四逆汤。

既吐且利，小便复利，而大汗出，下利清谷，内寒外热，脉微欲绝者，不云急温；此少阴病脉沉而云急温者，彼虽寒甚，然而证已形见于外，治之则有成法；此初头脉沉，未有形证，不知邪气所之，将发何病，是急与四逆汤温之。

少阴病，饮食入口则吐，心中温温欲吐，复不能吐，始得之，手足寒，脉弦迟者，此胸中实，不可下也，当吐之。若膈上有寒饮，干呕者，不可吐也，急温之，宜四逆汤。

伤寒表邪传里，至于少阴。少阴之脉，从肺出，络心注胸中。邪既留于胸中而不散者，饮食入口则吐，心中温温欲吐，阳气受于胸中，邪既留于胸中，则阳气不得宣发于外，是以始得之，手足寒，脉弦迟，此是胸中实，不可下，而当吐。其膈上有寒饮，亦使人心中温温而手足寒。吐则物出，呕则物不出，吐与呕别焉。胸中实，则吐而物出；若膈上有寒饮，则但干呕而不吐也。此不可吐，可与四逆汤以温其膈。

少阴病，下利，脉微涩，呕而汗出，必数更衣；反少者，当温其上，灸之。

脉微为亡阳，涩为亡血。下利呕而汗出，亡阳亡血也。津液不足，里有虚寒，必数更衣；反少者，温其上，以助其阳也，灸之以消其阴。

·辨厥阴病脉证并治第十二·

厥阴之为病，消渴，气上撞心，心中疼热，饥而不欲食，食则吐蛔，下之利不止。

邪传厥阴，则热已深也。邪自太阳传至太阴，则腹满而嗌干，未成渴也；邪至少阴者，口燥舌干而渴，未成消也；至厥阴成消渴者，热甚能消水故也。饮水多而小便少者，谓之消渴。木生于火，肝气通心，厥阴客热，气上撞心，心中疼热。伤寒六七日，厥阴受病之时，为传经尽，则当入府。胃虚客热，饥不欲食，蛔在胃中，无食则动，闻食嗅而出，得食吐蛔，此热在厥阴经也。若便下之，虚其胃气，厥阴木邪相乘，必吐下不止。

厥阴中风，脉微浮为欲愈，不浮为未愈。

经曰：阴病见阳脉而生，浮者阳也。厥阴中风，脉微浮，为邪气还表，向汗之时，故云欲愈。

厥阴病欲解时，从寅至卯上①。

厥阴，木也，王于卯，丑寅，向王，故为解时。

厥阴病，渴欲饮水者，少少与之愈。

---

① 寅：赵刊本作"丑"。

邪至厥阴，为传经尽，欲汗之时，渴欲得水者，少少与之，胃气得润则愈。

诸四逆厥者，不可下之，虚家亦然。

四逆者，四肢不温也。厥者，手足冷也。皆阳气少而阴气多，故不可下，虚家亦然。下之是为重虚，《金匮玉函》曰：虚者十补，勿一泻之。

伤寒先厥，后发热而利者，必自止，见厥，复利。

阴气胜，则厥逆而利；阳气复，则发热，利必自止。见厥，则阴气还胜而复利也。

伤寒始发热六日，厥反九日而利。凡厥利者，当不能食，今反能食者，恐为除中。食以索饼，不发热者，知胃气尚在，必愈，恐暴热来出而复去也。后三日脉之，其热续在者，期之旦日夜半愈。所以然者，本发热六日，厥反九日，复发热三日，并前六日，亦为九日，与厥相应，故期之旦日夜半愈。后三日脉之，而脉数，其热不罢者，此为热气有余，必发痈脓也。

始发热，邪在表也。至六日，邪传厥阴，阴气胜者，作厥而利。厥反九日，阴寒气多，当不能食，而反能食者，恐为除中。除，去也；中，胃气也。言邪气太甚，除去胃气，胃欲引食自救，故暴能食，此欲胜也。食以索饼试之，若胃气绝，得面则必发热；若不发热者，胃气尚在也。恐是寒极变热，因暴热来而复去，使之能食，非除中也。《金匮要略》曰：病人素不能食，而反暴思之，必发热。后三日脉之，其热续在者，阳气胜也，期之旦日夜半愈；若旦日不愈，后三日脉数而热不罢者，为热气有余，必发痈脓。经曰：数脉不时，则生恶疮。

伤寒脉迟六七日，而反与黄芩汤彻其热。脉迟为寒，今与黄芩汤，复除其热，腹中应冷，当不能食，今反能食，此名除中，必死。

伤寒脉迟，六七日，为寒气已深，反与黄芩汤寒药，两寒相搏，腹中当冷。冷不消谷，则不能食，反能食者，除中也。四时皆以胃气为本，胃气已绝，故云必死。

伤寒先厥后发热，下利必自止，而反汗出，咽中痛者，其喉为痹。发热无汗而利必自止，若不止，必便脓血，便脓血者，其喉不痹。

伤寒先厥而利，阴寒气胜也。寒极变热后发热，下利必自止，而反汗出，咽中痛，其喉为痹者，热气上行也。发热无汗，而利必自止，利不止，必便脓血者，热气下行也。热气下而不上，其喉亦不痹也。

伤寒一二日至四五日，而厥者必发热，前热者后必厥，厥深者热亦深，厥微者热亦微。厥应下之，而反发汗者，必口伤烂赤。

前厥后发热者，寒极生热也；前热后厥者，阳气内陷也；厥深热深，厥微热微，随阳气陷之深浅也。热之伏深，必须下去之，反发汗者，引热上行，必口伤烂赤。《内经》曰：火气内发，上为口糜。

伤寒病，厥五日，热亦五日，设六日当复厥，不厥者自愈。厥终不过五日，以热五日，故知自愈。

阴胜则厥，阳胜则热。先厥五日为阴胜，至六日阳复胜，热亦五日。后复厥者，阴复胜；若不厥为阳全胜，故自愈。经曰：发热四日，厥反三日，复热四日，厥少热多，其病为愈。

凡厥者，阴阳气不相顺接，便为厥。厥者，手足逆冷是也。

手之三阴三阳，相接于手十指；足之三阴三阳，相接于足十指。阳气内陷，阳不与阴相顺接，故手足为之厥冷也。

伤寒脉微而厥，至七八日肤冷，其人躁无暂安时者，此为藏厥，非为蛔厥也。蛔厥者，其人当吐蛔。令病者静，而复时烦，此为藏寒。蛔上入膈，故烦，须臾复止，得食而呕，又烦者，蛔闻食臭出，其人当自吐蛔。蛔厥者，乌梅丸主之。又主久利方。

藏厥者死，阳气绝也。蛔厥，虽厥而烦，吐蛔已则静，不若藏厥而躁无暂安时也。病人藏寒胃虚，蛔动上膈，闻食臭出，因而吐蛔，与乌梅丸，温藏安虫。

乌梅丸方

乌梅三百个，味酸温　细辛六两，辛热　干姜十两，辛热　黄连一斤，苦寒　当归四两，辛温　附子六两，炮，辛热　蜀椒四两，去子，辛热　桂枝六两，去皮①，辛热　人参六两，甘温　黄檗六两，苦寒

肺主气，肺欲收，急食酸以收之，乌梅之酸，以收肺气；脾欲缓，急食甘以缓之，人参之甘，以缓脾气；寒淫于内，以辛润之，以苦坚之，当归、桂、椒、细辛之辛，以润内寒；寒淫所胜，平以辛热，姜、附之辛热，以胜寒；蛔得甘则动，得苦则安，黄连、黄檗之苦，以安蛔。

上十味，异捣筛合治之，以苦酒渍乌梅一宿，去核，蒸之五升米下，饭熟捣成泥，和药令相得，内臼中，与蜜杵二千下，丸如梧桐子大②，先食饮服十丸，日三服，稍加至二十丸。禁生冷、滑物、臭食等。

伤寒热少厥微，指头寒，默默不欲食，烦躁，数日小便利，色白者，此热除也。欲得食，其病为愈。若厥而呕，胸胁烦满者，其后必便血。

指头寒者，是厥微热少也；默默不欲食烦躁者，邪气初传里也；数日之后，小便色白，里热去，欲得食，为胃气已和，其病为愈。厥阴之脉，挟胃贯膈，布胁肋。厥而呕，胸胁烦满者，传邪之热，甚于里也。厥阴肝主血，后数日热不去，又不得外泄，迫血下行，必致便血。

---

① 去皮：二字原无，据赵刊本补。
② 桐：原作"梧"，据赵刊本改。

病者手足厥冷，言我不结胸，小腹满，按之痛者，此冷结在膀胱关元也。

手足厥不结胸者，无热也；小腹满，按之痛，下焦冷结也。

伤寒发热四日，厥反三日，复热四日，厥少热多，其病当愈。四日至七日，热不除者，其后必大便脓血。

先热后厥者，阳气邪传里也。发热为邪气在表。至四日后厥者，传之阴也。后三日复传阳经，则复热。厥少则邪微，热多为阳胜，其病为愈。至七日传经尽，热除则愈；热不除者，为热气有余，内搏厥阴之血，其后必大便脓血。

伤寒厥四日，热反三日，复厥五日，其病为进，寒多热少，阳气退，故为进也。

伤寒阴胜者先厥，至四日邪传里，重阴必阳却，热三日，七日传经尽，当愈。若不愈而复厥者，传作再经，至四日则当复热；若不复热，至五日厥不除者，阴胜于阳，其病进也。

伤寒六七日，脉微，手足厥冷，烦躁，灸厥阴，厥不还者，死。

伤寒六七日，则正气当复，邪气当罢，脉浮身热为欲解；若反脉微而厥，则阴胜阳也。烦躁者，阳虚而争也。灸厥阴，以复其阳；厥不还，则阳气已绝，不能复正而死。

伤寒发热，下利厥逆，躁不得卧者，死。

伤寒发热，邪在表也；下利厥逆，阳气虚也；躁不得卧者，病胜藏也。故死。

伤寒发热，下利至甚，厥不止者，死。

《金匮要略》曰：六府气绝于外者，手足寒；五藏气绝于内者，利下不禁。伤寒发热，为邪气独甚，下利至甚，厥不止，为府藏气绝，故死。

伤寒六七日不利，便发热而利，其人汗出不止者，死。有阴无阳故也。

伤寒至七日，为邪正争之时，正胜则生，邪胜则死。始不下利，而暴忽发热，下利汗出不止者，邪气胜，正阳气脱也，故死。

伤寒五六日，不结胸，腹濡，脉虚复厥者，不可下，此为亡血，下之死。

伤寒五六日，邪气当作里实之时。若不结胸，而腹濡者，里无热也；脉虚者，亡血也；复厥者，阳气少也。不可下，下之为重虚，故死。《金匮玉函》曰：虚者重泻，真气乃绝。

发热而厥，七日下利者，为难治。

发热而厥，邪传里也。至七日传经尽，则正气胜邪，当汗出而解，反下利，则邪气胜，里气虚，则为难治。

伤寒脉促，手足厥逆者，可灸之。

脉促，则为阳虚不相续；厥逆，则为阳虚不相接。灸之，以助阳气。

伤寒脉滑而厥者，里有热也，白虎汤主之。

滑为阳厥，气内陷，是里热也，与白虎汤以散里热也。

手足厥寒，脉细欲绝者，当归四逆汤主之。

手足厥寒者，阳气外虚，不温四末；脉细欲绝者，阴血内弱，脉行不利。与当归四逆汤，助阳生阴也。

当归四逆汤方

当归三两，辛温　桂枝三两，辛热　芍药三两，酸寒　细辛三两，辛热　大枣二十五个，甘温　甘草二两，炙，甘平　通草二两，甘平

《内经》曰：脉者，血之府也。诸血者，皆属心。通脉者，必先补心益血。苦先入心，当归之苦，以助心血；心苦缓，急食酸以收之，芍药之酸，以收心气；肝苦急，急食甘以缓之，大枣、甘草、通草之甘，以缓阴血。

上七味，以水八升，煮取三升，去滓。温服一升，日三服。

若其人内有久寒者，宜当归四逆加吴茱萸生姜汤主之。

茱萸辛温，以散久寒；生姜辛温，以行阳气。

大汗出，热不去，内拘急，四肢疼，又下利厥逆而恶寒者，四逆汤主之。

大汗出，则热当去，热反不去者，亡阳也。内拘急下利者，寒甚于里；四肢疼，厥逆而恶寒者，寒甚于表。与四逆汤，复阳散寒。

大汗，若大下利而厥冷者，四逆汤主之。

大汗，若大下利，内外虽殊，其亡津液、损阳气则一也。阳虚阴胜，故生厥逆，与四逆汤，固阳退阴。

病人手足厥冷，脉乍紧者，邪结在胸中。心下满而烦[1]，饥不能食者，病在胸中，当须吐之，宜瓜蒂散。

---

[1] 心下：原作"心中"，据四库本改。按，成无己注文亦作"心下"。

手足厥冷者，邪气内陷也。脉紧牢者为实，邪气入府则脉沉。今脉乍紧，知邪结在胸中为实，故心下满而烦。胃中无邪则喜饥，以病在胸中，虽饥而不能食，与瓜蒂散以吐胸中之邪。

伤寒厥而心下悸者，宜先治水，当服茯苓甘草汤，却治其厥；不尔，水渍入胃，必作利也。

《金匮要略》曰：水停心下，甚者则悸。厥虽寒胜，然以心下悸，为水饮内甚，先与茯苓甘草汤，治其水，而后治其厥。若先治厥，则水饮浸渍入胃，必作下利。

伤寒六七日，大下后，寸脉沉而迟，手足厥逆，下部脉不至，咽喉不利，唾脓血，泄利不止者，为难治。麻黄升麻汤主之。

伤寒六七日，邪传厥阴之时。大下之后，下焦气虚，阳气内陷，寸脉迟而手足厥逆，下部脉不至。厥阴之脉，贯膈上注肺，循喉咙。在厥阴随经射肺，因亡津液，遂成肺痿，咽喉不利而唾脓血也。《金匮要略》曰：肺痿之病，从何得之？被快药下利，重亡津液，故得之。若泄利不止者，为里气大虚，故云难治。与麻黄升麻汤，以调肝肺之气。

麻黄升麻汤方

麻黄二两半，去节，甘温　升麻一两一分，甘平　当归一两一分，辛温　知母苦寒　黄芩苦寒　萎蕤甘平。各十八铢　石膏碎，绵裹，甘寒　白术甘温　干姜辛热　芍药酸平　天门冬去心，甘平　桂枝辛热　茯苓甘平　甘草炙，甘平。各六铢

《玉函》曰：大热之气，寒以取之；甚热之气，以汗发之。麻黄、升麻之甘，以发浮热；正气虚者，以辛润之，当归桂姜之辛以散寒；上热者，以苦泄之，知母、黄芩之苦，凉心去热；津液少者，以甘润之，茯苓、白术之甘，缓脾生津；肺燥气热，以酸收之，以甘缓之，芍药之酸，以敛逆气，萎

蘘、天门冬、石膏、甘草之甘①，润肺除热。

上十四味，以水一斗，先煮麻黄一两沸，去上沫，内诸药，煮取三升，去滓。分温三服。相去如炊三斗米顷令尽，汗出愈。

伤寒四五日，腹中痛，若转气下趣少腹者，此欲自利也。

伤寒四五日，邪气传里之时。腹中痛，转气下趣少腹者，里虚遇寒，寒气下行，欲作自利也。

伤寒本自寒下，医复吐下之，寒格更逆吐下，若食入口即吐，干姜黄连黄芩人参汤主之。

伤寒邪自传表，为本自寒下，医反吐下，损伤正气，寒气内为格拒。经曰：格则吐逆。食入口即吐，谓之寒格。更复吐下，则重虚而死，是更逆吐下，与干姜黄连黄芩人参汤以通寒格。

干姜黄连黄芩人参汤方

干姜辛热　黄连苦寒　黄芩苦寒　人参甘温，各三两

辛以散之，甘以缓之，干姜、人参之甘辛，以补正气；苦以泄之，黄连、黄芩之苦，以通寒格。

上四味，以水六升，煮取二升，去滓，分温再服。

下利，有微热而渴，脉弱者，今自愈。

下利阴寒之疾，反大热者逆。有微热而渴，里气方温也。经曰：诸弱发热，脉弱者，阳气得复也，今必自愈。

---

① 天：原缺，据医统本、四库本补。

下利，脉数，有微热汗出，今自愈；设复紧，为未解。

下利，阴病也。脉数，阳脉也。阴病见阳脉者生。微热汗出，阳气得通也，利必自愈。诸紧为寒，设复脉紧，阴气犹胜，故云未解。

下利，手足厥冷无脉者，灸之不温，若脉不还，反微喘者，死。

下利，手足厥逆无脉者，阴气独胜，阳气大虚也。灸之，阳气复，手足温而脉还，为欲愈；若手足不温，脉不还者，阳已绝也，反微喘者，阳气脱也。

少阴负趺阳者，为顺也。

少阴肾水，趺阳脾土。下利，为肾邪干脾，水不胜土，则为微邪，故为顺也。

下利，寸脉反浮数，尺中自涩者，必清脓血。

下利者，脉当沉而迟，反浮数者，里有热也。涩为无血，尺中自涩者，肠胃血散也，随利下，必便脓血。"清"与"圊"通。《脉经》曰：清者，厕也。

下利清谷，不可攻表，汗出必胀满。

下利者，脾胃虚也。胃为津液之主，发汗亡津液，则胃气愈虚，必胀满。

下利，脉沉弦者，下重也；脉大者，为未止；脉微弱数者，为欲自止，虽发热，不死。

沉为在里，弦为拘急，里气不足，是主下重；大则病进，此利未止；脉微弱数者，邪气微而阳气复，为欲自止，虽发热止由阳胜，非大逆也。

下利，脉沉而迟，其人面少赤，身有微热，下利清谷者，必郁冒汗出而解，病人必微厥。所以然者，其面戴阳，下虚故也。

下利清谷，脉沉而迟，里有寒也。面少赤，身有微热，表未解也，病人必微厥。《针经》曰：下虚则厥。表邪欲解，临汗之时，以里先虚，必郁冒，然后汗出而解也。

下利，脉数而渴者，今自愈。设不差，必清脓血，以有热故也。

经曰：脉数不解，而下不止，必协热便脓血也。

下利后，脉绝，手足厥冷，晬时脉还，手足温者生，脉不还者死。

下利后，脉绝，手足厥冷者，无阳也。晬时，周时也。周时厥愈，脉出，为阳气复则生；若手足不温，脉不还者，为阳气绝则死。

伤寒下利，日十余行，脉反实者死。

下利者，里虚也，脉当微弱反实者，病胜藏也，故死。《难经》曰：脉不应病，病不应脉，是为死病。

下利清谷，里寒外热，汗出而厥者，通脉四逆汤主之。

下利清谷为里寒，身热不解为外热。汗出阳气通行于外，则未当厥；其汗出而厥者，阳气大虚也。与通脉四逆汤，以固阳气。

热利下重者，白头翁汤主之。

利则津液少，热则伤气，气虚下利，致后重也。与白头翁汤，散热厚肠。

白头翁汤方

白头翁二两，苦寒　黄柏苦寒　黄连苦寒　秦皮苦寒。各三两

《内经》曰：肾欲坚，急食苦以坚之。利则下焦虚，是以纯苦之剂坚之。

上四味，以水七升，煮取二升，去滓，温服一升；不愈，更服一升。

下利腹胀满，身体疼痛者，先温其里，乃攻其表。温里宜四逆汤①，攻表宜桂枝汤②。

下利腹满者，里有虚寒，先与四逆汤温里；身疼痛，为表未解，利止里和，与桂枝汤攻表。

下利欲饮水者，以有热故也，白头翁汤主之。

自利不渴，为藏寒，与四逆以温藏；下利饮水为有热，与白头翁汤以凉中。

下利谵语者，有燥屎也，宜小承气汤。

经曰：实则谵语。有燥屎为胃实，下利为肠虚，与小承气汤以下燥屎。

下利后更烦，按之心下濡者，为虚烦也，宜栀子豉汤。

下利后不烦，为欲解；若更烦而心下坚者，恐为谷烦。此烦而心下濡者，是邪热乘虚，客于胸中，为虚烦也，与栀子豉汤，吐之则愈。

---

① 宜：原缺，据赵刊本、医统本、四库本补。
② 宜：原缺，据赵刊本、医统本、四库本补。

呕家有痈脓者，不可治呕，脓尽自愈。

胃脘有痈，则呕而吐脓，不可治呕，得脓尽，呕亦自愈。

呕而脉弱，小便复利，身有微热，见厥者难治，四逆汤主之。

呕而脉弱，为邪气传里。呕则气上逆，而小便当不利，小便复利者，里虚也。身有微热见厥者，阴胜阳也，为难治。与四逆汤温里助阳。

干呕吐涎沫，头痛者，吴茱萸汤主之。

干呕，吐涎沫者，里寒也；头痛者，寒气上攻也。与吴茱萸汤温里散寒。

呕而发热者，小柴胡汤主之。

经曰：呕而发热者，柴胡证具。

伤寒大吐大下之，极虚，复极汗出者，以其人外气怫郁，复与之水，以发其汗，因得哕。所以然者，胃中寒冷故也。

大吐大下，胃气极虚，复极发汗，又亡阳气。外邪怫郁于表，则身热，医与之水，以发其汗，胃虚得水，虚寒相搏成哕也。

伤寒哕而腹满，视其前后，知何部不利，利之则愈。

哕而腹满，气上而不下也，视其前后部，有不利者即利之，以降其气。前部，小便也；后部，大便也。

卷第七

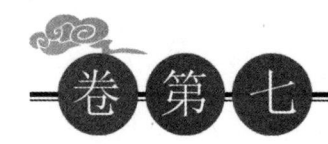

·辨霍乱病脉证并治第十三·

问曰：病有霍乱者何？答曰：呕吐而利，名曰霍乱。

三焦者，水谷之道路。邪在上焦，则吐而不利；邪在下焦，则利而不吐；邪在中焦，则既吐且利。以饮食不节，寒热不调，清浊相干，阴阳乖隔，遂成霍乱。轻者，止曰吐利；重者，挥霍撩乱，名曰霍乱。

问曰：病发热头痛，身疼恶寒，吐利者，此属何病？答曰：此名霍乱。霍乱自吐下[1]，又利止，复更发热也。

发热、头痛、身疼、恶寒者，本是伤寒，因邪入里，伤于脾胃，上吐下利，令为霍乱。利止里和，复更发热者，还是伤寒，必汗出而解。

伤寒，其脉微涩者，本是霍乱，今是伤寒，却四五日，至阴经上，转入阴必利，本呕下利者，不可治也。欲似大便，而反失气，仍不利者，属阳明也，便必硬。十三日愈，所以然者，经尽故也。

---

[1] 霍乱：原缺，据赵刊本补。

微为亡阳，涩为亡血。伤寒脉微涩，则本是霍乱，吐利亡阳、亡血，吐利止，伤寒之邪未已，还是伤寒，却四五日邪传阴经之时，里虚遇邪，必作自利。本呕者，邪甚于上，又利者，邪甚于下，先霍乱里气大虚，又伤寒之邪，再传为吐利，是重虚也，故为不治。若欲似大便，而反失气仍不利者，利为虚，不利为实，欲大便而反失气，里气热也，此属阳明，便必硬也。十三日愈者，伤寒六日，传遍三阴三阳，后六日再传经尽，则阴阳之气和，大邪之气去而愈也。

下利后当便硬，硬则能食者愈，今反不能食，到后经中，颇能食，复过一经能食，过之一日当愈，不愈者，不属阳明也。

下利后，亡津液，当便硬。能食为胃和，必自愈；不能食者，为未和。到后经中为复过一经，言七日后再经也。颇能食者，胃气方和，过一日当愈。不愈者，暴热使之能食，非阳明气和也。

恶寒脉微，而复利，利止亡血也，四逆加人参汤主之。

恶寒脉微而利者，阳虚阴胜也，利止则津液内竭，故云亡血。《金匮玉函》曰：水竭则无血，与四逆汤温经助阳，加人参生津液益血。

霍乱，头痛发热，身疼痛，热多欲饮水者，五苓散主之；寒多不用水者，理中丸主之。

头痛发热，则邪自风寒而来。中焦为寒热相半之分，邪稍高者，居阳分，则为热，热多欲饮水者，与五苓散以散之；邪稍下者，居阴分，则为寒，寒多不用水者，与理中丸温之。

理中丸方

人参甘温　甘草炙，甘平　白术甘温　干姜辛热。已上各三两

《内经》曰：脾欲缓，急食甘以缓之，用甘补之。人参、白术、甘草之

甘，以缓脾气调中。寒淫所胜，平以辛热。干姜之辛，以温胃散寒。

上四味，捣筛为末，蜜和丸，如鸡黄大，以沸汤数合，和一丸，研碎，温服之。日三四，夜二服。腹中未热，益至三四丸，然不及汤。汤法：以四物依两数切，用水八升，煮取三升，去滓，温服一升，日三服。

加减法：

若脐上筑者，肾气动也，去术，加桂四两。

脾虚肾气动者，脐上筑动。《内经》曰：甘者，令人中满。术甘壅补，桂泄奔豚，是相易也。

吐多者，去术，加生姜三两。

呕家不喜甘，故去术；呕家多服生姜，以辛散之。

下多者，还用术；悸者，加茯苓二两。

下多者，用术以去湿；悸，加茯苓以导气。

渴欲得水者，加术，足前成四两半。

津液不足则渴，术甘以缓之。

腹中痛者，加人参，足前成四两半。

里虚则痛，加人参以补之。

寒者，加干姜，足前成四两半。

寒淫所胜，平以辛热。

腹满者，去术，加附子一枚。服汤后如食顷，饮热粥一升许，微自温，勿发揭衣被。

胃虚则气壅腹满，甘令人中满，是去术也；附子之辛，以补阳散壅。

吐利止，而身痛不休者，当消息和解其外，宜桂枝汤小和之。

吐利止，里和也；身痛不休，表未解也。与桂枝汤小和之。《外台》云：里和表病，汗之则愈。

吐利汗出，发热恶寒，四肢拘急，手足厥冷者，四逆汤主之。

上吐下利，里虚汗出，发热恶寒，表未解也；四肢拘急，手足厥冷，阳虚阴胜也。与四逆汤，助阳退阴。

既吐且利，小便复利，而大汗出，下利清谷，内寒外热，脉微欲绝者，四逆汤主之。

吐利亡津液，则小便当少，小便复利而大汗出，津液不禁，阳气大虚也。脉微为亡阳，若无外热，但内寒，下利清谷，为纯阴；此以外热，为阳未绝，犹可与四逆汤救之。

吐已下断，汗出而厥，四肢拘急不解，脉微欲绝者，通脉四逆加猪胆汁汤主之。

吐已下断，津液内竭，则不当汗出，汗出者，不当厥；今汗出而厥，四肢拘急不解，脉微欲绝者，阳气大虚，阴气独胜也。若纯与阳药，恐阴为格拒，或呕或躁，不得复入也。与通脉四逆汤加猪胆汁，胆苦入心而通脉，胆寒补肝而和阴，引置阳药，不被格拒。《内经》曰：微者逆之，甚者从之。此之谓也。

吐利发汗，脉平，小烦者，以新虚不胜谷气故也。

《内经》曰：食入于阴，长气于阳。新虚不胜谷气，是生小烦。

辨阴阳易差后劳复病脉证并治第十四

伤寒，阴阳易之为病，其人身体重，少气，少腹里急，或引阴中拘挛，热上冲胸，头重不欲举，眼中生花，膝胫拘急者，烧裈散主之。

大病新差，血气未复，余热未尽，强合阴阳，得病者名曰易。男子病新差未平复，而妇人与之交，得病，名曰阳易；妇人病新差未平复，男子与之交，得病，名曰阴易。以阴阳相感动，其余毒相染著，如换易也。其人病身体重，少气者，损动真气也；少腹里急，引阴中拘挛，膝胫拘急，阴气极也；热上冲胸，头重不欲举，眼中生花者，感动之毒，所易之气，熏蒸于上也。与烧裈散以通阴气。

烧裈散方

上取妇人中裈近隐处剪，烧灰，以水和服方寸匕，日三服。小便即利，阴头微肿，则愈。妇人病，取男子裈裆烧灰[1]。

大病差后，劳复者，枳实栀子豉汤主之[2]。若有宿食者，加大黄如博棋子大五六枚[3]。

病有劳复，有食复。伤寒新差，血气未平，余热未尽，早作劳动病者，名曰劳复。病热少愈而强食之，热有所藏，因其谷气留搏，两阳相合而病

---

[1] 裆：原作"当"，据四库本改。
[2] 豉：原缺，据下文小字注及药方名补。
[3] 博：原作"愽"，据四库本改。

者，名曰食复。劳复，则热气浮越，与枳实栀子豉汤以解之；食复，则胃有宿积，加大黄以下之。

枳实栀子豉汤方

枳实三枚，炙，苦寒　栀子十四枚，擘，苦寒　豉一升，绵裹，苦寒

枳实栀子豉汤，则应吐剂，此云复令微似汗出者，以其热聚于上，苦则吐之；热散于表者，苦则发之。《内经》曰：火淫所胜，以苦发之。此之谓也。

上三味，以清浆水七升，空煮取四升，内枳实、栀子，煮取二升，下豉，更煮五六沸，去滓，温分再服，复令微似汗。

伤寒差已后，更发热者，小柴胡汤主之。脉浮者，以汗解之；脉沉实者，以下解之。

差后余热未尽，更发热者，与小柴胡汤以和解之。脉浮者，热在表也，故以汗解；脉沉者，热在里也，故以下解之。

大病差后，从腰以下有水气者，牡蛎泽泻散主之。

大病差后，脾胃气虚，不能制约肾水，水溢下焦，腰以下为肿也。《金匮要略》曰：腰以下肿，当利小便。与牡蛎泽泻散，利小便而散水也。

牡蛎泽泻散方[①]

牡蛎咸平，熬　泽泻咸寒　栝蒌根苦寒　蜀漆辛平，洗，去腥[②]　葶苈苦寒，熬　商陆根熬，辛酸咸平　海藻咸寒，洗，去咸。已上各等分

[①] 蛎：原作"砺"，据四库本改。
[②] 腥：原作"脚"，据赵刊本、医统本改。

咸味涌泄①，牡蛎、泽泻、海藻之咸以泄水气。《内经》曰：湿淫于内，平以苦，佐以酸辛，以苦泄之。蜀漆、葶苈、栝蒌、商陆之酸辛与苦，以导肿湿。

上七味，异捣，下筛为散，更入臼中治之，白饮和服方寸匕。小便利，止后服，日三服②。

大病差后，喜唾，久不了了者，胃上有寒，当以丸药温之，宜理中丸。

汗后，阳气不足，胃中虚寒，不内津液，故喜唾，不了了。与理中丸以温其胃。

伤寒解后，虚羸少气，气逆欲吐者，竹叶石膏汤主之。

伤寒解后，津液不足而虚羸，余热未尽，热则伤气，故少气，气逆欲吐，与竹叶石膏汤，调胃散热。

竹叶石膏汤方

竹叶二把，辛平　石膏一斤，甘寒　半夏半升，洗，辛温　人参三两，甘温　甘草二两，炙，甘平　粳米半升，甘，微寒　麦门冬一升，甘平，去心

辛甘发散而除热，竹叶、石膏、甘草之甘辛，以发散余热；甘缓脾而益气，麦门冬、人参、粳米之甘，以补不足；辛者散也，气逆者，欲其散，半夏之辛，以散逆气。

上七味，以水一斗煮，取六升，去滓，内粳米，煮米熟，汤成去米，温服一升，日三服。

---

① 涌：原作"勇"，据赵刊本改。
② 服：原缺，据赵刊本补。

病人脉已解，而日暮微烦，以病新差，人强与谷，脾胃气尚弱，不能消谷，故令微烦，损谷则愈。

阳明王于申酉戌，宿食在胃，故日暮微烦，当小下之，以损宿谷。

·辨不可发汗病脉证并治第十五·

夫以为疾病至急，仓卒寻按，要者难得，故重集诸可与不可方治，比之三阴三阳篇中，此易见也。又时有不止是三阴三阳，出在诸可与不可中也。

诸不可汗、不可下，病证药方，前三阴三阳篇中，经注已具者，更不复出；其余无者，于此以后经注备见①。

脉濡而弱，弱反在关，濡反在巅，微反在上，涩反在下。微则阳气不足，涩则无血。阳气反微，中风汗出，而反躁烦，涩则无血，厥而且寒。阳微发汗，躁不得眠。

寸关为阳，脉当浮盛，弱反在关，则里气不及；濡反在巅，则表气不逮。卫行脉外，浮为在上以候卫；微反在上，是阳气不足；荣行脉中，沉为在下以候荣；涩反在下，是无血也。阳微不能固外，腠理开疏，风因客之，故令汗出而躁烦；无血则阴虚，不与阳相顺接，故厥而且寒；阳微无津液，则不能作汗，若发汗则必亡阳而躁。经曰：汗多亡阳，遂虚，恶风烦躁，不得眠也。

动气在右，不可发汗，发汗则衄而渴，心苦烦，饮即吐水。

---

① 于此以后经注备见：原作"于此已经后注备见"，四库本作"于此已后复注备见"，据文意乙改。

动气者，筑筑然气动也。在右者，在脐之右也。《难经》曰：肺内证，脐右有动气，按之牢若痛。肺气不治，正气内虚，气动于脐之右也。发汗则动肺气，肺主气，开窍于鼻，气虚则不能卫血，血溢妄行，随气出于鼻为衄。亡津液，胃燥，则烦渴而心苦烦。肺恶寒，饮水则伤肺，故饮即吐水。

动气在左，不可发汗，发汗则头眩，汗不止，筋惕肉𥆧。

《难经》曰：肝内证，脐左有动气，按之牢若痛。肝气不治，正气内虚，气动于脐之左也。肝为阴之主，发汗，汗不止，则亡阳外虚，故头眩、筋惕肉𥆧。《针经》曰：上虚则眩。

动气在上，不可发汗，发汗则气上冲，正在心端。

《难经》曰：心内证，脐上有动气，按之牢若痛。心气不治，正气内虚，气动于脐之上也。心为阳，发汗亡阳，则愈损心气，肾乘心虚，欲上凌心，故气上冲，正在心端。

动气在下，不可发汗，发汗则无汗，心中大烦，骨节苦疼，目运恶寒，食则反吐，谷不得前。

《难经》曰：肾内证，脐下有动气，按之牢若痛，肾气不治，正气内虚，动气发于脐之下也。肾者主水，发汗则无汗者，水不足也；心中大烦者，肾虚不能制心火也；骨节苦疼者，肾主骨也；目运者，肾病则目䀮䀮如无所见；恶寒者，肾主寒也；食则反吐，谷不得前者，肾水干也。王冰曰：病呕而吐，食久反出，是无水也。

咽中闭塞，不可发汗。发汗则吐血，气欲绝，手足厥冷，欲得蜷卧，不能自温。

咽门者，胃之系。胃经不和，则咽内不利。发汗攻阳，血随发散而上，必吐血也。胃经不和，而反攻表，则阳虚于外，故气欲绝，手足冷，欲蜷而不能自温。

诸脉得数动微弱者，不可发汗，发汗则大便难，腹中干，胃燥而烦，其形相象，根本异源。

动数之脉，为热在表；微弱之脉，为热在里。发汗亡津液，则热气愈甚，胃中干燥，故大便难，腹中干，胃燥而烦。根本虽有表里之异，逆治之后，热传之则一，是以病形相象也。

脉微而弱，弱反在关，濡反在巅；弦反在上，微反在下。弦为阳运，微为阴寒。上实下虚，意欲得温。微弦为虚，不可发汗，发汗则寒栗，不能自还。

弦在上则风伤气，风胜者，阳为之运动；微在下则寒伤血，血伤者，里为之阴寒。外气怫郁为上实，里有阴寒为下虚。表热里寒，意欲得温，若反发汗，亡阳阴独，故寒栗不能自还。

咳者则剧，数吐涎沫，咽中必干，小便不利，心中饥烦，晬时而发，其形似疟，有寒无热，虚而寒栗，咳而发汗，蜷而苦满，腹中复坚。

肺寒气逆，咳者则剧；吐涎沫，亡津液，咽中必干，小便不利；膈中阳气虚，心中饥而烦。一日一夜，气大会于肺，邪正相击，晬时而发，形如寒疟，但寒无热，虚而寒栗。发汗攻阳，则阳气愈虚，阴寒愈甚，故蜷而苦满，腹中复坚。

厥，脉紧，不可发汗，发汗则声乱、咽嘶舌萎，声不得前。

厥而脉紧，则少阴伤寒也，法当温里，而反发汗，则损少阴之气。少阴之脉，入肺中，循喉咙，挟舌本；肾为之本，肺为之标，本盛则标弱，故声乱、咽嘶、舌萎、声不得前。

诸逆发汗，病微者难差；剧者言乱、目眩者死，命将难全。

不可发汗而强发之，轻者因发汗而重而难差；重者脱其阴阳之气，言乱目眩而死。《难经》曰：脱阳者，见鬼，是此言乱也；脱阴者，目盲，是此目眩也。眩非玄而见玄，是近于盲也。

咳而小便利，若失小便者，不可发汗，汗出则四肢厥逆冷。

肺经虚冷，上虚不能治下者，咳而小便利，或失小便。上虚发汗，则阳气外亡。四肢者，诸阳之本，阳虚则不与阴相接，故四肢厥逆冷。

伤寒头痛，翕翕发热，形象中风，常微汗出，自呕者，下之益烦，心中懊憹如饥；发汗则致痓，身强难以屈伸。熏之则发黄，不得小便，灸则发咳唾。

伤寒当无汗、恶寒，今头痛、发热、微汗出，自呕，则伤寒之邪传而为热，欲行于里；若反下之，邪热乘虚流于胸中为虚烦，心懊憹如饥；若发汗，则虚表，热归经络，热甚生风，故身强直而成痓；若熏之，则火热相合，消烁津液，故小便不利而发黄；肺恶火，灸则火热伤肺，必发咳嗽而唾脓。

·辨可发汗病脉证并治第十六①·

大法，春夏宜发汗。

春夏阳气在外，邪气亦在外，故可发汗。

凡发汗，欲令手足俱周，时出以漐漐然，一时间许亦佳。不可令如水流漓。若病不解，当重发汗。汗多必亡阳，阳虚不得重发汗也。

---

① 病脉：原缺，据底本目录补。

汗缓缓出，则表里之邪悉去；汗大出，则邪气不除，但亡阳也。阳虚为无津液，故不可重发汗。

凡服汤发汗，中病便止，不必尽剂。

汗多则亡阳。

凡云可发汗，无汤者，丸、散亦可用，要以汗出为解，然不如汤，随证良验。

《圣济经》曰：汤液主治，本乎腠理壅郁。除邪气者，于汤为宜。《金匮玉函》曰：水能净万物，故用汤也。

夫病脉浮大，问病者，言但便硬尔。设利者，为大逆。硬为实，汗出而解。何以故？脉浮，当以汗解。

经曰：脉浮大应发汗，医反下之，为大逆。便硬难，虽为里实，亦当先解其外，若行利药，是为大逆。结胸虽急，脉浮大，犹不可下，下之即死，况此便难乎？经曰：本发汗而复下之，此为逆；若先发汗，治不为逆。

下利后，身疼痛，清便自调者，急当救表，宜桂枝汤发汗。

《外台》云：里和表病，汗之则愈。

卷第八

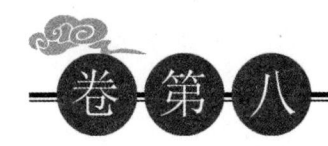

·辨发汗后病脉证并治第十七·[1]

发汗多，亡阳谵语者，不可下，与柴胡桂枝汤和其荣卫，以通津液，后自愈。

胃为水谷之海，津液之主。发汗多，亡津液，胃中燥，必发谵语；此非实热，则不可下，与柴胡桂枝汤和其荣卫，通行津液，津液生则胃润，谵语自止。

此一卷，第十七篇，凡三十一证，前有详说。

·辨不可吐第十八·

合四证，已具太阳篇中。

---

[1] 按：此下各篇原接于卷七之后，未单独成卷，今据赵刊本、医统本、四库本分出第八卷。

辨可吐第十九

大法，春宜吐。

春时阳气在上，邪气亦在上，故宜吐。

凡用吐，汤中病即止，不必尽剂也。

要在适当，不欲过也。

病胸上诸实，胸中郁郁而痛，不能食，欲使人按之，而反有涎唾，下利日十余行，其脉反迟，寸口脉微滑，此可吐之，吐之，利则止。

胸上诸实，或痰实，或热郁，或寒结胸中，郁而痛，不能食，欲使人按之，反有涎唾者，邪在下，按之气下而无涎唾，此按之反有涎唾者，知邪在胸中。经曰：下利脉迟而滑者，内实也。今下利日十余行，其脉反迟，寸口脉微滑，是上实也，故可吐之。《玉函》曰：上盛不已，吐而夺之。

宿食在上脘者，当吐之。

宿食在中下脘者，则宜下；宿食在上脘，则当吐。《内经》曰：其高者因而越之，其下者引而竭之。

病人手足厥冷，脉乍结，以客气在胸中；心下满而烦，欲食不能食者，病在胸中，当吐之。

此与第六卷厥阴门瓜蒂散证同。彼云脉乍紧，此云脉乍结，惟此有异。紧为内实，乍紧则实未深，是邪在胸中；结为结实，乍结则结未深，是邪在胸中，所以证治俱同也。

卷第九

·辨不可下病脉证并治第二十·

脉濡而弱，弱反在关，濡反在巅，微反在上，涩反在下。微则阳气不足，涩则无血。阳气反微，中风汗出，而反躁烦；涩则无血，厥而且寒。阳微不可下，下之则心下痞硬。

阳微下之，阳气已虚，阴气内甚，故心下痞硬。

动气在右，不可下。下之则津液内竭，咽燥鼻干、头眩心悸也。

动气在右，肺之动也。下之伤胃动肺，津液内竭，咽燥鼻干者，肺属金，主燥也；头眩，心悸者，肺主气而虚也。

动气在左，不可下，下之则腹内拘急，食不下，动气更剧，虽有身热，卧则欲蜷。

动气在左，肝之动也。下之损脾而肝气益胜，复行于脾，故腹内拘急，食不下，动气更剧也。虽有身热，以里气不足，故卧则欲蜷。

动气在上，不可下，下之则掌握热烦，身上浮冷，热汗自泄，欲得水自灌。

动气在上，心之动也。下之则伤胃，内动心气。心为火，主热。《针经》曰：心所生病者，掌中热。肝为藏中之阴，病则虽有身热，卧则欲蜷，作表热里寒也；心为藏中之阳，病则身上浮冷，热汗自泄，欲得水自灌，作表寒里热也。二藏阴阳寒热，明可见焉。

动气在下，不可下。下之则腹胀满，卒起头眩，食则下清谷，心下痞也。

动气在下，肾之动也。下之则伤脾，肾气则动，肾寒乘脾，故有腹满，头眩，下清谷、心下痞之证也。

咽中闭塞，不可下。下之则上轻下重，水浆不下，卧则欲蜷，身急痛，下利日数十行。

咽中闭塞，胃已不和也。下之则闭塞之邪为上轻，复伤胃气为下重，至水浆不下，卧则欲蜷，身急痛，下利日数十行，知虚寒也。

诸外实者，不可下，下之则发微热，亡脉厥者，当脐握热。

外实者，表热也，汗之则愈，下之为逆。下后里虚，表热内陷，故发微热。厥深者，热亦深，亡脉厥者，则阳气深陷，客于下焦，故当脐握热。

诸虚者，不可下，下之则大渴，求水者易愈，恶水者剧。

《金匮玉函》曰：虚者十补，勿一泻之。虚家下之为重虚，内竭津液，故令大渴。求水者，阳气未竭，而犹可愈；恶水者，阳气已竭，则难可制。

脉濡而弱，弱反在关，濡反在巅，弦反在上，微反在下。弦为阳运，微为阴寒，上实下虚，意欲得温。微弦为虚，虚者不可下也。

虚家下之，是为重虚。《难经》曰：实实虚虚，损不足益有余。此者，是中工所害也。

微则为咳①，咳则吐涎，下之则咳止，而利因不休，利不休，则胸中如虫啮，粥入则出，小便不利，两胁拘急，喘息为难，颈背相引，臂则不仁，极寒反汗出，身冷若冰，眼睛不慧，语言不休，而谷气多入，此为除中，口虽欲言，舌不得前。

《内经》曰：感于寒，则受病。微则为咳，甚则为泄、为痛。肺感微寒为咳，则脉亦微也。下之，气下咳虽止，而因利不休，利不休则夺正气，而成危恶。胸中如虫啮，粥入则出，小便不利，两胁拘急，喘息为难者，里气损也。颈背相引，臂为不仁，极寒反汗出，身冷如冰者，表气损也。表里损极，至阴阳俱脱，眼睛不慧，语言不休。《难经》曰：脱阳者见鬼，脱阴者目盲。阴阳脱者，应不能食，而谷多入者，此为除中，是胃气除去也。口虽欲言，舌不得前，气已衰脱，不能运也。

脉濡而弱，弱反在关，濡反在巅，浮反在上，数反在下。浮为阳虚，数为无血，浮为虚，数为热。浮为虚，自汗出而恶寒；数为痛，振寒而栗。微弱在关，胸下为急，喘汗而不得呼吸，呼吸之中，痛在于胁，振寒相搏，形如疟状，医反下之，故令脉数发热，狂走见鬼，心下为痞，小便淋沥，小腹甚硬，小便则尿血也。

弱在关，则阴气内弱；濡在巅，则阳气外弱。浮为虚，浮在上，则卫不足也，故云阳虚。阳虚不固，故腠理汗出、恶寒；数亦为虚，数在下则荣不及，故去亡血。亡血则不能温润脏腑，脉数而痛，振而寒栗。微弱在关，邪气传里也，里虚遇邪，胸下为急，喘而汗出，胁下引痛，振寒如疟。此里邪未实，表邪未解，医反下之，里气益虚，邪热内陷，故脉数、发热、狂走见鬼，心下为痞，此热陷于中焦者也。若热气深陷，则客于下焦，使小便淋沥，小腹甚硬，小便尿血也。

① 咳：原作"逆"，据赵刊本、四库本改。

脉濡而紧，濡则卫气微，紧则荣中寒。阳微卫中风，发热而恶寒；荣紧胃气冷，微呕心内烦。医为有大热，解肌而发汗。亡阳虚烦躁，心下苦痞坚。表里俱虚竭，卒起而头眩。客热在皮肤，怅怏不得眠。不知胃气冷，紧寒在关元。技巧无所施，汲水灌其身。客热应时罢，栗栗而振寒。重被而覆之，汗出而冒巅。体惕而又振，小便为微难。寒气因水发，清谷不容间。呕变反肠出，颠倒不得安。手足为微逆，身冷而内烦。迟欲从后救，安可复追还。

　　胃冷荣寒，阳微中风，发热恶寒，微呕心烦。医不温胃，反为有热，解肌发汗，则表虚亡阳，烦躁，心下痞坚。先里不足，发汗又虚其表，表里俱虚竭，卒起头眩。客热在表，怅怏不得眠。医不救里，但责表热，汲水灌洗以却热，客热易罢，里寒益增，栗而振寒。复以重被覆之，表虚遂汗出，愈使阳气虚也。巅，顶也。巅冒而体振寒，小便难者，亡阳也。寒因水发，下为清谷，上为呕吐，外有厥逆，内为躁烦，颠倒不安，虽欲拯救不可得也。《本草》曰：病势已过，命将难全。

　　脉浮而大，浮为气实，大为血虚，血虚为无阴。孤阳独下阴部者，小便当赤而难，胞中当虚，今反小便利，而大汗出，法应卫家当微，今反更实，津液四射，荣竭血尽，干烦而不得眠，血薄肉消，而成暴液。医复以毒药攻其胃，此为重虚，客阳去有期，必下如污泥而死。

　　卫为阳，荣为阴。卫气强实，阴血虚弱，阳乘阴虚，下至阴部。阴部，下焦也。阳为热则消津液，当小便赤而难；今反小便利而大汗出者，阴气内弱也。经曰：阴弱者，汗自出。是以卫家不微而反更实，荣竭血尽，干烦而不眠，血薄则肉消而成暴液者，津液四射也。医反下之，又虚其里，是为重虚。孤阳因下而又脱去，气血皆竭，胃气内尽，必下如污泥而死也。

　　脉数者，久数不止，止则邪结，正气不能复，正气却结于藏，故邪气浮之，与皮毛相得。脉数者不可下，下之则必烦，利不止。

　　数为热，止则邪气结于经络之间，正气不能复行于表，则却结于藏，邪气独浮于皮毛。下之虚其里，邪热乘虚而入，里虚协热，必烦利不止。

脉浮大，应发汗，医反下之，此为大逆。

浮大属表，故不可下。病欲吐者，不可下。

呕多，虽有阳明证，不可攻之。

为邪犹在胸中也。

太阳病，外证未解，不可下，下之为逆。

表未解者，虽有里证亦不可下，当先解外为顺；若反下之，则为逆也。经曰：本发汗而复下之，此为逆也。若先发汗，治不为逆。

夫病阳多者热，下之则硬。

阳热证多，则津液少，下之虽除热，复损津液，必便难也。或谓阳多者，表热也，下之则心下硬。

无阳阴强，大便硬者，下之则必清谷腹满。

无阳者，亡津液也；阴强者，寒多也。大便硬则为阴结，下之虚胃，阴寒内甚，必清谷腹满。

伤寒发热头痛，微汗出。发汗则不识人；熏之则喘，不得小便，心腹满；下之则短气，小便难，头痛背强；加温针则衄。

伤寒则无汗，发热，头痛，微汗出者，寒邪变热，欲传于里也。发汗则亡阳，增热，故不识人；若以火熏之，则火热伤气，内消津液，结为里实，故喘，不得小便，心腹满；若反下之，则内虚津液，邪欲入里，外动经络，故短气，小便难，头痛，背强；若加温针，益阳增热，必动其血而为衄也。

伤寒脉阴阳俱紧，恶寒发热，则脉欲厥。厥者，脉初来大，渐渐小，更来渐渐大，是其候也。如此者恶寒，甚者翕翕汗出，喉中痛；热多者，目赤脉多，睛不慧。医复发之，咽中则伤；若复下之，则两目闭，寒多者便清谷，热多者便脓血；若熏之，则身发黄；若熨之，则咽燥。若小便利者，可救之；小便难者，为危殆。

脉阴阳俱紧，则清邪中上，浊邪中下，太阳少阴俱感邪也。恶寒者少阴，发热者太阳，脉欲厥者，表邪欲传里也。恶寒甚者，则变热，翕翕汗出，喉中痛，以少阴之脉循喉咙故也。热多者，太阳多也；目赤脉多者，睛不慧，以太阳之脉起于目故也。发汗攻阳，则少阴之热，因发而上行，故咽中伤。若复下之，则太阳之邪，因虚而内陷，故两目闭。阴邪下行为寒多，必便清谷；阳邪下行为热多，必便脓血。熏之，则火热甚，身必发黄。熨之，则火热轻，必为咽燥。小便利者，为津液未竭，犹可救之；小便难者，津液已绝，则难可制，而危殆矣。

伤寒发热，口中勃勃气出，头痛目黄，衄不可制，贪水者必呕，恶水者厥。若下之，咽中生疮，假令手足温者，必下重，便脓血。头痛目黄者，若下之，则两目闭。贪水者，脉必厥，其声嘤，咽喉塞；若发汗，则战栗，阴阳俱虚。恶水者，若下之，则里冷不嗜食，大便完谷出；若发汗，则口中伤，舌上白胎，烦燥。脉数实，不大便六七日，后必便血；若发汗，则小便自利也。

伤寒发热，寒变热也。口中勃勃气出，热客上膈也。头痛目黄，血不可制者，热烝于上也。《千金》曰：无阳即厥，无阴即呕。贪水者必呕，则阴虚也；恶水者厥，则阳虚也。发热口中勃勃气出者，咽中已热也。若下之亡津液，则咽中生疮，热因里虚而下。若热气内结，则手足必厥。设手足温者，热气不结而下行，作协热利，下重便脓血也。头痛目黄者，下之，热气内伏，则目闭也。贪水为阴虚，下之又虚其里，阳气内陷，故脉厥声嘤，咽喉闭塞。阴虚发汗，又虚其阳，使阴阳俱虚而战栗也。恶水为阳虚，下之又虚胃气，虚寒内甚，故里冷不嗜食。阳虚发汗，则上焦虚燥，故口中伤烂，舌上白胎而烦燥也。经曰：脉数不解，热则消谷喜饥。至六七日不大便者，此有瘀血，此脉数实，不大便六七日，热畜血于内也。七日之后，邪热渐解，迫血下行，必便血也。便血发汗，阴阳俱虚，故小便利。

下利脉大者，虚也，以其强下之故也。设脉浮革，因尔肠鸣者，属当归四逆汤主之。

脉大为虚，以未应下而下之，利因不休也。浮者，按之不足也；革者，实大而长微弦也。浮为虚，革为寒，寒虚相搏，则肠鸣。与当归四逆汤，补虚散寒。

·辨可下病脉证并治第二十一·

大法，秋宜下。

秋时阳气下行，则邪亦在下，故宜下。

凡服下药，用汤胜丸，中病即止，不必尽剂也。

汤之为言荡也，涤荡肠胃，溉灌藏府，推陈燥结，却热下寒，破散邪疫，理导润泽枯槁，悦人皮肤，益人血气。水能净万物，故胜丸、散。中病即止者，如承气汤证云：若一服，利而止后服。又曰：若一服，谵语止，更莫复服。是不尽剂也。

下利，三部脉皆平，按之心下硬者，急下之，宜大承气汤。

下利者，脉当微厥，今反和者，此为内实也。下利，三部脉平者，已为实，而又按之心下硬，则知邪甚也，故宜大承气汤下之。

下利，脉迟而滑者，内实也。利未欲止，当下之，宜大承气汤。

经曰：脉迟者，食干物得之。《金匮要略》曰：滑则谷气实。下利脉迟而滑者，胃有宿食也。脾胃伤食，不消水谷，是致下利者，为内实。若但以温中厚肠之药，利必不止，可与大承气汤下去宿食，利自止矣。

问曰：人病有宿食，何以别之？师曰：寸口脉浮而大，按之反涩，尺中亦微而涩，故知有宿食，当下之，宜大承气汤。

寸以候外，尺以候内；浮以候表，沉以候里。寸口脉浮大者，气实血虚也；按之反涩，尺中亦微而涩者，胃有宿食，里气不和也。与大承气汤，以下宿食。

下利，不欲食者，以有宿食故也，当宜下之，与大承气汤。

伤食则恶食，故不欲食，如伤风恶风、伤寒恶寒之类也。

下利差后，至其年月日复发者，以病不尽故也，当下之，宜大承气汤。

乘春，则肝先受之；乘夏，则心先受之；乘至阴，则脾先受之；乘秋，则肺先受之。假令春时受病，气必伤肝，治之难愈，邪有不尽者，至春时元受月日，内外相感，邪必复动而病也①。下利为肠胃疾，宿积不尽，故当下去之。

下利，脉反滑，当有所去，下之乃愈，宜大承气汤。

《脉经》曰：脉滑者，为病食也。下利脉滑，则内有宿食，故云当有所去。与大承气汤，以下宿食。

病腹中满痛者，此为实也，当下之，宜大承气汤。

《金匮要略》曰：病者腹满，按之不痛为虚，痛为实，可下之。腹中满

---

① 病：原作"痛"，据医统本、四库本改。

痛者，里气壅实也，故可下之。

伤寒后脉沉。沉者，内实也，下解之，宜大柴胡汤。

伤寒后，为表已解，脉沉，为里未和，与大柴胡汤以下内实。经曰：伤寒差已后更发热，脉沉实者，以下解之。

脉双弦而迟者，必心下硬；脉大而紧者，阳中有阴也，可以下之，宜大承气汤。

《金匮要略》曰：脉双弦者，寒也。经曰：迟为在藏。脉双弦而迟者，阴中伏阳也，必心下硬。大则为阳，紧则为寒，脉大而紧者，阳中伏阴也，与大承气汤以分阴阳。

卷第十

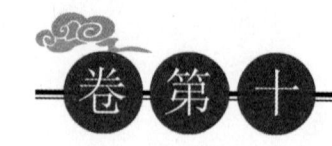

辨发汗吐下后病脉证并治第二十二[①]

此第十卷，第二十二篇，凡四十八证，前三阴三阳篇中悉具载之。

卷内音释，上卷已有。

此已下诸方，于随卷本证下虽已有，缘止以加减言之，未甚明白，似于览者检阅未便，今复校勘，备列于后。

桂枝加葛根汤主之方

葛根四两　芍药二两　甘草二两　生姜三两，切　大枣十二枚，擘　桂枝二两，去皮　麻黄三两，去节

上七味，以水一斗，先煮麻黄、葛根，减二升，去上沫，内诸药，煮取三升，去滓。温服一升，覆取微似汗，不须啜粥，余如桂枝汤法[②]。

[①] 二十二：原误作"二十三"，据赵刊本、四库本及下文所述改。
[②] 汤：原缺，据四库本补。

桂枝加厚朴杏子汤方

于桂枝汤方内，加厚朴二两，杏仁五十个，去皮尖，余依前法。

桂枝加附子汤方

于桂枝汤方内，加附子一枚，炮，去皮，破八片，余依前法。术附汤方，附于此方内，去桂枝，加白术四两，依前法。

桂枝去芍药汤方

于桂枝汤方内，去芍药，余依前法。

桂枝去芍药加附子汤方

于桂枝汤方内，去芍药，加附子一枚，炮，去皮，破八片，余依前法。

桂枝麻黄各半汤方

桂枝一两十六铢，去皮　芍药　生姜切　甘草炙　麻黄去节。各一两　大枣四枚，擘　杏仁二十四个，汤浸，去皮尖及两仁者

上七味，以水五升，先煮麻黄一二沸，去上沫，内诸药，煮取一升八合，去滓，温服六合。

桂枝二麻黄一汤方

桂枝一两十七铢，去皮　芍药一两六铢　麻黄十六铢，去节　生姜一两六铢，切　杏仁十六个，去皮尖　甘草一两二铢，炙　大枣五枚，擘

上七味，以水五升，先煮麻黄一二沸，去上沫，内诸药，煮取二升，去滓，温服一升，日再。

白虎加人参汤方

于白虎汤方内,加人参三两,余依白虎汤法。

桂枝去桂加茯苓白术汤方

于桂枝汤方内,去桂枝,加茯苓、白术各三两,余依前法,煎服。小便利则愈。

已上九方,病证并在第二卷内。

葛根加半夏汤方

于葛根汤方内,加入半夏半升,余依葛根汤法。

桂枝加芍药生姜人参新加汤方

于第二卷桂枝汤方内,更加芍药、生姜各一两,人参三两,余依桂枝汤法服。

栀子甘草豉汤方

于栀子豉汤方内,加入甘草二两,余依前法。得吐,止后服。

栀子生姜豉汤方

于栀子豉汤方内,加生姜五两,余依前法。得吐,止后服。

柴胡加芒硝汤方

于小柴胡汤内,加芒硝六两,余依前法。服不解,更服。

桂枝加桂汤方

于第二卷桂枝汤方内，更加桂二两，共五两，余依前法。

已上六方，病证并在第三卷内。

柴胡桂枝汤方

桂枝去皮　黄芩　人参各一两半　甘草一两，炙　半夏二合半　芍药一两半　大枣六枚，擘　生姜一两半，切　柴胡四两

上九味，以水七升，煮取三升，去滓，温服。

附子泻心汤方

大黄二两　黄连　黄芩各一两　附子一枚，炮，去皮，破，别煮取汁

上四味，切三味，以麻沸汤二升渍之，须臾，绞去滓，内附子汁，分温再服。

生姜泻心汤方

生姜四两，切　甘草三两，炙　人参三两　干姜一两　黄芩三两　半夏半升，洗　黄连一两　大枣十二枚

上八味，以水一斗，煮取六升，去滓，再煎，取三升。温服一升，日三服。

甘草泻心汤方

甘草四两　黄芩三两　干姜三两　半夏半升，洗　黄连一两　大枣十二枚，擘

上六味，以水一斗，煮取六升，去滓，再煎取三升，温服一升，日三服。

黄芩加半夏生姜汤方

于黄芩汤方内，加半夏半升，生姜一两半，余依黄芩汤法服。

已上五方，病证并在第四卷内。

桂枝加大黄汤方

桂枝三两，去皮　大黄一两　芍药六两　生姜三两，切　甘草二两，炙　大枣十二枚，擘

上六味，以水七升，煮取三升，去滓，温服一升，日三服。

桂枝加芍药汤方

于第二卷桂枝汤方内，更加芍药三两，随前共六两，余依桂枝汤法。

四逆加吴茱萸生姜汤方

当归二两　芍药三两　甘草二两，炙　通草二两　桂枝三两，去皮　细辛三两　生姜半斤，切　大枣二十五枚，擘　吴茱萸二升

上九味，以水六升、清酒六升和煮，取五升，去滓，温分五服。

一方水酒各四升。

已上三方，病证并在第六卷内。

四逆加人参汤方

于四逆汤方内，加人参一两，余依四逆汤法服。

四逆加猪胆汁汤方

于四逆汤方内，加入猪胆汁半合，余依前法服。如无猪胆，以羊胆代之。

已上二方，病证并在第七卷内。

金匮要略方论

(汉) 张仲景 撰
王晓波 校点

目　录

提要 ··· 225
新编金匮要略方论序 ··· 226
卷上 ··· 227
　脏腑经络先后病脉证第一 ·· 227
　痉湿暍病脉证治第二 ·· 230
　百合狐惑阴阳毒病脉证治第三 ··· 235
　疟病脉证并治第四 ··· 240
　中风历节病脉证并治第五 ·· 242
　血痹虚劳病脉证并治第六 ·· 247
　肺痿肺痈咳嗽上气病脉证治第七 ·· 251
　奔豚气病脉证治第八 ·· 256
　胸痹心痛短气病脉证治第九 ·· 258
　腹满寒疝宿食病脉证治第十 ·· 261
卷中 ··· 268
　五脏风寒积聚病脉证并治第十一 ·· 268
　痰饮咳嗽病脉证并治第十二 ·· 271
　消渴小便利淋病脉证并治第十三 ·· 279
　水气病脉证并治第十四 ··· 281
　黄疸病脉证并治第十五 ··· 288
　惊悸吐衄下血胸满瘀血病脉证治第十六 ······································· 292
　呕吐哕下利病脉证治第十七 ·· 294
　疮痈肠痈浸淫病脉证并治第十八 ·· 304
　趺蹶手指臂肿转筋阴狐疝蛔虫病脉证治第十九 ······························ 306
卷下 ··· 309
　妇人妊娠病脉证并治第二十 ·· 309
　妇人产后病脉证治第二十一 ·· 312

妇人杂病脉证并治第二十二……………………………………………… 315
杂疗方第二十三…………………………………………………………… 321
禽兽鱼虫禁忌并治第二十四……………………………………………… 326
果实菜谷禁忌并治第二十五……………………………………………… 335

提 要

《金匮要略方论》，简称《金匮要略》，亦名《金匮玉函经》，东汉张仲景撰。

仲景所著书，有《伤寒杂病论》。

《金匮要略方论》原为《伤寒杂病论》中之杂病部分，经晋代王叔和编次整理，名曰《金匮玉函要略方》，共三卷，后散佚。北宋王洙得之于馆阁残简中，林亿、孙奇等人据以整理编校，取其中杂病部分厘定，仍为三卷，改名《金匮要略方论》。虽已非王叔和整理本之全貌，但"尚未失其初旨，尤可宝也"。该书共二十五篇，载病六十四种，列方二百六十二首，既有内科诸病的辨证治疗，也有外科疾病及妇科病的辨治，理法方药完备，富有临床实践指导意义，为后世中医内科学和妇科学奠定了基础，被誉为医方之祖。

是书自北宋刊行以来，后世多有刊本和注本问世。本书所收《金匮要略方论》，以《四部丛刊》影印明嘉靖俞桥刊本为底本，以明万历赵开美刊本（简称万历本）、清同治二年上洋经义斋《金匮玉函经二注》刊本（简称同治本）为校本，另参校了元邓珍序刊本（简称邓珍本）、明《古今医统正脉全书》本（简称医统本）。

本书所引参校之他书，除《注解伤寒论》为《四部丛刊》本、《金匮要略心典》为雍正十年刻本外，其余皆为文渊阁《四库全书》本。

新编金匮要略方论序

　　张仲景为《伤寒杂病论》，合十六卷。今世但传《伤寒论》十卷，杂病未见其书，或于诸家方中载其一二矣。翰林学士王洙在馆阁日，于蠹简中得仲景《金匮玉函要略方》三卷，上则辩伤寒，中则论杂病，下则载其方，并疗妇人，乃录而传之士流，才数家耳。尝以对方证对者，施之于人，其效若神。然而或有证而无方，或有方而无证，救疾治病，其有未备。国家诏儒臣校正医书，臣奇先校定《伤寒论》，次校定《金匮玉函经》，今又校成此书，仍以逐方次于证候之下，使仓卒之际，便于检用也。又采散在诸家之方，附于逐篇之末，以广其法。以其伤寒文多节略，故取自杂病以下，终于饮食禁忌，凡二十五篇，除重复，合二百六十二方，勒成上中下三卷，依旧名曰《金匮方论》。臣奇尝读《魏志·华佗传》云："出书一卷，曰此书可以活人。"每观华佗，凡所疗病，多尚奇怪，不合圣人之经。臣奇谓活人者，必仲景之书也。大哉！炎农圣法，属我盛旦！恭惟主上丕承大统，抚育元元，颁行方书，拯济疾苦，使和气盈溢而万物莫不尽和矣。

太子右赞善大夫臣高保衡
尚书都官员外郎臣孙奇
尚书司封郎中充秘阁校理臣林亿等传上

　　仲景《金匮》，录岐黄《素》《难》之方近将千卷，患其混杂烦重，有求难得，故周流华裔九州之内，收合奇异，捃拾遗逸，拣选诸经筋髓，以为《方论》一编，其诸救疗暴病，使知其次第。凡此药石者，是诸仙之所造，服之将来，固无夭横，或治疗不早，或被师误，幸具详焉。

　　宋学士王洙得是书于蠹简，林亿等虽校理重刻，元、金以来，世寡经见。诸家或载《金匮》方治，多于他书中得之耳。不然，何未有一人能语其颠末者？嗟予小子，幸获伏读，敢不宝惜！

山南真逸俞桥识

卷上

·脏腑经络先后病脉证第一·

论十三首，脉证二条

问曰：上工治未病，何也？师曰：夫治未病者，见肝之病，知肝传脾，当先实脾。四季脾王不受邪，即勿补之。中工不晓相传，见肝之病，不解实脾，惟治肝也。夫肝之病，补用酸①，助用焦苦，益用甘味之药调之。酸入肝，焦苦入心，甘入脾。脾能伤肾，肾气微弱则水不行，水不行则心火气盛，心火气盛则伤肺；肺被伤则金气不行，金气不行则肝气盛，故实脾则肝自愈。此治肝补脾之要妙也。肝虚则用此法，实则不在用之。经曰"虚虚实实，补不足，损有余"，是其义也。余脏准此②。

夫人禀五常，因风气而生长。风气虽能生万物，亦能害万物，如水能浮舟，亦能覆舟。若五脏元真通畅，人即安和。客气邪风，中人多死。千般疢难③，不越三条：一者，经络受邪入脏腑，为内所因也；二者，四肢、九窍，血脉相传，壅塞不通，为外皮肤所中也；三者，房室、金刃、虫兽所伤。以此详之④，病由都尽。

---

① 酸：原作"醋"，据万历本、医统本、同治本及下文所述改。
② 脏：原作"藏"，"藏"通"脏"。径改，下同。
③ 疢：原作"灾"，据万历本、医统本改。
④ 此：原作"凡"，据万历本、同治本改。

若人能养慎，不令邪风干忤经络，适中经络，未流传腑脏，即医治之；四肢才觉重滞，即导引、吐纳、针灸、膏摩，勿令九窍闭塞；更能无犯王法、禽兽灾伤，房室勿令竭乏①，服食节其冷、热、苦、酸、辛、甘，不遗形体有衰②，病则无由入其腠理。腠者，是三焦通会元真之处，为血气所注；理者，是皮肤、脏腑之文理也。

问曰：病人有气色见于面部，愿闻其说。师曰：鼻头色青，腹中痛，苦冷者，死。一云腹中冷，苦痛者死。鼻头色微黑者，有水气；色黄者，胸上有寒；色白者，亡血也。设微赤非时者，死。其目正圆者，痓③，不治。又色青为痛，色黑为劳，色赤为风，色黄者便难，色鲜明者有留饮。

师曰：病人语声寂然喜惊呼者，骨节间病；语声喑喑然不彻者，心膈间病；语声啾啾然细而长者，头中病。一作痛。

师曰：息摇肩者，心中坚；息引胸中上气者，咳；息张口短气者，肺痿唾沫。

师曰：吸而微数，其病在中焦，实也，当下之即愈，虚者不治。在上焦者其吸促，在下焦者其吸远，此皆难治。呼吸动摇振振者，不治。

师曰：寸口脉动者，因其王时而动。假令肝王色青，四时各随其色。肝色青而反色白，非其时色脉，皆当病。

问曰：有未至而至，有至而不至，有至而不去，有至而太过，何谓也？师曰：冬至之后，甲子夜半少阳起，少阳之时，阳始生，天得温和。以未得甲子，天因温和，此为未至而至也；以得甲子而天未温和，此为至而不至也；以得甲子而天大寒不解，此为至而不去也；以得甲子而天温如盛夏五六月时，此为至而太过也。

---

① 乏：原作"之"，据邓珍本、同治本改。
② 遗：万历本、同治本作"遗"。
③ 痓：原作"痉"，据万历本改。

师曰：病人脉浮者在前，其病在表；浮者在后，其病在里。腰痛、背强不能行，必短气而极也。

问曰：经云厥阳独行，何谓也？师曰：此为有阳无阴，故称厥阳。

问曰：寸脉沉大而滑，沉则为实，滑则为气。实气相搏①，血气入脏即死，入腑即愈，此为卒厥。何谓也？师曰：唇口青，身冷，为入脏即死；如身和，汗自出，为入腑即愈。

问曰：脉脱，入脏即死，入腑即愈，何谓也？师曰：非为一病，百病皆然。譬如浸淫疮，从口起流向四肢者，可治；从四肢流来入口者，不可治。病在外者可治，入里者即死。

问曰：阳病十八，何谓也？师曰：头痛，项、腰、脊、臂、脚掣痛。阴病十八，何谓也？师曰：咳、上气、喘、哕、咽、肠鸣、胀满、心痛、拘急。五脏病各有十八，合为九十病；人又有六微，微有十八病，合为一百八病。五劳、七伤、六极，妇人三十六病，不在其中。清邪居上，浊邪居下，大邪中表，小邪中里，䅽饪之邪②，从口入者，宿食也。五邪中人，各有法度。风中于前，寒中于暮，湿伤于下，雾伤于上，风令脉浮，寒令脉急，雾伤皮腠，湿流关节，食伤脾胃，极寒伤经，极热伤络。

问曰：病有急当救里救表者，何谓也？师曰：病，医下之，续得下利清谷不止，身体疼痛者，急当救里；后身体疼痛，清便自调者，急当救表也。夫病痼疾，加以卒病，当先治其卒病，后乃治其痼疾也。

师曰：五脏病各有得者愈。五脏病各有所恶，各随其所不喜者为病。病者素不应食，而反暴思之，必发热也。

夫诸病在脏，欲攻之，当随其所得而攻之，如渴者，与猪苓汤。余皆仿此。

---

① 搏：原作"传"，据万历本、医统本、同治本改。
② 饪：原作"饦"，据万历本、同治本改。

痉湿暍病脉证治第二

论一首，脉证十二条，方十一首

太阳病，发热无汗，反恶寒者，名曰刚痉。一作痓，余同。

太阳病，发热汗出而不恶寒，名曰柔痉。

太阳病，发热，脉沉而细者，名曰痉，为难治。

太阳病，发汗太多，因致痉。

夫风病下之则痉，复发汗，必拘急。

疮家虽身疼痛，不可发汗，汗出则痉。

病者身热足寒，颈项强急，恶寒，时头热，面赤目赤，独头动摇，卒口噤，背反张者，痉病也。若发其汗者，寒湿相得，其表益虚，即恶寒甚。发其汗已，其脉如蛇。一云其脉浛浛。

暴腹胀大者，为欲解。脉如故，反伏弦者，痉。

夫痉脉，按之紧如弦，直上下行。一作"筑筑而弦"。《脉经》云：痉家其脉伏，坚直上下。

痉病有灸疮，难治。《脉经》云：痉家其脉伏，坚直上下。

太阳病，其证备，身体强，几几然，脉反沉迟，此为痉。栝楼桂枝汤主之①。

栝蒌桂枝汤方

栝蒌根二两　桂三两　芍药三两　甘草二两　生姜三两　大枣十二枚

上六味②，以水九升，煮取三升，分温三服，取微汗。汗不出，食顷，啜热粥发之。

太阳病，无汗而小便反少，气上冲胸，口噤不得语，欲作刚痉。葛根汤主之。

葛根汤方

葛根四两　麻黄三两，去节　桂二两，去皮　芍药二两　甘草二两，炙　生姜三两　大枣十二枚

上七味，咬咀。以水一斗③，先煮麻黄、葛根，减二升，去沫，内诸药④，煮取三升，去滓，温服一升。覆取微似汗，不须啜粥。余如桂枝汤法将息及禁忌。

痉为病，**一本"痉"字上有"刚"字**。胸满，口噤，卧不着席，脚挛急，必齘齿。可与大承气汤。

大承气汤方

大黄四两，酒洗　厚朴半斤，炙，去皮　枳实五枚，炙　芒硝三合

---

① 栝楼：亦写作"栝蒌"，为同一药物。
② 上：原作"右"，因古书皆从右至左刊刻，故称前文为右。今为方便读者阅读，本书径统为"上"。
③ 斗：原作"升"，据同治本改。
④ 内：通"纳"。下同。

上四味，以水一斗，先煮二物，取五升，去滓，内大黄，煮取二升，去滓，内芒硝，更上火微一二沸①，分温再服，得下止服。

太阳病，关节疼痛而烦，脉沉而细一作缓。者，此名湿痹。《玉函》云：中湿。湿痹之候，小便不利，大便反快，但当利其小便。

湿家之为病，一身尽疼，一云疼烦。发热，身色如熏黄也。

湿家，其人但头汗出，背强，欲得被覆向火。若下之早则哕，或胸满，小便不利，一云利。舌上如胎者，以丹田有热②，胸上有寒，渴欲得饮而不能饮，则口燥烦也。

湿家下之，额上汗出，微喘，小便利一云不利。者，死。若下利不止者，亦死。

风湿相搏③，一身尽疼痛，法当汗出而解，值天阴雨不止，医云此可发汗。汗之病不愈者，何也？盖发其汗，汗大出者，但风气去，湿气在，是故不愈也。若治风湿者，发其汗，但微微似欲出汗者，风湿俱去也。

湿家病，身疼发热，面黄而喘，头痛鼻塞而烦，其脉大，自能饮食，腹中和无病。病在头中寒湿，故鼻塞，内药鼻中则愈。《脉经》云病人喘，而无"湿家病"以下至"而喘"十一字④。

湿家身烦疼，可与麻黄加术汤发其汗为宜，慎不可以火攻之。

麻黄加术汤方

麻黄三两，去节　桂枝二两，去皮　甘草二两，炙　杏仁七十个，去皮尖　白

---

① 沸：原作"弗"，据万历本、医统本改。
② 田：原作"曰"，据万历本、医统本、同治本改。
③ 相搏：原作"相抟"。按"搏"与"抟"（摶）形近，古书常混用。《灵枢经》卷一、《注解伤寒论》卷二、《金匮要略论注》卷二及以上诸本皆作"相搏"，据改。下同，不再出校。
④ 十一：原作"十三"，据万历本及正文字数改。

术四两

上五味，以水九升，先煮麻黄，减二升，去上沫，内诸药，煮取二升半，去滓，温服八合，覆取微似汗。

病者一身尽疼，发热，日晡所剧者，名风湿。此病伤于汗出当风，或久伤取冷所致也。可与麻黄杏仁薏苡甘草汤。

麻黄杏仁薏苡甘草汤方

麻黄去节，半两，汤泡　甘草一两，炙　薏苡仁半两　杏仁十个，去皮尖，炒

上，锉麻豆大，每服四钱匕。水盏半，煮八分，去滓，温服。有微汗，避风。

风湿，脉浮，身重，汗出，恶风者，防己黄耆汤主之①。

防己黄耆汤方

防己一两　甘草半两，炒　白术七钱半　黄耆一两一分，去芦

上，锉麻豆大，每抄五钱匕，生姜四片，大枣一枚，水盏半，煎八分，去滓，温服，良久再服。喘者，加麻黄半两。胃中不和者，加芍药三分。气上冲者，加桂枝三分。下有陈寒者，加细辛三分。服后当如虫行皮中，从腰下如冰。后坐被上，又以一被绕腰以下②，温令微汗，差③。

伤寒八九日，风湿相搏，身体疼痛，不能自转侧，不呕不渴，脉浮虚而涩者，桂枝附子汤主之。若大便坚、小便自利者，去桂加白术汤主之。

---

① 黄耆：一名"黄芪"。下同。
② 又：原作"久"，据万历本、同治本改。
③ 差：通"瘥"，指病愈。下同。

桂枝附子汤方

桂枝四两，去皮　　生姜三两，切　　附子三枚，炮，去皮，破八片　　甘草二两，炙　　大枣十二枚，擘

上五味，以水六升，煮取二升，去滓，分温三服。

白术附子汤方

白术二两　　附子一枚半，炮，去皮　　甘草一两，炙　　生姜一两半，切　　大枣六枚

上五味，以水三升，煮取一升，去滓，分温三服。一服觉身痹，半日许再服，三服都尽，其人如冒状，勿怪，即是术、附并走皮中，逐水气未得除故耳。

风湿相搏，骨节疼烦，掣痛不得屈伸，近之则痛剧，汗出短气，小便不利，恶风不欲去衣，或身微肿者，甘草附子汤主之。

甘草附子汤方

甘草二两，炙　　附子二枚，炮，去皮　　白术二两　　桂枝四两，去皮

上四味，以水六升，煮取三升，去滓，温服一升，日三服。初服得微汗则解，能食。汗出复烦者，服五合。恐一升多者，服六七合为妙。

太阳中暍，发热恶寒，身重而疼痛，其脉弦细芤迟，小便已，洒洒然毛耸，手足逆冷，小有劳，身即热，口开前板齿燥①。若发其汗则其恶寒甚，加温针则发热甚，数下之则淋甚。

太阳中热者，暍是也。汗出恶寒，身热而渴，白虎加人参汤主之。

---

① 口开前板齿燥："前"字原在"开"字之前，据同治本、《注解伤寒论》卷二乙。

白虎人参汤方

知母六两　石膏一斤，碎　甘草二两　粳米六合　人参三两

上五味，以水一斗煮，米熟汤成，去滓，温服一升，日三服。

太阳中暍，身热疼重而脉微弱，此以夏月伤冷水，水行皮中所致也。一物瓜蒂汤主之。

一物瓜蒂汤方

瓜蒂二七个

上锉，以水一升，煮取五合，去滓，顿服。

·百合狐惑阴阳毒病脉证治第三①·

论一首，脉证三条，方十二首②

论曰：百合病者，百脉一宗，悉致其病也。意欲食，复不能食，常默然，欲卧不能卧，欲行不能行，饮食或有美时，或有不用闻食臭时。如寒无寒，如热无热，口苦，小便赤，诸药不能治，得药则剧吐利。如有神灵者，身形如和，其脉微数。每溺时头痛者，六十日乃愈；若溺时头不痛，淅然者，四十日愈；若溺快然，但头眩者，二十日愈。其证或未病而预见，或病四五日而出，或病二十日或一月微见者，各随证治之。

---

① 脉：原脱，据下文所述补。
② 十二：原作"十一"，据万历本、医统本、同治本改。

百合病，发汗后者，百合知母汤主之。

百合知母汤方

百合七枚，擘　知母三两，切

上先以水洗百合，渍一宿，当白沫出，去其水；更以泉水二升，煎取一升，去滓；别以泉水二升煎知母，取一升，去滓；后合和煎，取一升五合，分温再服。

百合病，下之后者，滑石代赭汤主之。

滑石代赭汤方

百合七枚，擘　滑石三两，碎，绵裹　代赭石如弹丸大一枚，碎，绵裹①

上先以水洗百合，渍一宿，当白沫出，去其水；更以泉水二升，煎取一升，去滓；别以泉水二升煎滑石、代赭，取一升，去滓；后合和重煎，取一升五合，分温服。

百合病，吐之后者，用后方主之。

百合鸡子汤方

百合七枚，擘　鸡子黄一枚

上先以水洗百合，渍一宿，当白沫出，去其水；更以泉水二升，煎取一升，去滓；内鸡子黄搅匀，煎五分，温服。

百合病，不经吐、下、发汗，病形如初者，百合地黄汤主之。

---

① "如""丸""碎"原脱，据万历本、医统本、同治本补。

百合地黄汤方

百合七枚，擘　生地黄汁一升

上以水洗百合，渍一宿，当白沫出，去其水；更以泉水二升，煎取一升，去滓；内地黄汁，煎取一升五合，分温再服。中病勿更服，大便当如漆①。

百合病，一月不解，变成渴者②，百合洗方主之。

百合洗方

上以百合一升，以水一斗，渍之一宿以洗身。洗已，食煮饼，勿以盐豉也。

百合病，渴不差者，用后方主之。

栝蒌牡蛎散方

栝蒌根　牡蛎熬，等分

上为细末，饮服方寸匕，日三服。

百合病，变发热者，一作发寒热。百合滑石散主之。

百合滑石散方

百合一两，炙　滑石三两

---

① 当：原作"常"，据万历本改。
② 者：原作"煮"，据万历本改。

上为散，饮服方寸匕，日三服，当微利者，止服，热则除。

百合病，见于阴者，以阳法救之；见于阳者，以阴法救之。见阳攻阴，复发其汗，此为逆；见阴攻阳，乃复下之，此亦为逆。

狐惑之为病，状如伤寒，默默欲眠①，目不得闭，卧起不安。蚀于喉为惑，蚀于阴为狐。不欲饮食，恶闻食臭。其面目乍赤、乍黑、乍白。蚀于上部则声喝，一作嗄。甘草泻心汤主之。

甘草泻心汤方

甘草四两　黄芩　人参　干姜各三两　黄连一两②　大枣十二枚　半夏半斤③

上七味，水一斗，煮取六升，去滓，再煎，温服一升，日三服。

蚀于下部则咽干，苦参汤洗之。

苦参汤方④

苦参一升

以水一斗，煎取七升，去滓，熏洗，日三服。⑤

蚀于肛者，雄黄熏之。

---

① 默默：原作"热默"，据万历本、医统本、同治本改。
② 一两：原作"九两"，万历本、医统本、《金匮要略心典》卷上、《备急千金要方》卷六十二、《外台秘要》卷二、《证治准绳》卷四十七、《医宗金鉴》卷二等并作"一两"，据改。
③ 半斤：医统本、《金匮要略心典》卷上作"半升"。
④ 苦参汤方：原无，据同治本补。
⑤ "苦参"至"日三服"：原脱，据同治本补。

雄黄熏方

上一味，为末，筒瓦二枚合之，烧，向肛熏之①。

《脉经》云：病人或从呼吸上蚀其咽，或从下焦蚀其肛阴②，蚀上为惑，蚀下为狐。狐惑病者，猪苓散主之。

病者脉数无热，微烦，默默但欲卧，汗出。初得之三四日，目赤如鸠眼；七八日，目四眦—本此有"黄"字。黑。若能食者，脓已成也。赤豆当归散主之。

赤小豆当归散方

赤小豆三升，浸令芽出③，曝干　当归④

上二味，杵为散，浆水服方寸匕，日三服。

阳毒之为病，面赤斑斑如锦文，咽喉痛，唾脓血。五日可治，七日不可治。升麻鳖甲汤主之。

阴毒之为病，面目青，身痛如被杖，咽喉痛。五日可治，七日不可治。升麻鳖甲汤去雄黄、蜀椒主之。

升麻鳖甲汤方

升麻二两　当归一两　蜀椒炒去汗，一两　甘草二两　鳖甲手指大一片，炙　雄黄半两，研

---

① 之：原作"方"，据万历本改。
② 蚀：原作"饮"，据万历本及文意改。下文"蚀下为狐"同。
③ 芽：原作"牙"，据万历本、医统本改。
④ "当归"下剂量，医学大成本《金匮要略心典》卷上、《金匮要略论注》卷三作"十两"，疑是。《神农本草经疏》卷二十五作"三两"。

上六味，以水四升，煮取一升，顿服之。老小再服，取汗。

《肘后》《千金方》：阳毒用升麻汤，无鳖甲，有桂；阴毒用甘草汤，无雄黄。

·疟病脉证并治第四·

证二条，方六首

师曰：疟脉自弦，弦数者多热，弦迟者多寒。弦小紧者下之差，弦迟者可温之，弦紧者可发汗、针灸也。浮大者可吐之，弦数者风发也，以饮食消息止之。

病疟，以月一日发，当以十五日愈；设不差，当月尽解。如其不差，当云何①？师曰：此结为癥瘕，名曰疟母，急治之，宜鳖甲煎丸。

鳖甲煎丸方

鳖甲十二分，炙　乌扇三分，烧　黄芩三分　柴胡六分　鼠妇三分，熬　干姜二分②　大黄三分　芍药五分　桂枝三分　葶苈一分，熬　石韦三分，去毛　厚朴三分　牡丹五分，去心　瞿麦二分　紫葳三分③　半夏一分　人参一分　䗪虫五分，熬　阿胶三分，炙④　蜂窠四分，炙　赤消十二分　蜣螂六分，熬　桃仁二分

上二十三味为末，取锻灶下灰一斗，清酒一斛五斗，浸灰，候酒尽一半，着鳖甲于中，煮令泛烂如胶漆，绞取汁，内诸药，煎为丸，如梧子大，空心服七丸，日三服。

---

① 云：原作"去"，据万历本、医统本、同治本改。
② 二分：万历本、医统本作"三分"。
③ 葳：原作"盛"，据同治本改。
④ 阿胶：原作"附胶"，据万历本、医统本改。

《千金方》用鳖甲十二片，又以海藻三分、大戟一分、䗪虫五分，无鼠妇、赤消二味，以鳖甲煎和诸药为丸。

师曰：阴气孤绝，阳气独发，则热而少气烦冤，手足热而欲呕，名曰瘅疟①。若但热不寒者，邪气内藏于心，外舍分肉之间，令人消铄脱肉。

温疟者，其脉如平，身无寒但热，骨节疼烦，时呕。白虎加桂枝汤主之。

白虎加桂枝汤方

知母六两　甘草二两，炙　石膏一斤　粳米二合　桂去皮，三两

上锉，每五钱，水一盏半，煎至八分，去滓，温服，汗出即愈。

疟多寒者，名曰牡疟，蜀漆散主之。

蜀漆散方

蜀漆烧去腥②　云母烧二日夜　龙骨等分

上三味，杵为散。未发前，以浆水服半钱。温疟加蜀漆半分，临发时，服一钱匕。一方"云母"作"云实"。

附《外台秘要》方

牡蛎汤　治牡疟。

牡蛎四两，熬　麻黄去节，四两　甘草二两　蜀漆三两

---

① 瘅：原脱，据万历本、医统本、同治本补。
② 烧：医统本、同治本作"洗"，疑是。

上四味，以水八升，先煮蜀漆、麻黄，去上沫，得六升，内诸药，煮取二升，温服一升。若吐，则勿更服。

柴胡去半夏加栝蒌汤　治疟病发渴者，亦治劳疟。

柴胡八两　人参　黄芩　甘草各三两　栝蒌根四两　生姜二两　大枣十二枚

上七味，以水一斗二升，煮取六升，去滓，再煎取三升，温服一升，日二服。

柴胡桂姜汤　治疟，寒多，微有热，或但寒不热。服一剂如神。

柴胡半斤　桂枝三两，去皮　干姜二两　栝蒌根四两　黄芩三两　牡蛎三两，熬　甘草二两，炙

上七味，以水一斗二升，煮取六升，去滓，再煎取三升，温服一升，日三服。初服微烦，复服汗出便愈。

·中风历节病脉证并治第五·

论一首，脉证三条，方十二首

夫风之为病，当半身不遂，或但臂不遂者，此为痹。脉微而数，中风使然。

寸口脉浮而紧，紧则为寒，浮则为虚。寒虚相搏，邪在皮肤。浮者血虚，络脉空虚，贼邪不泻，或左或右，邪气反缓，正气即急，正气引邪，㖞僻不遂。邪在于络，肌肤不仁；邪在于经，即重不胜；邪入于腑，即不识人；邪入于脏，舌即难言，口吐涎。

侯氏黑散 治大风，四肢烦重，心中恶寒不足者。《外台》：治风癫。

菊花四十分　白术十分　细辛三分　茯苓三分　牡蛎三分　桔梗八分　防风十分　人参三分　矾石三分　黄芩五分　当归三分　干姜三分　芎䓖三分　桂枝三分

上十四味，杵为散，酒服方寸匕①，一日一服。初服二十日，温酒调服，禁一切鱼肉大蒜，常宜冷食，六十日止，即药积在腹中不下也，热食即下矣，冷食自能助药力。

寸口脉迟而缓，迟则为寒，缓则为虚。荣缓则为亡血，卫缓则为中风。邪气中经，则身痒而瘾疹；心气不足，邪气入中，则胸满而短气。

风引汤 除热瘫痫。

大黄　干姜　龙骨各四两　桂枝三两　甘草　牡蛎各二两　寒水石　滑石　赤石脂　白石脂　紫石英　石膏各六两

上十二味，杵，粗筛，以韦囊盛之。取三指撮，井花水三升，煮三沸，温服一升。治大人风引、少小惊痫瘛疭，日数十发②，医所不疗。除热方。巢氏云：脚气宜风引汤。

防己地黄汤 治病如狂状，妄行，独语不休，无寒热，其脉浮。

防己一钱　桂枝三钱　防风三钱　甘草一钱③

上四味，以酒一杯，渍之一宿，绞取汁，生地黄二斤，㕮咀，蒸之如斗米饭，久以铜器盛其汁，更绞地黄汁和，分再服。

---

① 匕：原脱，据万历本、医统本、同治本补。
② 发：原作"后"，据医统本改。
③ 钱：医统本皆作"分"。

头风摩散方

大附子一枚，炮　盐等分

上二味，为散，沐了，以方寸匕，已摩疾上，令药力行。

寸口脉沉而弱，沉即主骨，弱即主筋；沉即为肾，弱即为肝。汗出入水中，如水伤心，历节黄汗出，故曰历节。

趺阳脉浮而滑①，滑则谷气实，浮则汗自出。

少阴脉浮而弱，弱则血不足，浮则为风，风血相搏，即疼痛如掣。盛人脉涩小，短气，自汗出②，历节疼，不可屈伸，此皆饮酒汗出当风所致。诸肢节疼痛，身体尪羸，脚肿如脱，头眩短气，温温欲吐，桂枝芍药知母汤主之。

桂枝芍药知母汤方

桂枝四两　芍药三两　甘草二两　麻黄二两　生姜五两　白术五两　知母四两　防风四两　附子二两，炮

上九味，以水七升，煮取二升，温服七合，日三服。

味酸则伤筋，筋伤则缓，名曰泄；咸则伤骨，骨伤则痿，名曰枯。枯泄相搏，名曰断泄。荣气不通，卫不独行，荣卫俱微，三焦无所御，四属断绝，身体羸瘦，独足肿大，黄汗出，胫冷，假令发热，便为历节也。

病历节③，不可屈伸，疼痛，乌头汤主之。

---

① 趺阳：原作"跌阳"，据同治本改。
② 自汗：原作"血汗"，据万历本、同治本改。
③ 病：原作"痛"，据万历本、同治本改。

乌头汤方　治脚气疼痛，不可屈伸。

麻黄　芍药　黄芪各三两　甘草炙　川乌五枚，咬咀，以蜜二升，煎取一升，即出乌头①

上五味，咬咀四味，以水三升，煮取一升，去滓，内蜜煎中，更煎之，服七合。不知，尽服之。

矾石汤　治脚气冲心。

矾石二两

上一味，以浆水一斗五升，煎三五沸，浸脚良。

附方

《古今录验》续命汤　治中风痱，身体不能自收，口不能言，冒昧不知痛处，或拘急不得转侧。姚云②：与大续命同，兼治妇人产后去血者，及老人小儿。

麻黄　桂枝　当归　人参　石膏　干姜　甘草各三两　芎䓖一两五钱③　杏仁四十枚

上九味，以水一斗，煮取四升，温服一升④，当小汗，薄覆脊，凭几坐，汗出则愈，不汗更服。无所禁，勿当风。并治但伏不得卧，咳逆上气，面目浮肿。

《千金》三黄汤　治中风，手足拘急，百节疼痛，烦热心乱，恶寒，经日不欲饮食。

---

① 乌头：原作"乌豆"，据医统本改。
② 姚：原脱，据万历本、医统本补。
③ 一两五钱：原缺，据同治本补。
④ 温服一升：原缺，据万历本、医统本、同治本补。

麻黄五钱　独活四钱　细辛二钱　黄芪二钱　黄芩三钱

上五味，以水六升，煮取二升，温三服。一服小汗，二服大汗。心热，加大黄二钱；腹痛，加枳实一枚；气逆，加人参三钱；悸，加牡蛎三钱；渴，加栝蒌根三钱；先有寒，加附子一枚。

《近效方》术附汤　治风虚，头重眩，苦极，不知食味。暖肌补中，益精气。

白术二两　附子一枚半，炮，去皮　甘草一两，炙

上三味，锉，每五钱匕，姜五片，枣一枚，水盏半，煎七分，去滓，温服。

崔氏八味丸　治脚气上入，小腹不仁。

干地黄八两　山茱萸　署蓣各四两　泽泻　茯苓　牡丹皮各三两　桂枝　附子炮，各一两

上八味，末之，炼蜜和丸梧子大。酒下十五丸，日再服。

《千金方》越婢加术汤　治肉极①，热则身体津脱，腠理开，汗大泄，厉风气，下焦脚弱。

麻黄六两　石膏半斤　生姜三两　甘草二两　白术四两　大枣十五枚

上六味，以水六升，先煮麻黄，去上沫，内诸药，煮取三升，分温三服。恶风加附子一枚，炮。

---

① 肉：原作"内"，据万历本、医统本改。

血痹虚劳病脉证并治第六

论一首，脉证九条，方九首

问曰：血痹病从何得之？师曰：夫尊荣人，骨弱肌肤盛，重困疲劳汗出，卧不时动摇，加被微风，遂得之。但以脉自微涩，在寸口、关上小紧，宜针引阳气，令脉和紧去则愈。血痹阴阳俱微，寸口、关上微，尺中小紧，外证身体不仁，如风痹状。黄芪桂枝五物汤主之。

黄芪桂枝五物汤方

黄芪三两　芍药三两　桂枝三两　生姜六两　大枣十二枚

上五味，以水六升，煮取二升，温服七合，日三服。一方有人参。

夫男子平人，脉大为劳，极虚亦为劳。

男子面色薄者，主渴及亡血，卒喘悸，脉浮者，里虚也。

男子脉虚沉弦，无寒热，短气里急，小便不利，面色白，时目瞑，兼衄，小腹满，此为劳使之然。

劳之为病，其脉浮大，手足烦，春夏剧，秋冬瘥，阴寒精自出，酸削不能行。

男子脉浮弱而涩，为无子，精气清冷。一作泠。

夫失精家，小腹弦急，阴头寒，目眩，一作目眶痛。发落，脉极虚芤迟，为清谷、亡血、失精。脉得诸芤动微紧，男子失精，女子梦交，桂枝龙骨牡蛎汤主之。

桂枝加龙骨牡蛎汤方《小品》云：虚弱浮热汗出者，除桂，加白微、附子各三分，故曰二加龙骨汤。

桂枝　芍药　生姜各三两　甘草二两　大枣十二枚　龙骨　牡蛎各三两①

上七味，以水七升，煮取三升，分温三服。

天雄散方

天雄三两，炮　白术八两　桂枝六两　龙骨三两

上四味，杵为散，酒服半钱匕，日三服。不知，稍增之。

男子平人，脉虚弱细微者②，善盗汗也。

人年五六十，其病脉大者，痹侠背行，若肠鸣、马刀侠瘿者，皆为劳得之。

脉沉小迟，名脱气。其人疾行则喘喝，手足逆寒，腹满，甚则溏泄，食不消化也。

脉弦而大，弦则为减，大则为芤，减则为寒，芤则为虚，虚寒相搏，此名为革。妇人则半产漏下，男子则亡血失精。

虚劳里急，悸，衄，腹中痛，梦失精，四肢酸痛，手足烦热，咽干口燥，小建中汤主之。

---

① 各三两：原脱，据医统本补。
② 细：原作"经"，据万历本、医统本、同治本改。

小建中汤方

桂枝三两，去皮　甘草三两，炙　大枣十二枚　芍药八两①　生姜二两　胶饴一升

上六味，以水七升，煮取三升，去滓，内胶饴，更上微火消解。温服一升，日三服。呕家不可用建中汤，以甜故也。

《千金》：疗男女因积冷气滞，或大病后不服常，苦四肢沉重，骨肉酸疼，吸吸少气②，行动喘乏，胸满气急，腰背强痛，心中虚悸③，咽干唇燥，面体少色，或饮食无味，胁肋腹胀，头重不举，多卧少起，甚者积年，轻者百日，渐致瘦弱，五藏气竭，则难可复常④，六脉俱不足，虚寒乏气，少腹拘急，羸瘠百病，名曰黄耆建中汤，又有人参二两。

虚劳里急，诸不足，黄耆建中汤主之。于小建中汤内加黄耆一两半，余依上法。气短胸满者，加生姜；腰痛者去枣，加茯苓一两半；及疗肺虚损不足，补气，加半夏三两。

虚劳腰痛，少腹拘急，小便不利者，八味肾气丸主之。方见脚气中。

虚劳诸不足，风气百疾，薯蓣丸主之。

薯蓣丸方

薯蓣三十分　当归　桂枝　曲　干地黄　豆黄卷各十分　甘草二十八分　人参七分　芎䓖　芍药　白术　麦门冬　杏仁各六分　柴胡　桔梗　茯苓各五分　阿胶七分　干姜三分　白敛二分　防风六分　大枣百枚，为膏

上二十一味，末之，炼蜜和丸如弹子大，空腹酒服一丸，一百丸为剂。

---

① 八两：万历本、医统本作"六两"。
② 吸吸：原作"两两"，据万历本、医统本改。
③ 悸：原作"浮"，据万历本、医统本改。
④ 常：原作"当"，据万历本、医统本改。

虚劳虚烦不得眠，酸枣汤主之。

酸枣汤方

酸枣仁一升① 甘草一两 知母二两 茯苓二两 芎䓖二两 《深师》有生姜二两

上五味，以水八升，煮酸枣仁，得六升，内诸药，煮取三升，分温三服。

五劳虚极羸瘦，腹满不能饮食，食伤、忧伤、饮伤、房室伤、饥伤、劳伤、经络荣卫气伤，内有干血，肌肤甲错，两目黯黑。缓中补虚，大黄䗪虫丸主之。

大黄䗪虫丸方

大黄十分,蒸 黄芩二两 甘草三两 桃仁一升 杏仁一升 芍药四两 干地黄十两 干漆一两 虻虫一升 水蛭百枚 蛴螬一升 䗪虫半升

上十二味，末之，炼蜜为丸小豆大，酒饮服五丸，日三服。

附方

《千金翼》炙甘草汤—云复脉汤 治虚劳不足，汗出而闷，脉结悸，行动如常，不出百日，危急者，十一日死。

甘草四两,炙 桂枝 生姜各三两 麦门冬半斤② 麻仁半斤 人参 阿胶各二两 大枣三十枚 生地黄一斤

---

① 一升：万历本、医统本作"二升"。
② 半斤：万历本、医统本作"半升"，下"麻仁半斤"同。

上九味，以酒七升、水八升，先煮八味，取三升，去滓，内胶消尽。温服一升，日三服。

《肘后》獭肝散　治冷劳，又主鬼疰一门相染①。

獭肝一具，炙干，末之，水服方寸匕，日三服。

·肺痿肺痈咳嗽上气病脉证治第七·

论三首，脉证四条，方十六首②

问曰：热在上焦者，因咳为肺痿。肺痿之病，何从得之？师曰：或从汗出，或从呕吐，或从消渴，小便利数，或从便难，又被快药下利，重亡津液，故得之。

曰：寸口脉数，其人咳，口中反有浊唾涎沫者何？师曰：为肺痿之病。若口中辟辟燥，咳即胸中隐隐痛，脉反滑数，此为肺痈，咳唾脓血。脉数虚者为肺痿，数实者为肺痈。

问曰：病咳逆，脉之何以知此为肺痈？当有脓血，吐之则死，其脉何类？师曰：寸口脉微而数，微则为风，数则为热；微则汗出，数则恶寒。风中于卫，呼气不入；热过于荣，吸而不出。风伤皮毛，热伤血脉③。风舍于肺，其人则咳，口干喘满，咽燥不渴，时唾浊沫，时时振寒。热之所过，血为之凝滞，畜结痈脓，吐如米粥。始萌可救，脓成则死。

上气，面浮肿，肩息，其脉浮大，不治，又加利尤甚。

---

① 疰：原作"症"，据万历本改。
② 十六：原作"十五"，据万历本改。
③ 脉：原作"肺"，据医统本改。

上气喘而躁者，属肺胀，欲作风水，发汗则愈。

肺痿，吐涎沫而不咳者，其人不渴，必遗尿，小便数。所以然者，以上虚不能制下故也。此为肺中冷，必眩，多涎唾，甘草干姜汤以温之。若服汤已渴者，属消渴。

甘草干姜汤方

甘草四两，炙　干姜二两，炮

上㕮咀，以水三升，煮取一升五合，去滓，分温再服。

咳而上气，喉中水鸡声，射干麻黄汤主之。

射干麻黄汤方

射干十三枚，一法三两　麻黄四两　生姜四两　细辛　紫苑　款冬花各三两　五味子半升　大枣七枚　半夏大者，洗，八枚，一法半斤①

上九味，以水一斗二升，先煮麻黄两沸，去上沫，内诸药，煮取三升，分温三服。

咳逆上气，时时唾浊，但坐不得眠，皂荚丸主之。

皂荚丸方

皂荚八两，刮去皮，用酥炙

上一味，末之，蜜丸梧子大，以枣膏和汤服三丸，日三夜一服。

---

①　斤：万历本、医统本作"升"。

咳而脉浮者，厚朴麻黄汤主之。

厚朴麻黄汤方

厚朴五两　麻黄四两　石膏如鸡子大　杏仁半升　半夏半升　干姜二两　细辛二两　小麦一升　五味子半升

上九味，以水一斗二升，先煮小麦熟，去滓，内诸药，煮取三升，温服一升，日三服。

脉沉者，泽漆汤主之。

泽漆汤方

半夏半升　紫参五两。一作紫菀　泽漆三斤，以东流水五斗，煮取斗五　生姜五两　白前五两　甘草　黄芩　人参　桂枝各三两

上九味，㕮咀。内泽漆汁中，煮取五升，温服五合，至夜尽。

火逆上气①，咽喉不利，止逆下气者，麦门冬汤主之。

麦门冬汤方

麦门冬七升　半夏一升　人参二两　甘草二两　粳米三合　大枣十二枚

上六味，以水一斗二升，煮取六升，温服一升，日三夜一服。

肺痈，喘不得卧，葶苈大枣泻肺汤主之。

---

① 火：原作"大"，据《金匮要略心典》卷上、《金匮要略论注》卷七、《证治准绳》卷五改。

葶苈大枣泻肺汤方

葶苈炙令黄色，捣丸如弹丸大　　大枣十二枚

上先以水三升，煮枣取二升，去枣，内葶苈，煮取一升，顿服。

咳而胸满，振寒脉数①，咽干不渴，时出浊唾腥臭久久，吐脓如米粥者，为肺痈，桔梗汤主之。

桔梗汤方亦治血痹

桔梗一两　　甘草二两

上二味，以水三升，煮取一升，分温再服，则吐脓血也②。

咳而上气，此为肺胀。其人喘，目如脱状，脉浮大者，越婢加半夏汤主之。

越婢加半夏汤方

麻黄六两　　石膏半斤　　生姜三两　　大枣十五枚　　甘草二两　　半夏半升

上六味，以水六升，先煎麻黄，去上沫，内诸药，煮取一升③，分温三服。

肺胀，咳而上气，烦燥而喘，脉浮者，心下有水，小青龙加石膏汤主之。

---

① 寒脉：原作"脉寒"，据万历本、医统本、同治本乙。
② 也：原作"色"，据万历本、医统本改。
③ 一升：万历本、医统本作"三升"。

小青龙加石膏汤方《千金》证治同，《外台》加"胁下痛引缺盆"

麻黄　芍药　桂枝　细辛　甘草　干姜各三两　五味子　半夏各半升　石膏二两

上九味，以水一斗，先煮麻黄去上沫，内诸药，煮取三升。强人服一升，羸者减之。日三服，小儿服四合。

附方

《外台》炙甘草汤　治肺痿涎唾多，心中温温液液者。方见虚劳①。

《千金》甘草汤

甘草

上一味，以水三升，煮减半，分温三服。

《千金》生姜甘草汤　治肺痿咳唾涎沫不止，咽燥而渴。

生姜五两　人参二两　甘草四两　大枣十五枚

上四味，以水七升，煮取三升，分温三服。

《千金》桂枝去芍药加皂荚汤　治肺痿吐涎沫。

桂枝　生姜各三两　甘草二两　大枣十枚　皂荚二枚，去皮，子炙焦

上五味，以水七升，微微火煮取三升，分温三服。

---

① 劳：原作"者"，前文第六篇皆作"劳"，据改。

《外台》桔梗白散　治咳而胸满，振寒脉数，咽干不渴，时出浊唾腥臭，久久吐脓如米粥者，为肺痈。

桔梗　贝母各三分　巴豆一分，去皮，熬研如脂

上三味，为散，强人饮服半钱匕，羸者减之。病在膈上者吐脓血，膈下者泻出，若下多不止，饮冷水一杯则定①。

《千金》苇茎汤　治咳有微热烦满，胸中甲错，是为肺痈。

苇茎二升　薏苡仁半升　桃仁五十枚　瓜瓣半升

上四味，以水一斗，先煮苇茎得五升，去滓，内诸药，煮取二升，服一升，再服，当吐如脓。

肺痈胸满胀，一身面目浮肿，鼻塞清涕出，不闻香臭酸辛，咳逆上气，喘鸣迫塞，葶苈大枣泻肺汤主之。方见上。三日一剂，可至三四剂。此先服小青龙汤一剂乃进。小青龙方见咳嗽门中。

·奔豚气病脉证治第八·

论二首，方三首

师曰：病有奔豚，有吐脓，有惊怖，有火邪，此四部病，皆从惊发得之。

师曰：奔豚病，从小腹起，上冲咽喉，发作欲死，复还止，皆从惊恐得之。

---

① 则定：原缺，据万历本、医统本补。

奔豚气上冲胸，腹痛，往来寒热，奔豚汤主之。

奔豚汤方

甘草　芎䓖　当归各二两　半夏四两　黄芩二两　生葛五两　芍药二两　生姜四两　甘李根白皮一升

上九味，以水二斗，煮取五升，温服一升，日三夜一服。

发汗后，烧针令其汗，针处被寒，核起而赤者，必发贲豚，气从小腹上至心。灸其核上各一壮，与桂枝加桂汤主之。

桂枝加桂汤方

桂枝五两　芍药三两　甘草三两①，炙　生姜三两　大枣十二枚

上五味，以水七升，微火煮，取三升，去滓，温服一升。

发汗后，脐下悸者，欲作贲豚，茯苓桂枝甘草大枣汤主之。

茯苓桂枝甘草大枣汤方

茯苓半斤　甘草二两，炙　大枣十五枚　桂枝四两

上四味，以甘澜水一斗，先煮茯苓，减二升，内诸药，煮取三升，去滓，温服一升，日三服。甘澜水法：取水二斗，置大盆内，以杓扬之，水上有珠子五六千颗相逐，取用之。

---

① 三两：万历本、医统本作"二两"。

胸痹心痛短气病脉证治第九

论一首，脉证一条，方十首

师曰：夫脉当取太过不及，阳微阴弦，即胸痹而痛，所以然者，责其极虚也。今阳虚知在上焦，所以胸痹、心痛者，以其阴弦故也。

平人无寒热，短气不足以息者，实也。

胸痹之病，喘息咳唾，胸背痛，短气，寸口脉沉而迟，关上小紧数，用后方主之。

栝蒌薤白白酒汤方

栝蒌实一枚，捣　薤白半升　白酒七升

上三味，同煮，取二升，分温再服。

胸痹不得卧，心痛彻背者，栝蒌薤白半夏汤主之。

栝蒌薤白半夏汤方

栝蒌实一枚，捣　薤白三两　半夏半斤　白酒一斗

上四味，同煮，取四升，温服一升，日三服。

胸痹心中痞留，气结在胸，胸满，胁下逆抢心，枳实薤白桂枝汤主之。人参汤亦主之。

枳实薤白桂枝汤方①

枳实四枚　厚朴四两　薤白半斤　桂枝一两　栝蒌一枚，捣

上五味，以水五升，先煮枳实厚朴，取一升②，去滓，内诸药，煮数沸，分温三服。

人参汤方

人参　甘草　干姜　白术各三两

上四味，以水八升，煮取三升，温服一升，日三服。

胸痹，胸中气塞，短气，茯苓杏仁甘草汤主之，橘枳姜汤亦主之。

茯苓杏仁甘草汤方

茯苓三两　杏仁五十个　甘草一两

上三味，以水一斗，煮取五升，温服一升，日三服。不差，更服。

橘枳姜汤方

橘皮一斤　枳实三两　生姜半斤

上三味，以水五升，煮取二升，分温再服《肘后》《千金》云：治胸痹，胸中愊愊如满③，噎塞，习习如痒，喉中涩燥唾沫④。

---

① 方名原无，本书底本卷首目录列有此药方名，据补。
② 一升：万历本、医统本作"二升"。
③ 愊愊：原作"福海"，据万历本、医统本、《备急千金要方》卷四十一改。按"愊愊"，郁结状。作"福海"于此无义。
④ 燥唾：原作"唾燥"，据医统本、《备急千金要方》卷四十一乙。

胸痹缓急者，用后方主之。

薏苡附子散方

薏苡仁十五两　大附子十枚，炮

上二味，杵为散，服方寸匕，日三服。

心中痞，诸逆心悬痛，桂枝生姜枳实汤主之。

桂姜枳实汤方

桂枝　生姜各三两　枳实五枚

上三味，以水六升，煮取三升，分温三服。

心痛彻背，背痛彻心，乌头赤石脂丸主之。

赤石脂丸方

蜀椒一两，一法二分　乌头一分，炮　附子半两，炮，一法一分　干姜一两，一法一分　赤石脂一两，一法二分

上五味，末之，蜜丸如梧子大。先食服一丸，日三服。不知，稍加服①。

九痛丸　治九种心痛。

附子三两，炮　生狼牙一两，炙香　巴豆一两，去皮心，熬，研如脂　人参　干姜　吴茱萸各一两

---

①　不知稍加服：五字原缺，据万历本、医统本、同治本补。

上六味，末之，炼蜜丸，如梧子大，酒下，强人初服三丸，日三服；弱者二丸。兼治卒中恶，腹胀痛，口不能言；又治连年积冷，流注心胸痛，并冷肿上气、落马坠车血疾等，皆主之。忌口如常法。

·腹满寒疝宿食病脉证治第十·

论一首，脉证十六条，方十五首

趺阳脉微弦，法当腹满，不满者必便难，两胠疼痛，此虚寒从下上也，当以温药服之。

病者腹满，按之不痛为虚，痛者为实，可下之。舌黄未下者下之，黄自去。

腹满时减，复如故，此为寒，当与温药。

病者痿黄，躁而不渴，胸中寒实，而利不止者死。

寸口脉弦者，即胁下拘急而痛，其人啬啬恶寒也。

夫中寒家，喜欠，其人清涕出，发热色和者，善嚏。

中寒，其人下利，以里虚也。欲嚏不能，此人肚中寒。一云痛。

夫瘦人绕脐痛，必有风冷，谷气不行，而反下之，其气必冲。不冲者，心下则痞也。

病腹满，发热十日，脉浮而数，饮食如故，厚朴七物汤主之。

厚朴七物汤方

厚朴半斤　甘草　大黄各三两　大枣十枚　枳实五枚　桂枝二两　生姜五两

上七味，以水一斗，煮取四升，温服八合，日三服。呕者加半夏五合；下利去大黄；寒多者加生姜至半斤。

腹中寒气，雷鸣切痛，胸胁逆满，呕吐，附子粳米汤主之。

附子粳米汤方

附子一枚，炮　半夏半升　甘草一两　大枣十枚　粳米半升

上五味，以水八升，煮米熟，汤成，去滓，温服一升，日三服。

痛而闭者，用后汤主之。

厚朴三物汤方

厚朴八两　大黄四两　枳实五枚

上三味，以水一斗二升，先煮二味，取五升，内大黄煮，取三升，温服一升①，以利为度。

按之心下满痛者，此为实也，当下之，宜大柴胡汤主之。

---

① 服：原作"分"，据万历本、医统本、同治本改。

大柴胡汤方

柴胡半斤　黄芩三两　芍药二两①　半夏半升，洗　枳实四枚炙②　大黄二两③　大枣十二枚　生姜五两

上八味，以水一斗二升，煮取六升，去滓，再煎，温服一升，日三服。

腹满不减，减不足言，当须下之，宜大承气汤。

大承气汤方

大黄四两，酒洗　厚朴半斤，去皮，炙　枳实五枚，炙　芒硝二合

上四味，以水一斗，先煮二物，取五升；去滓，内大黄煮，取二升内芒硝，更上火微一二沸，分温再服，得下，余勿服。

心胸中大寒痛，呕不能饮食，腹中寒，上冲皮起，出见有头足，上下痛而不可触近，宜用后汤。

大建中汤方

蜀椒二合，去汗④　干姜四两　人参二两

上三味，以水四升，煮取二升，去滓，内胶饴一升，微火煎取一升半，分温再服，如一炊顷，可饮粥二升，后更服。当一日食糜，温覆之。

胁下偏痛，发热，其脉紧弦，此寒也，以温药下之，宜用后汤。

---

① 二两：万历本、医统本作"三两"。
② 炙：原缺，据医统本补。
③ 大黄：原误作"大枣"，据万历本、医统本、同治本改。
④ 去汗：原作"汁"，据万历本、医统本改。

大黄附子汤方

大黄三两　附子三枚，炮　细辛二两

上三味，以水五升，煮取二升，分温三服。若强人，煮取二升半，分温三服，服后如人行四、五里，进一服。

寒气厥逆，赤丸主之。

赤丸方

茯苓四两　半夏四两，洗。一方用桂　乌头二两，炮　细辛一两。《千金》作人参

上四味①，末之，内真朱为色②，炼蜜丸，如麻子大。先食酒饮下三丸，日再夜一服；不知，稍增之，以知为度。

腹痛，脉弦而紧，弦则卫气不行，即恶寒，紧则不欲食，邪正相搏，即为寒疝，绕脐痛，若发则自汗出③，手足厥冷，其脉沉弦者，大乌头煎主之。

乌头煎方

乌头大者五枚，熬，去皮，不咬咀

上以水三升，煮取一升，去滓，内蜜二升，煎令水气尽，取二升。强人服七合，弱人服五合。不差，明日更服，不可日再服。

寒疝腹中痛，及胁痛里急者，宜用后方。

---

① 四：原作"六"，据万历本改。方中药仅四味，作"四"是。
② 朱：原作"珠"，据万历本、医统本改。
③ 自汗：原作"白汗"，据同治本改。

当归生姜羊肉汤方

当归三两　生姜五两　羊肉一斤

上三味，以水八升，煮取三升，温服七合，日三服。若寒多者，加生姜成一斤；痛多而呕者，加橘皮二两、白术一两。加生姜者，亦加水五升，煮取三升二合，服之。

寒疝腹中痛，逆冷，手足不仁，若身疼痛，灸刺诸药不能治，抵当用后方。

乌头桂枝汤方

乌头

上一味，以蜜二斤，煎减半，去滓，以桂枝汤五合解之，得一升后初服二合，不知即服三合，又不知，复加至五合。其知者，如醉状，得吐者，为中病。

桂枝汤方

桂枝三两，去皮　芍药三两　甘草二两，炙　生姜三两　大枣十二枚

上五味，锉。以水七升，微火，煮取三升，去滓。

其脉数而紧乃弦，状如弓弦，按之不移。脉数弦者，当下其寒；脉紧大而迟者，必心下坚；脉大而紧者，阳中有阴，可下之。

附方

《外台》乌头汤　治寒疝，腹中绞痛，贼风入攻五脏，拘急不得转侧，

发作有时，使人阴缩，手足厥逆。方见上。

《外台》柴胡桂汤方　治心腹卒中痛者。

柴胡四两　黄芩　人参　芍药　桂枝　生姜各一两半　甘草一两　半夏二合半　大枣六枚

上九味，以水六升，煮取三升，温服一升，日三服。

《外台》走马汤　治中恶、心痛、腹胀，大便不通。

巴豆二枚，去皮心，熬　杏仁二枚

上二味，以绵缠，捶令碎，热汤二合，捻取白汁饮之当下。老小量之，通治飞尸鬼击病。

问曰：人病有宿食，何以别之？师曰：寸口脉浮而大，按之反涩，尺中亦微而涩，故知有宿食，大承气汤主之。

脉数而滑者，实也①，此有宿食，下之愈，宜大承气汤。

下利不欲食者②，有宿食也，下之，宜大承气汤。

大承气汤方见前痉病中

宿食在上脘，当吐之，宜瓜蒂散。

---

① 也：原缺，据万历本、医统本、同治本补。
② 欲：原作"饮"，据医统本改。

瓜蒂散方

瓜蒂一分，熬黄　赤小豆一分，煮

上二味，杵为散，以香豉七合，煮取汁，和散一钱匕，温服之。不吐者，少加之，以快吐为度而止。亡血及虚者不可与之。

脉紧如转索无常者，有宿食也。

脉紧、头痛、风寒，腹中有宿食不化也。一云寸口脉紧。

卷中

·五脏风寒积聚病脉证并治第十一·

论二首，脉证十七条，方二首

肺中风者，口燥而喘，身运而重，冒而肿胀。

肺中寒，吐浊涕。

肺死脏，浮之虚，按之弱如葱叶，下无根者，死。

肝中风者，头目瞤，两胁痛，行常伛，令人嗜甘。

肝中寒者，两臂不举，舌本燥，喜太息，胸中痛，不得转侧，食则吐而汗出也。《脉经》《千金》云：时盗汗，咳，食已吐其汁。

肝死脏，浮之弱，按之如索不来，或曲如蛇行者，死。

肝着，其人当欲蹈其胸上，先未苦时，但欲饮热，旋复花汤主之。臣亿等校诸本旋复花汤方皆同。

心中风者，翕翕发热，不能起，心中饥，食即呕吐。

心中寒者，其人苦病心如啖蒜状，剧者心痛彻背，背痛彻心，譬如蛊注。其脉浮者，自吐乃愈。

心伤者，其人劳倦，即头面赤而下重，心中痛而自烦，发热，当脐跳，其脉弦，此为心脏伤所致也。

心死脏，浮之实如麻豆，按之益躁疾者，死。

邪哭使魂魄不安者，血气少也；血气少者属于心，心气虚者，其人则畏，合目欲眠，梦远行，而精神离散，魂魄妄行。阴气衰者为癫，阳气衰者为狂。

脾中风者，翕翕发热，形如醉人，腹中烦重，皮目瞤瞤而短气。

脾死脏，浮之大坚，按之如覆杯洁洁，状如摇者，死。臣亿等计五藏各有中风中寒，今脾只载中风，肾中风、中寒俱不载者，以古文简乱极多，去古既远，无文可以补缀也。

趺阳脉浮而涩，浮则胃气强，涩则小便数，浮涩相搏，大便则坚，其脾为约，麻子仁丸主之。

麻子仁丸方

麻子仁二升　芍药半斤　枳实一斤　大黄一斤　厚朴一尺　杏仁一升

上六味，末之，炼蜜和丸梧子大。饮服十丸，日三，以知为度。

肾着之病，其人身体重，腰中冷，如坐水中，形如水状，反不渴，小便自利，饮食如故，病属下焦，身劳汗出，衣一作表。里冷湿，久久得之，腰以下冷痛，腹重如带五千钱，甘姜苓术汤主之①。

---

① 甘：原作"干"，据万历本、医统本、同治本及下文所述改。

甘草干姜茯苓白术汤方

甘草　白术各二两　干姜　茯苓各四两

上四味，以水五升，煮取三升，分温三服，腰中即温。

肾死脏，浮之坚，按之乱如转丸，益下入尺中者，死。

问曰：三焦竭部，上焦竭，善噫何谓也？师曰：上焦受中焦气未和，不能消谷，故能噫耳。下焦竭，即遗溺失便，其气不和，不能自禁制，不须治，久则愈。

师曰：热在上焦者，因咳为肺痿；热在中焦者，则为坚；热在下焦者，则尿血，亦令淋秘不通。大肠有寒者，多鹜溏，有热者，便肠垢。小肠有寒者，其人下重便血，有热者，必痔。

问曰：病有积①，有聚，有䅽气，何谓也？师曰：积者，脏病也，终不移；聚者，府病也，发作有时，展转痛移，为可治。䅽气者，胁下痛，按之则愈，复发为䅽气。诸积大法：脉来细而附骨者，乃积也。寸口，积在胸中；微出寸口，积在喉中；关上，积在脐傍；上关上，积在心下；微下关，积在少腹；尺中，积在气冲。脉出左，积在左；脉出右，积在右；脉两出，积在中央。各以其部处之。

---

① 有：原作"者"，据万历本、医统本、同治本改。

·痰饮咳嗽病脉证并治第十二·

论一首，脉证二十一条，方十九首

问曰：夫饮有四，何谓也？师曰：有痰饮，有悬饮，有溢饮，有支饮。

问曰：四饮何以为异？师曰：其人素盛今瘦，水走肠间，沥沥有声，谓之痰饮；饮后水流在胁下，咳唾引痛，谓之悬饮；饮水流行，归于四肢，当汗出而不汗出，身体疼重，谓之溢饮；咳逆倚息，短气，不得卧，其形如肿，谓之支饮。

水在心，心下坚筑，短气，恶水不欲饮。

水在肺，吐涎沫，欲饮水。

水在脾，少气身重。

水在肝，胁下支满，嚏而痛。

水在肾，心下悸。

夫心下有留饮，其人背寒冷如掌大①。

留饮者，胁下痛引缺盆，咳嗽则辄已。一作转甚。胸中有留饮，其人短气而渴。四肢历节痛，脉沉者有留饮。

膈上病痰，满喘咳吐，发则寒热，背痛腰疼，目泣自出，其人振振身瞤

---

① 掌：原作"水"，据同治本改。

剧，必有伏饮。

夫病人饮水多，必暴喘满。凡食少饮多，水停心下，甚者则悸，微者短气。

脉双弦者，寒也，皆大下后里虚①。脉偏弦者，饮也。

肺饮不弦，但苦喘短气。

支饮亦喘而不能卧，加短气，其脉平也。

病痰饮者，当以温药和之。

心下有痰饮，胸胁支满，目眩，用后方。

茯桂甘白汤方

茯苓四两　桂枝　白术各三两　甘草二两

上四味，以水六升，煮取三升，分温三服，小便则利。

夫短气，有微饮，当从小便去之，苓桂术甘汤主之；方见上。肾气丸亦主之。方见脚气中②。

病者脉伏，其人欲自利，利反快，虽利，心下续坚满，此为留饮欲去故也，甘遂半夏汤主之。

---

① 里：原脱，据同治本补。
② 脚：原作"胸"，据万历本及下文所述改。

甘遂半夏汤方

甘遂大者三枚　半夏十二枚，以水一升，煮取半升，去滓　芍药五枚　甘草如指大，一枚，炙。一本作无

上四味，以水二升，煮取半升，去滓，以蜜半升，和药汁煎取八合，顿服之。

脉浮而细滑，伤饮。

脉弦数，有寒饮，冬夏难治。脉沉而弦者，悬饮内痛。病悬饮者，十枣汤主之。

十枣汤方

芫花熬　甘遂　大戟各等分

上三味，捣筛，以水一升五合，先煮肥大枣十枚，取九合，去滓，内药末。强人服一钱匕，羸人服半钱，平旦温服之①。不下者，明日更加半钱，得快下后，糜粥自养。

病溢饮者，当发其汗，大青龙汤主之，小青龙汤亦主之。

大青龙汤方

麻黄六两，去节　桂枝二两，去皮　甘草二两，炙　杏仁四十个，去皮、尖　生姜三两，切②　大枣十二枚　石膏如鸡子大，研

上七味，以水九升，先煮麻黄，减二升，去上沫，内诸药煮，取三升，

---

① "温""之"二字原缺，据万历本、医统本、同治本补。
② 切：原缺，据万历本补。

去滓，温服一升，取微似汗。汗多者，温粉粉之。

小青龙汤方

麻黄去节，三两　芍药三两　五味子半斤　干姜三两　甘草三两，炙　细辛三两　桂枝三两，去皮　半夏半升，汤洗

上八味，以水一斗，先煮麻黄减二升，去上沫，内诸药，煮取三升，去滓，温服一升。

膈间支饮，其人喘满，心下痞坚，面色墨黑，其脉沉紧，得之数十日，医吐下之不愈，木防己汤主之。虚者即愈，实者三日复发，复愈不愈者，宜木防己汤去石膏加茯苓芒硝汤主之。

木防己汤方

木防己三两　石膏十二枚，鸡子大　桂枝二两　人参四两

上四味，以水六升，煮取二升，分温再服。

木防己加茯苓芒硝汤方

木防己　桂枝各二两　人参　芒硝三合　茯苓各四两

上五味，以水六升，煮取二升，去滓，内芒硝，再微煎，分温再服，微利则愈。

心下有支饮，其人苦冒眩，泽泻汤主之。

泽泻汤方

泽泻五两　白术二两

上二味，以水二升，煮取一升，分温再服。

支饮胸满者，厚朴大黄汤主之。

厚朴大黄汤方

厚朴一尺　大黄六两　枳实四两①

上三味，以水五升，煮取二升，分温再服。

支饮不得息，葶苈大枣泻肺汤主之。方见肺痈中。

呕家本渴，渴者为欲解，今反不渴，心下有支饮故也，小半夏汤主之。《千金》云：小半夏汤加茯苓。

小半夏汤方

半夏一升　生姜半斤

上二味，以水七升，煮取一升半，分温再服。

腹满，口舌干燥，此肠间有水气，己椒苈黄丸主之。

防椒葶黄丸方

防己　椒目　葶苈熬　大黄各一两

上四味，末之，蜜丸如梧子大。先食饮服一丸，日三服，稍增，口中有津液，渴者，加芒硝半两。

---

① 四两：万历本、医统本、《金匮要略心典》卷中、《医宗金鉴》卷二十一作"四枚"，当是。

卒呕吐，心下痞，膈间有水，眩悸者，小半夏加茯苓汤主之①。

小半夏加茯苓汤方

半夏一升　生姜半斤　茯苓三两，一法四两

上三味，水七升，煮取一升五合，分温再服。

假令瘦人，脐下有悸，吐涎沫而癫眩②，此水也，五苓散主之。

五苓散方

泽泻一两一分　猪苓三分，去皮　茯苓三分　白术三分　桂二分，去皮

上五味，为末。白饮服方寸匕，日三服，多饮暖水，汗出愈。

附方

《外台》茯苓饮　治心胸中有停痰宿水，自吐出水后，心胸间虚，气满不能食。消痰气，令能食。

茯苓　人参　白术各三两　枳实二两　橘皮二两半　生姜四两

上六味，水六升，煮取一升八合，分温三服，如人行八九里进之。

咳家其脉弦，为有水，十枣汤主之。方见上。

---

① 小：原脱，据万历本及下文所述补。
② 癫眩：原脱，据万历本、医统本、同治本补。

夫有支饮家，咳烦，胸中痛者，不卒死①，至一百日或一岁②，宜十枣汤。方见上。

久咳数岁③，其脉弱者，可治；实大数者，死。其脉虚者，必苦冒，其人本有支饮在胸中故也，治属饮家。

咳逆，倚息不得卧，小青龙汤主之。方见上及肺痈中。

青龙汤下已，多唾口燥，寸脉沉，尺脉微，手足厥逆，气从小腹上冲胸咽，手足痹，其面翕然热如醉状，因复下流阴股，小便难，时复冒者，与茯苓桂枝五味甘草汤，治其气冲。

桂苓五味甘草汤方

茯苓四两　桂枝四两，去皮　甘草炙，三两　五味子半升

上四味，以水八升，煮取三升，去滓，分温三服④。

冲气即低，而反更咳、胸满者，用桂苓五味甘草汤，去桂加生姜、细辛，以治其咳满。

苓甘五味姜辛汤方

茯苓四两　甘草　干姜　细辛各三两　五味子半升

上五味，以水八升，煮取三升，去滓，温服半升，日三服。

---

① 卒：通"猝"。下同。
② 或：原缺，据医统本补。
③ 久：原作"人"，据万历本、医统本、同治本改。
④ 温三：原作"三温"，据医统本乙。

咳满即止，而更复渴，冲气复发者，以细辛干姜为热药也。服之当遂渴①，而渴反止者，为支饮也。支饮者，法当冒，冒者必呕，呕者复内半夏，以去其水。

桂苓味甘去桂加姜辛夏汤方②

茯苓四两　甘草　细辛　干姜各二两　五味　半夏各半升

上六味，以水八升，煮取三升，去滓，温服半升，日三服。

水去呕止，其人形肿者，加杏仁主之。其证应内麻黄，以其人遂痹，故不内之，若逆而内之者，必厥。所以然者，以其人血虚，麻黄发其阳故也。

苓芍姜味辛夏仁汤

茯苓四两　甘草三两　五味半升　干姜三两　细辛三两　半夏半升　杏仁半升，去皮尖

上七味，以水一斗，煮取三升，去滓，温服半升，日三服。

若面热如醉，此为胃热上冲，熏其面，加大黄以利之。

茯甘姜味辛夏仁黄汤

茯苓四两　甘草三两　五味半升　干姜三两　细辛三两　半夏半升　杏仁半升　大黄三两

上八味，以水一斗，煮取三升，去滓，温服半升，日三服。

---

① 渴：原作"满"，据万历本、医统本、同治本改。
② 加：原作"四"，据万历本、医统本、同治本改。

先渴后呕，为水停心下，此属饮家，小半夏茯苓汤主之。**方见上**

·消渴小便利淋病脉证并治第十三·

脉证九条，方六首

厥阴之为病，消渴，气上冲心，心中疼热，饥而不欲食，食即吐，下之不肯止。

寸口脉浮而迟①，浮即为虚，迟即为劳，虚则卫气不足，劳则荣气竭。

趺阳脉浮而数，浮即为气，数即消谷而大坚。一作紧。气盛则溲数，溲数即坚②，坚数相搏，即为消渴。

男子消渴，小便反多，以饮一斗，小便一斗，肾气丸主之。**方见脚气中**。

脉浮，小便不利，微热消渴者，宜利小便、发汗，五苓散主之。

渴欲饮水，水入则吐者，名曰水逆，五苓散主之。

渴欲饮水不止者，文蛤散主之。

文蛤散方

文蛤四两③

上一味，杵为散。以沸汤五合，和服方寸匕。

---

① 迟：原作"运"，据万历本、医统本、同治本改。下一"迟"字同。
② 溲数：原作"数数"，据万历本、医统本、同治本改。
③ 四两：万历本、医统本作"五两"。

淋之为病，小便如粟状，小腹弦急，痛引脐中。

趺阳脉数，胃中有热，即消谷引食①，大便必坚，小便即数。

淋家不可发汗，发汗则必便血。

小便不利者，有水气，其人若渴，用后丸主之。

栝蒌瞿麦丸

栝蒌根二两　茯苓　薯蓣各三两　附子一枚，炮　瞿麦一两

上五味，末之，炼蜜丸梧子大。饮服三丸，日三服；不知，增至七八丸，以小便利，腹中温为知。

小便不利，蒲灰散主之，滑石白鱼散、茯苓戎盐汤并主之。

蒲灰散方

蒲灰七分　滑石三分

上二味，杵为散，饮服方寸匕，日三服。

滑石白鱼散

滑石二分　乱发二分，烧　白鱼二分

上三味，杵为散，饮服半钱匕，日三服。

---

① 消：原作"满"，据万历本、医统本、同治本改。

茯苓戎盐汤方

茯苓半斤　白术二两　戎盐弹丸大，一枚

上三味，先将茯苓、白术煎成，入戎盐，再煎，分温三服①。

渴欲饮水，口干舌燥者②，白虎加人参汤主之。方见中暍中。

脉浮，发热，渴欲饮水，小便不利者，猪苓汤主之。

猪苓汤方

猪苓去皮　茯苓　阿胶　滑石　泽泻各一两

上五味，以水四升，先煮四味，取二升，去滓，内胶烊消③，温服七合，日三服。

·水气病脉证并治第十四·

论七首，脉证五条，方十首

师曰：病有风水，有皮水，有正水，有石水，有黄汗。风水其脉自浮，外证骨节疼痛，恶风；皮水，其脉亦浮，外证胕肿，按之没指，不恶风，其腹如鼓，不渴，当发其汗；正水，其脉沉迟，外证自喘；石水，其脉自沉，外证腹满不喘。黄汗，其脉沉迟，身发热，胸满，四肢头面肿，久不愈，必致痈脓。

---

① "先将茯苓"至"分温三服"：共十七字，原脱，据《金匮要略心典》卷中补。
② 舌：原作"若"，据万历本、医统本、同治本改。
③ 烊：原作"洋"，据万历本、《金匮要略心典》卷中改。烊，熔化。

脉浮而洪，浮则为风，洪则为气，风气相搏，风强则为隐疹，身体为痒，痒为泄风，久为痂癞；气强则为水，难以俯仰。风气相击，身体洪肿，汗出则愈。恶风则虚，此为风水；不恶风者，小便通利，上焦有寒，其口多涎，此为黄汗。

寸口脉沉滑者，中有水气，面目肿大，有热，名曰风水。视人之目裹上微拥，如蚕新卧起状，其颈脉动，时时咳，按其手足上，陷而不起者，风水。

太阳病，脉浮而紧，法当骨节疼痛，反不疼，身体反重而酸，其人不渴，汗出即愈，此为风水。恶寒者，此为极虚，发汗得之。渴而不恶寒者，此为皮水。身肿而冷，状如周痹，胸中窒，不能食，反聚痛，暮躁不得眠，此为黄汗。痛在骨节，咳而喘，不渴者，此为脾胀，其状如肿，发汗即愈。然诸病此者，渴而下利，小便数者，皆不可发汗。

里水者，一身面目黄肿，其脉沉，小便不利，故令病水。假如小便自利，此亡津液，故令渴也。越婢加术汤主之。**方见下。**

趺阳脉当伏，今反紧，本自有寒，疝，瘕，腹中痛，医反下之，下之即胸满短气。

趺阳脉当伏，今反数，本自有热，消谷，小便数，今反不利，此欲作水。

寸口脉浮而迟，浮脉则热，迟脉则潜，热潜相搏，名曰沉。趺阳脉浮而数，浮脉即热，数脉即止，热止相搏，名曰伏。沉伏相搏，名曰水。沉则络脉虚，伏则小便难，虚难相搏，水走皮肤，即为水矣。

寸口脉弦而紧，弦则卫气不行，即恶寒，水不沾流，走于肠间。

少阴脉紧而沉，紧则为痛，沉则为水，小便即难。脉得诸沉，当责有水，身体肿重，水病脉出者，死。

夫水病人，目下有卧蚕，面目鲜泽，脉伏，其人消渴。病水腹大①，小便不利，其脉沉绝者有水，可下之。

问曰：病下利后，渴饮，小便不利，腹满因肿者，何也？答曰：此法当病水，若小便自利及汗出者，自当愈。

心水者，其身重而少气，不得卧，烦而躁，其人阴肿。

肝水者，其腹大，不能自转侧②，胁下腹痛，时时津液微生，小便续通。

肺水者③，其身肿，小便难，时下鸭溏。

脾水者，其腹大，四肢苦重，津液不生，但苦少气，小便难。

肾水者，其腹大，脐肿腰痛，不得溺，阴下湿如牛鼻上汗，其足逆冷，面反瘦。

师曰：诸有水者，腰以下肿，当利小便；腰以上肿，当发汗乃愈。

师曰：寸口脉沉而迟，沉则为水，迟则为寒，寒水相搏。趺阳脉伏，水谷不化，脾气衰则鹜溏，胃气衰则身肿。少阳脉卑，少阴脉细，男子则小便不利，妇人则经水不通。经为血，血不利则为水，名曰血分。

问曰：病者苦水，面目身体四肢皆肿，小便不利，脉之，不言水，反言胸中痛，气上冲咽，状如炙肉，当微咳喘，审如师言，其脉何类？

师曰：寸口脉沉而紧，沉为水，紧为寒，沉紧相搏，结在关元。始时当

---

① 大：原作"水"，据万历本、医统本、同治本改。
② 侧：原作"则"，据万历本、医统本改。
③ 肺：原作"脉"，据万历本、医统本、同治本改。

微，年盛不觉，阳衰之后，荣卫相干，阳损阴盛，结寒微动，肾气上冲，喉咽塞噎，胁下急痛。医以为留饮而大下之，气击不去，其病不除。后重吐之，胃家虚烦，咽燥欲饮水，小便不利，水谷不化，面目手足浮肿。又与葶苈丸下水，当时如小差，食饮过度，肿复如前，胸胁苦痛，象若奔豚；其水扬溢，则浮咳喘逆。当先攻击卫气，令止，乃治咳；咳止，其喘自差。先治新病，病当在后。

风水脉浮，身重，汗出恶风者，防己黄耆汤主之。腹痛加芍药。

防己黄耆汤方

防己一两　黄耆一两一分　白术三分　甘草半两，炙

上锉。每服五钱匕，生姜四片，枣一枚，水盏半，煎取八分，去滓，温服，良久再服。

风水恶风①，一身悉肿，脉浮不渴，续自汗出，无大热，越婢汤主之。

越婢汤方

麻黄六两　石膏半斤　生姜三两　大枣十五枚　甘草二两

上五味，以水六升，先煮麻黄，去上沫，内诸药，煮取三升，分温三服。恶风者，加附子一枚炮，风水加术四两。《古今录验》。

皮水为病，四肢肿，水气在皮肤中，四肢聂聂动者，防己茯苓汤主之。

防己茯苓汤

防己三两　黄耆三两　桂枝三两　茯苓六两　甘草二两

---

① 恶风：原作"急风"，据万历本、医统本、同治本改。

上五味，以水六升，煮取二升，分温三服。

里水，越婢加术汤主之，甘草麻黄汤亦主之。

越婢加术汤见上，于内加白术四两。又见脚气中

甘草麻黄汤

甘草二两　麻黄四两

上二味，以水五升，先煮麻黄，去上沫，内甘草，煮取三升，温服一升，重覆汗出，不汗，再服，慎风寒。

水之为病，其脉沉小，属少阴；浮者为风，无水，虚胀者，为气。水，发其汗即已①。脉沉者，宜麻黄附子汤；浮者，宜杏子汤。

麻黄附子汤方

麻黄三两　甘草二两　附子一枚，炮

上三味，以水七升，先煮麻黄，去上沫，内诸药，煮取二升半，温服八分，日三服。

杏子汤未见，恐是麻黄杏仁甘草石膏汤

厥而皮水者，蒲灰散主之。**方见消渴中。**②

问曰：黄汗之为病，身体肿，一作重。发热汗出而渴，状如风水，汗沾

---

① 发：原缺，据万历本、医统本、同治本补。
② 此句原作"方见上"，据万历本、医统本、同治本改。

衣，色正黄如药汁，脉自沉，何从得之？师曰：以汗出入水中浴，水从汗孔入，得之，宜耆芍桂酒汤主之。

黄耆桂苦酒汤

黄耆五两　芍药三两　桂枝三两

上三味，以苦酒一升，水七升，相和，煮取三升，温服一升，当心烦，服至六七日，乃解。若心烦不止者，以苦酒阻故也。一方用美酒醯代苦酒。

黄汗之病，两胫自冷，假令发热，此属历节。食已汗出，又身常暮卧盗汗出者①，此劳气也。若汗出已，反发热者，久久其身必甲错；发热不止者，必生恶疮。若身重汗出已，辄轻者，久久必身，瞤，即胸中痛，又从腰以上必汗出，下无汗②，腰髋弛痛，如有物在皮中状，剧者不能食，身疼重，烦躁，小便不利，为黄汗。桂枝加黄耆汤主之。

桂枝加黄耆汤方

桂枝　芍药各三两　甘草二两　生姜三两　大枣十二枚　黄耆二两

上六味，以水八升，煮取三升，温服一升，须臾饮热稀粥一升余，以助药力，温服取微汗；若不汗，更服。

师曰：寸口脉迟而涩，迟则为寒，涩为血不足。趺阳脉微而迟，微则为气，迟则为寒。寒气不足，则手足逆冷；手足逆冷，则荣卫不利；荣卫不利，则腹满胁鸣相逐；气转膀胱，荣卫俱劳；阳气不通③，即身冷，阴气不通④，即骨痛；阳前通，则恶寒，阴前通，则痹不仁。阴阳相得，其气乃行，大气一转，其气乃散；实则失气，虚则遗尿，名曰气分。

---

① 卧：原缺，据医统本、同治本补。
② 下：原作"不"，据万历本、医统本、同治本改。
③ 气：原缺，据万历本、医统本补。
④ 阴：原缺，据万历本、医统本、同治本补。

气分，心下坚大如盘，边如旋杯，水饮所作①。用后方主之。

桂姜草枣黄辛附汤方

桂枝　生姜三两　甘草二两　大枣十二枚　麻黄　细辛各二两　附子一枚，炮

上七味，以水七升煮麻黄，去上沫，内诸药，煮取二升，分温三服，当汗出，如虫行皮中，即愈。

心下坚大如盘，边如旋盘，水饮所作，枳术汤主之。

枳术汤方

枳实七枚　白术二两

上二味，以水五升，煮取三升，分温三服，腹中软，即当散也②。

附方

《外台》防己黄耆汤　治风水，脉浮为在表，其人或头汗出，表无他病，病者但下重，从腰以上为和，腰以下当肿及阴，难以屈伸。方见风湿中③。

---

① 所作：原缺，据万历本、医统本、同治本及下文所述补。
② 散也：二字原脱，据万历本、医统本、同治本补。
③ 风湿：原作"气湿"，据万历本、医统本改。

黄疸病脉证并治第十五

论二首，脉证十四条，方七首

寸口脉浮而缓，浮则为风，缓则为痹，痹非中风，四肢苦烦。脾色必黄，瘀热以行。

趺阳脉紧而数①，数则为热，热则消谷，紧则为寒，食即为满。尺脉浮为伤肾，趺阳脉紧为伤脾，风寒相搏，食谷即眩，谷气不消，胃中苦浊，浊气下流②，小便不通，阴被其寒，热流膀胱，身体尽黄，名曰谷疸。

额上黑，微汗出，手足中热，薄暮即发，膀胱急，小便自利，名曰女劳疸。腹如水状不治。

心中懊憹而热，不能食，时欲吐，名曰酒疸。

阳明病，脉迟者，食难用饱，饱则发烦头眩，小便必难，此欲作谷疸。虽下之，腹满如故，所以然者，脉迟故也。

夫病酒黄疸，必小便不利，其候心中热，足下热，是其证也。

酒黄疸者，或无热，清言了了③，腹满欲吐，鼻燥，其脉浮者，先吐之；沉弦者，先下之。

酒疸，心中热，欲呕者，吐之愈。

---

① 紧：原作"坚"，据万历本、医统本、同治本改。
② 二句"浊"字原作"渴"，据万历本、医统本、同治本改。
③ 清言了了：原作"请言了"，据同治本改补。

酒疸下之，久久为黑疸，目青面黑，心中如啖蒜齑状，大便正黑，皮肤爪之不仁，其脉浮弱，虽黑微黄，故知之。

师曰：病黄疸，发热烦喘，胸满口燥者①，以病发时，火劫其汗，两热所得。然黄家所得，从湿得之，一身尽发热面黄。肚热，热在里，当下之。

脉沉，渴欲饮水，小便不利者，皆发黄。

腹满，舌痿黄，躁不得睡，属黄家。舌痿疑作心痿。

黄疸之病，当以十八日为期，治之十日以上瘥，反极为难治。

疸而渴者，其疸难治；疸而不渴者，其疸可治。发于阴部，其人必呕；阳部，其人振寒而发热也。

谷疸之为病，寒热不食，食即头眩，心胸不安，久久发黄，为谷疸，茵陈汤主之。

茵陈汤方

茵陈蒿六两　栀子十四枚　大黄二两

上三味，以水一斗，先煮茵陈，减六升，内二味，煮取三升，去滓，分温三服。小便当利，尿如皂角汁状，色正赤，一宿腹减，黄从小便去也。

黄家，日晡时发热而反恶寒②，此为女劳得之。膀胱急，少腹满，身尽黄，额上黑，足下热，因作黑疸。其腹胀如水状，大便必黑，时溏，此女劳之病，非水也。腹满者难治。用后方。

---

① 者：原作"有"，据万历本、医统本、同治本改。
② 而：原作"面"，据万历本、医统本改。

硝矾散方

硝石　矾石烧，等分

上二味，为末。以大麦粥汁，和服方寸匕，日三服。病随大小便去，小便正黄，大便正黑，是候也。

酒黄疸，心中懊憹或热痛，栀子大黄汤主之。

栀子大黄汤方

栀子十四枚　大黄二两　枳实五枚　豉一升

上四味，以水六升，煮取二升，分温三服。

诸病黄家，但利其小便。假令脉浮，当以汗解之，宜桂枝加黄耆汤主之。方见水气病中[1]。

诸黄，用后方。

猪膏发煎

猪膏半斤　乱发如鸡子大三枚

上二味，和膏中煎之，发消药成，分再服。病从小便出。

黄疸病，茵陈五苓散主之。一本云茵陈汤及五苓散并主之。

---

① 气：原脱，据医统本补。

茵陈五苓散

茵陈蒿末十分　五苓散五分，方见痰饮中

上二物和，先食饮方寸匕，日三服。

黄疸腹满，小便不利而赤，自汗出，此为表和里实，当下之，宜大黄消石汤①。

大黄消石汤

大黄　黄檗　消石各四两　栀子十五枚

上四味，以水六升，煮取二升，去滓，内消，更煮取一升，顿服。

黄疸病，小便色不变，欲自利，腹满而喘，不可除热，热除必哕。哕者，小半夏汤主之。方见痰饮中②。

诸黄③，腹痛而呕者，宜柴胡汤。必小柴胡汤，方见呕吐中。

男子黄，小便自利，当与虚劳小建中汤。方见虚劳中。

附方

瓜蒂汤

治诸黄。方见暍病中。

《千金》麻黄醇酒汤　治黄疸。

---

① 消石：原作"滑石"，据万历本、医统本改。下同。
② 痰饮：原作"消渴"，据医统本改。
③ 黄：原作"劳"，据万历本、同治本改。

麻黄三两

上一味，以美清酒五升，煮取二升半，顿服尽。冬月用酒，春月用水煮之。

惊悸吐衄下血胸满瘀血病脉证治第十六

脉证十二条，方五首

寸口脉动而弱，动即为惊，弱则为悸。

师曰：夫脉浮，目睛晕黄，衄未止。晕黄去，目睛慧了①，知衄今止。

又曰：从春至夏，衄者，太阳；从秋至冬，衄者，阳明。

衄家不可汗，汗出必额上陷，脉紧急，直视不能眴，不得眠。

病人面无血色，无寒热，脉沉弦者，衄；浮弱手按之绝者，下血；烦咳者，必吐血。

夫吐血，咳逆上气，其脉数而有热，不得卧者，死。

夫酒客咳者，必致吐血，此因极饮过度所致也。

寸口脉弦而大，弦则为减，大则为芤。减则为寒，芤则为虚，寒虚相击，此名曰革。妇人则半产漏下，男子则亡血。

---

① 慧：原作"急"，据万历本、同治本改。

亡血不可发其表，汗出即寒栗而振。

病人胸满，唇痿舌青，口燥，但欲嗽水，不欲咽，无寒热，脉微大来迟，腹不满，其人言我满，为有瘀血。

病者如热状，烦满，口干燥而渴，其脉反无热，此为阴状，是瘀血也，当下之。

火邪者，桂枝去芍药加蜀漆牡蛎龙骨救逆汤主之。

桂枝救逆汤方

桂枝二两，去皮　甘草三两，炙　生姜六两　牡蛎五两，熬　龙骨四两　大枣十二枚　蜀漆三两，洗去腥

上为末，以水一斗二升，先煮蜀漆，减二升，内诸药，煮取三升，去滓，温服一升。

心下悸者，半夏麻黄丸主之。

半夏麻黄丸方

半夏　麻黄等分

上二味，末之，炼蜜和丸，小豆大。饮服三丸，日三服。

吐血不止者，后汤主之。

柏叶汤

柏叶　干姜各三两　艾三把

上三味，以水五升，取马通汁一升合煮，取一升，分温再服。

下血，先便后血，此远血也，黄土汤主之。

黄土汤方亦主吐血、衄血

甘草　干地黄　白术　附子炮　阿胶　黄芩各三两　灶中黄土半斤

上七味，以水八升，煮取三升，分温二服。

下血，先血后便，此近血也，赤小豆当归散主之。方见狐惑中。

心气不足，吐血、衄血，用后方。

泻心汤亦治霍乱

大黄二两　黄连　黄芩各一两

上三味，以水三升，煮取一升，顿服之。

呕吐哕下利病脉证治第十七

论一首，脉证二十七条，方二十三首

夫呕家有痈脓，不可治呕，脓尽自愈。

先呕却渴者，此为欲解；先渴却呕者，为水停心下，此属饮家。呕家本渴，今反不渴者，以心下有支饮故也，此属支饮。

问曰：病人脉数，数为热，当消谷引食①，而反吐者何也？师曰：以发其汗，令阳微，膈气虚，脉乃数，数为客热，不能消谷，胃中虚冷故也。

脉弦者虚也。胃气无余，朝食暮吐，变为胃反。寒在于上，医反下之，今脉反弦，故名曰虚。

寸口脉微而数，微则无气，无气则荣虚，荣虚则血不足，血不足则胸中冷。

趺阳脉浮而涩，浮则为虚，涩则伤脾②，脾伤则不磨，朝食暮吐，暮食朝吐，宿谷不化，名曰胃反。脉紧而涩，其病难治。

病人欲吐者，不可下之。

哕而腹满，视其前后，知何部不利，利之即愈。

呕而胸满者，用后方。

茱萸汤

吴茱萸一升　人参三两　生姜六两　大枣十二枚

上四味，以水五升，煮取三升，温服七合，日三服。

干呕吐涎沫，头痛者，茱萸汤主之。方见上。

呕而肠鸣，心下痞者，用后方。

---

① 谷：原作"数"，据万历本、医统本、同治本改。
② 涩：原作"虚"，据万历本、同治本改。

半夏泻心汤

半夏半升，洗　黄芩　干姜　人参各三两　黄连一两　大枣十二枚　甘草三两，炙

上七味，以水一斗，煮取六升，去滓，再煮取三升，温服一升，日三。

干呕而利者，用后方。

黄芩加半夏生姜汤方

黄芩三两　甘草二两，炙　芍药三两　半夏半斤①　生姜四两②　大枣十二枚

上六味，以水一斗，煮取三升，去滓，温服一升，日再，夜一服。

诸呕吐谷不得下者，小半夏汤主之。方见痰饮中。

呕吐而病在膈上，后思水者，解，急与之。思水者，用后方。

猪苓散

猪苓　茯苓　白术各等分

上三味，杵为散，饮服方寸匕，日三。

呕而脉弱，小便复利，身有微热，见厥者难治，用后方。

---

① 半斤：万历本、医统本作"半升"。
② 四两：万历本、医统本作"三两"。

四逆汤

附子一枚①，生用　干姜一两半　甘草二两，炙

上三味，以水三升，煮取一升二合，去滓，分温再服。强人可大附子一枚、干姜三两。

呕而发热者，用后方。

小柴胡汤方

柴胡半斤　黄芩三两　人参三两　甘草二两②　半夏半斤　生姜三两　大枣十二枚

上七味，以水一斗二升，煮取六升，去滓再煎，取三升，温服一升，日三。

胃反呕吐者，大半夏汤主之。《千金》云：治胃反不受食，食入即吐。《外台》云：治呕，心下痞硬者。

大半夏汤方

半夏二升，洗完用　人参三两　白蜜一升

上三味，以水一斗二升，和蜜扬之二百四十遍，煮药取二升半，温服一升，余分再服。

食已即吐者，用后方。《外台》治吐水。

---

① 一枚：原作"七个"，据万历本、同治本及下文所述改。
② 二两：万历本、医统本作"三两"。

大黄甘草汤方

大黄四两　甘草一两

上二味，以水三升，煮取一升，分温再服。

胃反，吐而渴欲饮水者，用后方。

茯苓泽泻汤《外台》治消渴脉绝，胃反吐食者①，有小麦一升

茯苓半斤　泽泻四两　甘草二两　桂枝二两　白术三两　生姜四两

上六味，以水一斗，煮取三升，内泽泻，再煮取二升半，温服八合，日三。

吐后渴欲得水而贪饮者，文蛤汤主之；兼主微风、脉紧②、头痛。

文蛤汤

文蛤五两　麻黄　甘草　生姜各三两　石膏五两　杏仁五十个　大枣十二枚

上七味，以水六升，煮取二升，温服一升，汗出即愈。

干呕吐逆，吐涎沫，用后方。

半夏干姜散

半夏　干姜等分

上二味，杵为散，取方寸匕，浆水一升半，煎取七合，顿服之。

---

① 者：原作"之"，据医统本改。
② 紧：原作"者"，据医统本、同治本改。

病人胸中似喘不喘，似呕不呕，似哕不哕，彻心中愦愦然无奈①，用后方。

生姜半夏汤

半夏半斤②　生姜汁一升

上二味，以水三升，煮半夏，取二升，内生姜汁，煮取一升半，小冷，分四服，日三夜一服，止，停后服。

干呕哕，若手足厥者，橘皮汤主之。

橘皮汤

橘皮四两　生姜半斤

上二味，以水七升，煮取三升，温服一升，下咽即愈。

哕逆者，橘皮竹茹汤主之。

橘皮竹茹汤

橘皮二升　竹茹二升　大枣三十枚　生姜半斤　甘草五两　人参一两

上六味，以水一斗，煮取三升，温服一升，日三服。

夫六府气绝于外者，手足寒，上气脚缩；五脏气绝于内者，利不禁，下甚者，手足不仁。

---

① 愦愦：原作"愤愤"，据万历本、医统本改。
② 半斤：医统本作"半升"。

下利脉沉弦者，下重；脉大者，为未止；脉微弱数者，为欲自止，虽发热不死。

下利，手足厥冷，无脉者，灸之不温。若脉不还，反微喘者，死。少阴负趺阳者，为顺也。

下利有微热而渴，脉弱者，今自愈。

下利脉数，有微热汗出，今自愈；设脉紧为未解。

下利脉数而渴者，今自愈，设不差，必清脓血，以有热故也。

下利脉反弦，发热、身汗者，自愈。

下利气者，当利其小便。

下利，寸脉反浮数，尺中自涩者，必清脓血。

下利清谷，不可攻其表，汗出必胀满。

下利，脉沉而迟，其人面少赤，身有微热，下利清谷者，必郁冒，汗出而解，病人必微热①。所以然者，其面戴阳，下虚故也。

下利后，脉绝，手足厥冷。晬时脉还，手足温者生，脉不还者死。

下利，腹胀满，身体疼痛者，先温其里，乃攻其表。温里宜四逆汤，攻表宜桂枝汤。

---

① 热：医统本、同治本作"厥"。

四逆汤方见上

桂枝汤

桂枝三两，去皮　芍药三两　甘草三两，炙①　生姜三两　大枣十二枚

上五味，咬咀，以水七升，微火煮取三升，去滓，适寒温，服一升。服已，须臾，啜稀粥一升，已助药力。温覆令一时许，遍身漐漐②微似有汗者益佳，不可令如水淋漓。若一服汗出病差，停后服。

下利三部脉皆平，按之心下坚者，急下之，宜大承气汤。

下利脉迟而滑者，实也。利未欲止，急下之，宜大承气汤。

下利脉反滑者，当有所去，下乃愈，宜大承气汤。

下利已差，至其年月日时复发者，以病不尽故也，当下之，宜大承气汤。

大承气汤见痉病中

下利谵语者，有燥屎也，小承气汤主之。

小承气汤

大黄四两　厚朴二两，炙　枳实大者，三枚，炙

上三味，以水四升，煮取一升二合，去滓，分温二服。得利则止。

---

① 三两：万历本、《金匮要略心典》卷下作"二两"。
② 漐漐：原作"热热"，据万历本、医统本、《注解伤寒论》卷二改。按：漐漐，汗出貌。是。

下利便脓血者，桃花汤主之。

桃花汤

赤石脂一斤①，一半锉，一半筛末　干姜一两　粳米一升

上三味，以水七升，煮米令熟，去滓，温七合，内赤石脂末方寸匕，日三服。若一服愈，余勿服。

热利下重者②，白头翁汤主之。

白头翁汤

白头翁二两　黄连　黄柏　秦皮各三两

上四味，以水七升，煮取二升，去滓，温服一升，不愈更服。

下利后更烦，按之心下濡者，为虚烦也，栀子豉汤主之。

栀子豉汤

栀子十四枚　香豉四合

上二味，以水四升，先煮栀子得二升半，内豉，煮取一升半，去滓，分二服，温进一服，得吐则止。

下利清谷，里寒外热，汗出而厥者，通脉四逆汤主之。

---

① 一斤：原作"一升"，据万历本、医统本改。
② 下重：原作"重下"，据医统本、同治本乙。

通脉四逆汤方

附子大者一枚，生用　干姜三两，强者四两　甘草二两，炙

上三味，以水三升，煮取一升二合①，去滓，分温再服。

下利肺痛，紫参汤主之。

紫参汤方

紫参半斤　甘草三两

上二味，以水五升，先煮紫参取二升，内甘草，煮取一升半，分温三服。疑非仲景方。

气利，诃梨勒散主之。

诃梨勒散方

诃梨勒十枚

上一味，为散，粥饮和，顿服。疑非仲景方。

附方

《千金翼》小承气汤　治大便不通，哕数，谵语。方见上。

《外台》黄芩汤　治干呕下利。

---

① 二合：原作"一合"，据万历本、医统本改。按《金匮要略论注》卷十七、《备急千金要方》卷六十二亦作"二合"，是。

黄芩　人参　干姜各三两　桂枝一两　大枣十二枚　半夏半升

上六味，以水七升，煮取三升，温分三服。

·疮痈肠痈浸淫病脉证并治第十八·

论一首，脉证三条，方五首

诸浮数脉，应当发热，而反洒淅恶寒，若有痛处，当发其痈。

师曰：诸痈肿，欲知有脓无脓，以手掩肿上，热者为有脓，不热者为无脓。

肠痈之为病，其身甲错，腹皮急，按之濡，如肿状，腹无积聚①，身无热②，脉数，此为肠内有痈脓③，薏苡附子败酱散主之。

薏苡附子败酱散方

薏苡仁十分　附子二分　败酱五分

上三味，杵为末，取方寸匕，以水二升，煎减半，顿服。小便当下。

肿痈者，小腹肿痞，按之即痛如淋，小便自调，时时发热，自汗出，复恶寒。其脉迟紧者，脓未成，可下之，当有血。脉洪数者脓已成，不可下也。大黄牡丹汤主之。

---

① 聚：原作"飞"，据万历本、医统本、同治本改。
② 无：原作"而"，据万历本、医统本、同治本改。
③ 肠：原作"脓"，据医统本、同治本改。万历本作"腹"。

大黄牡丹汤方

大黄四两　牡丹一两　桃仁五十个　瓜子半升　芒消三合

上五味，以水六升，煮取一升，去滓，内芒消，再煎沸，顿服之，有脓当下，如无脓，当下血。

问曰：寸口脉浮微而涩，然当亡血，若汗出，设不汗者云何？答曰：若身有疮，被刀斧所伤，亡血故也。

病金疮，王不留行散主之。

王不留行散

王不留行十分，八月采　蒴藋细叶十分，七月七日采　桑东南根白皮，十分，三月三日采　甘草十八分　川椒三分，除目及闭口者，去汗①　黄芩二分　干姜二分　芍药二分　厚朴二分

上九味，桑根皮以上三味，烧灰存性，勿令灰过，各别杵筛，合治之为散，服方寸匕，小疮即粉之，大疮但服之，产后亦可服。如风寒，桑东根勿取之。前三物，皆阴干百日。

排脓散方

枳实十六枚　芍药六分　桔梗一分

上三味，杵为散，取鸡子黄一枚，以药散与鸡黄相等，揉和令相得②，饮和服之，日一服。

---

① 去汗：原作"汁"，据医统本、同治本改。
② 自"令相得"至证治第十八条末，原为阙文，据万历本、同治本补。

排脓汤方

甘草二两　桔梗三两　生姜一两　大枣十枚

上四味，以水三升，煮取一升，温服五合，日再服。

浸淫疮，从口流向四肢者可治；从四肢流来入口者不可治。

浸淫疮，黄连粉主之。**方未见。**

跌蹶手指臂肿转筋阴狐疝蛔虫病脉证治第十九

论一首，脉证一条，方四首

师曰：病跌蹶，其人但能前不能却，刺腨入二寸，此太阳经伤也。

病人常以手指臂肿动，此人身体𥇒𥇒者，藜芦甘草汤主之。

藜芦甘草汤方未见

转筋之为病，其人臂脚直，脉上下行，微弦，转筋入腹者，鸡屎白散主之。

鸡屎白散方

鸡屎白

上一味为散，取方寸匕，以水六合，和，温服。

阴狐疝气者，偏有小大，时时上下，蜘蛛散主之。

蜘蛛散方

蜘蛛十四枚，熬焦　桂枝半两

上二味为散，取八分一匕，饮和服，日再服。蜜丸亦可。

问曰：病腹痛有虫，其脉何以别之？师曰：腹中痛，其脉当沉，若弦，反洪大，故有蛔虫。

蛔虫之为病，令人吐涎，心痛，发作有时。毒药不止，甘草粉蜜汤主之。

甘草粉蜜汤方

甘草二两　粉一两　蜜四两

上三味，以水三升先煮甘草，取二升，去滓，内粉蜜，搅令和①，煎如薄粥，温服一升，差即止。

蛔厥者，当吐蛔，今病者静而复时烦，此为脏寒。蛔上入膈，故烦，须臾复止，得食而呕，又烦者，蛔闻食臭出，其人常自吐蛔。

蛔厥者，乌梅丸主之。

乌梅丸方

乌梅三百个　细辛六两　干姜十两　黄连一斤　当归四两　附子六两，炮　川椒四两，去汗　桂枝六两　人参　黄檗各六两

---

① 自证治第十九首文起至"搅令和"，原为阙文，据万历本、同治本补。

上十味，异捣、筛，合治之，以苦酒渍乌梅一宿，去核，蒸之五升米下，饭熟捣成泥，和药令相得，内臼中，与蜜杵五千下①，丸如梧子大。先食，饮服十丸，日三服②，稍加至二十丸。禁生冷滑臭等食③。

---

① 五千：万历本、医统本、《金匮要略心典》卷下并作"二千"，疑是。
② 日：原缺，据医统本补。
③ 滑：原作"溃"，据万历本、医统本改。

卷下

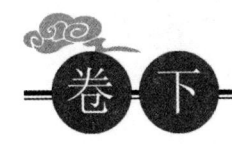

·妇人妊娠病脉证并治第二十·

证三条，方八首

师曰：妇人得平脉，阴脉小弱，其人渴，不能食，无寒热，名妊娠，桂枝汤主之。**方见利中**。于法六十日当有此证，设有医治逆者，却一月，加吐下者，则绝之。

妇人宿有癥病，经断未及三月，而得漏下不止，胎动在脐上者，为癥痼害。妊娠六月动者，前三月经水利时，胎。下血者，后断三月衃也，所以血不止者，其癥不去故也。当下其癥，桂枝茯苓丸主之。

桂枝茯苓丸方

桂枝　茯苓　牡丹**去心**　桃仁**去皮尖，熬**　芍药**各等分**

上五味，末之，炼蜜和丸，如兔屎大。每日食前服一丸。不知，加至三丸。

妇人怀娠六七月，脉弦、发热，其胎愈胀，腹痛恶寒者，少腹如扇，所以然者，子脏开故也，当以附子汤温其脏。**方未见**。

师曰：妇人有漏下者，有半产后因续下血都不绝者，有妊娠下血者，假令妊娠腹中痛，为胞阻，胶艾汤主之。

芎归胶艾汤方一方加干姜一两。胡氏治妇人胞动，无干姜

芎䓖　阿胶　甘草各二两　艾叶　当归各三两　芍药四两　干地黄六两①

上七味，以水五升、清酒五升②，合煮，取三升，去滓，内胶，令消尽，温服一升，日三服，不差更作。

妇人怀娠，腹中㽲痛，当归芍药散主之。

当归芍药散方

当归三两　芍药一斤　茯苓四两　白术四两　泽泻半斤　芎䓖半斤，一作三两

上六味，杵为散。取方寸匕，酒和，日三服。

妊娠呕吐不止，干姜人参半夏丸主之。

干姜人参半夏丸方

干姜　人参各一两　半夏二两

上三味，末之，以生姜汁糊为丸，如梧子大。饮服十丸，日三服。

妊娠小便难，饮食如故，归母苦参丸主之。

---

① 六两：原缺，据同治本、《金匮要略论注》卷二十补。
② 五升：万历本、医统本作"三升"。

当归贝母苦参丸方男子加滑石半两

当归　贝母　苦参各四两

上三味，末之，炼蜜丸如小豆大。饮服三丸，加至十丸。

妊娠有水气，身重，小便不利，洒淅恶寒，起即头眩，葵子茯苓散主之。

葵子茯苓散方

葵子一斤①　茯苓三两

上二味，杵为散，饮服方寸匕，日三服，小便利则愈。

妇人妊娠，宜常服当归散主之。

当归散方

当归　黄芩　芍药　芎䓖各一斤②　白术半斤

上五味，杵为散，酒饮服方寸匕，日再服。妊娠常服即易产，胎无苦疾。产后百病悉主之。

妊娠养胎，白术散主之。

---

① 一斤：原脱，据万历本、医统本、同治本补。
② 一斤：原作"一两"，据万历本、医统本、《金匮要略心典》卷下改。

白术散方见《外台》

白术四分　芎䓖四分　蜀椒三分，去汗①　牡蛎二分②

上四味，杵为散，酒服一钱匕，日三服，夜一服。但苦痛，加芍药；心下毒痛，倍加芎䓖；心烦吐痛，不能食饮，加细辛一两，半夏大者二十枚。服之后更以醋浆水服之；若呕，以醋浆水服之后不解者，小麦汁服之；已后渴者，大麦粥服之。病虽愈，服之勿置。

妇人伤胎，怀身腹满，不得小便，从腰以下重，如有水气状，怀身七月，太阴当养不养，此心气实，当刺泻劳宫及关元，小便微利则愈。见《玉函》。

·妇人产后病脉证治第二十一·

论一首，脉证六条，方七首

问曰：新产妇人有三病，一者病痉，二者病郁冒，三者大便难，何谓也？师曰：新产血虚，多汗出，喜中风，故令病痉。亡血复汗，寒多，故令郁冒；亡津液，胃燥，故大便难。

产妇郁冒，其脉微弱，不能食，大便反坚，但头汗出。所以然者，血虚而厥，厥而必冒，冒家欲解，必大汗出；以血虚下厥，孤阳上出，故头汗出。所以产妇喜汗出者，亡阴血虚，阳气独盛，故当汗出，阴阳乃复。大便坚，呕不能食，小柴胡汤主之。方见呕吐中。

病解能食，七八日更发热者，此为胃实，大承气汤主之。方见产中。

---

① 去：原无，据医统本补。
② 白术、芎䓖、牡蛎三味剂量原缺，据《外台秘要》卷二十三补。

产后腹中疼痛，当归生姜羊肉汤主之。并治腹中寒疝，虚劳不足。

当归生姜羊肉汤方见寒疝中

产后腹痛，烦满不得卧，枳实芍药散主之。

枳实芍药散方

枳实烧令黑，勿太过　芍药等分

上二味，杵为散，服方寸匕①，日三服。并主痈脓。以麦粥下之。

师曰：产妇腹痛，法当以枳实芍药散，假令不愈者，此为腹中有干血着脐下，宜下瘀血汤主之。亦主经水不利。

下瘀血汤方

大黄二两②　桃仁二十枚　䗪虫二十枚，熬，去足

上三味，末之，炼蜜和为四丸。以酒一升，煎一丸，取八合，顿服之，新血下如豚肝。

产后七八日，无太阳证，少腹坚痛，此恶露不尽；不大便③，烦躁发热，切脉微实，再倍发热，日晡时烦躁者，不食，食则谵语，至夜即愈，宜大承气汤主之。热在里，结在膀胱也。方见痉病中。

产后风，续之数十日不解，头微痛，恶寒，时时有热，心下闷，干呕汗出。虽久，阳旦证续在耳，可与阳旦汤。即桂枝汤方，见下利中。

---

① 服：原缺，据万历本补。
② 二两：医统本作"三两"。
③ 不：原脱，据万历本、同治本补。

产后中风发热，面正赤，喘而头痛，竹叶汤主之。

竹叶汤方

竹叶一把　葛根三两　防风一两　桔梗　桂枝　人参　甘草各一两　附子一枚，炮　大枣十五枚　生姜五两

上十味，以水一斗，煮取二升半，分温三服，温覆使汗出。颈项强，用大附子一枚，破之如豆大，煎药扬去沫①。呕者加半夏半升，洗。

妇人乳中虚，烦乱呕逆，安中益气，竹皮大丸主之。

竹皮大丸方

生竹茹二分　石膏二分　桂枝一分　甘草七分　白薇一分

上五味，末之，枣肉为丸，弹子大，以饮服一丸，日三夜二服。有热者，倍白薇；烦喘者，加柏实一分。

产后下利虚极，白头翁加甘草阿胶汤主之。

白头翁加甘草阿胶汤方

白头翁　甘草　阿胶各二两　秦皮　黄连　檗皮各三两

上六味，以水七升，煮取二升半，内胶，令消尽，分温三服。

附方

《千金》三物黄芩汤　治妇人在草蓐自发露得风，四肢苦烦热，头痛

---

① 煎：原作"前"，据万历本改。

者，与小柴胡汤。头不痛，但烦者，此汤主之。

黄芩一两　苦参二两　干地黄四两

上三味，以水八升，煮取二升，温服一升。多吐下虫。

《千金》内补当归建中汤　治妇人产后虚羸不足，腹中刺痛不止，吸吸少气，或苦少腹中急，摩痛引腰背，不能食饮；产后一月，日得服四五剂为善。令人强壮，宜。

当归四两　桂枝三两　芍药六两　生姜三两　甘草二两　大枣十二枚

上六味，以水一斗，煮取三升，分温三服，一日令尽。若大虚，加饴糖六两，汤成内之，于火上煖令饴消。若去血过多，崩伤内衄不止①，加地黄六两、阿胶二两，合八味，汤成内阿胶。若无当归，以芎䓖代之；若无生姜，以干姜代之。

·妇人杂病脉证并治第二十二·

论一首，脉证合十四条，方十三首

妇人中风，七八日续来寒热，发作有时，经水适断，此为热入血室。其血必结，故使如疟状，发作有时，小柴胡汤主之。方见呕吐中。

妇人伤寒发热，经水适来，昼日明了，暮则谵语，如见鬼状然，此为热入血室。治之无犯胃气及上二焦，必自愈。

妇人中风，发热恶寒，经水适来，得七八日热除脉迟身凉和，胸胁满，

---

① 伤：原脱，据万历本、医统本、同治本补。

如结胸状，谵语者，此为热入血室也。当刺期门，随其实而泻之①。

阳明病，下血谵语者，此为热入血室，但头汗出，当刺期门，随其实而泻之，濈然汗出者愈。

妇人咽中如有炙脔，半夏厚朴汤主之。

半夏厚朴汤方 《千金》作胸满，心下坚，咽中帖帖，如有炙肉，吐之不出，吞之不下

半夏一升② 厚朴三两 茯苓四两 生姜五两 干苏叶二两

上五味，以水七升，煮取四升，分温四服，日三夜一服。

妇人脏躁，喜悲伤欲哭，象如神灵所作，数欠伸，甘麦大枣汤主之。

甘草小麦大枣汤方

甘草二两 小麦一升 大枣十枚

上三味，以水六升，煮取三升，温分三服。亦补脾气。

妇人吐涎沫，医反下之，心下即痞，当先治其吐涎沫，小青龙汤主之；涎沫止，乃治痞，泻心汤主之。

---

① 实：原作"假"，据万历本、医统本、同治本改。泻：原作"取"，据同治本及下文所述改。
② 一升：原脱，据万历本、医统本、同治本补。

小青龙汤方见肺痈中①

泻心汤方见惊悸中

妇人之病，因虚、积冷、结气，为诸经水断绝，至有历年，血寒积结胞门，寒伤经络。凝坚在上，呕吐涎唾，久成肺痈，形体损分；在中盘结，绕脐寒疝，或两胁疼痛，与脏相连；或结热中，痛在关元。脉数无疮，肌若鱼鳞，时着男子，非止女身。在下未多，经候不匀。令阴掣痛，少腹恶寒；或引腰脊，下根气街，气冲急痛，膝胫疼烦。奄忽眩冒，状如厥癫；或有忧惨，悲伤多嗔。此皆带下，非有鬼神。久则羸瘦，脉虚多寒。

三十六病，千变万端。审脉阴阳，虚实紧弦。行其针药，治危得安，其虽同病，脉各异源。子当辩记，勿谓不然。

问曰：妇人年五十所，病下利，数十日不止，暮即发热，少腹里急，腹满，手掌烦热，唇口干燥，何也？师曰：此病属带下，何以故？曾经半产，瘀血在少腹不去。何以知之？其证唇口干燥，故知之，当以温经汤主之。

温经汤方

吴茱萸三两　当归　芎䓖　芍药各二两　人参　桂枝　阿胶　牡丹皮　生姜　甘草各二两　半夏半升　麦门冬一升，去心

上十二味，以水一斗，煮取三升，分温三服。亦主妇人少腹寒，久不受胎；兼取崩中去血，或月水来过多，及至期不来。

带下，经水不利，少腹满痛，经一月再见者，土瓜根散主之。

---

① 肺痈：按此方收入本书卷中"痰饮"内。

土瓜根散方阴㿉肿，亦主之

土瓜根　芍药　桂枝　䗪虫各三分

上四味，杵为散。酒服方寸匕，日三服。

寸口脉弦而大，弦则为减，大则为芤，减则为寒，芤则为虚，寒虚相搏，此名曰革。妇人则半产漏下，旋覆花汤主之。

旋覆花汤方

旋覆花三两　葱十四茎　新绛少许

上三味，以水三升，煮取一升，顿服之。

妇人陷经，漏下，黑不解，胶姜汤主之。臣亿等校诸本无胶姜汤方，想是妊娠中胶艾汤。

妇人少腹满如敦状，小便微难而不渴，生后者①，此为水与血俱结在血室也，大黄甘遂汤主之。

大黄甘遂汤方

大黄四两　甘遂二两　阿胶二两

上三味，以水三升，煮取一升，顿服之，其血当下。

妇人经水不利下，抵当汤主之。亦治男子膀胱满急，有瘀血者。

---

① 生：《普济方》卷三百三十五作"产"。

抵当汤方

水蛭三十个，熬　虻虫三十枚，熬，去翅足　桃仁二十个，去皮尖　大黄三两，酒浸

上四味，为末。以水五升，煮取三升，去滓，温服一升。

妇人经水闭不利，脏坚癖不止，中有干血，下白物，矾石丸主之。

矾石丸方

矾石三分，烧　杏仁一分

上二味，末之，炼蜜和丸，枣核大，内脏中，剧者再内之。

妇人六十二种风，及腹中血气刺痛，红蓝花酒主之。

红蓝花酒方疑非仲景方

红蓝花一两

上一味，以酒一大升煎减半，顿服一半，未止，再服。

妇人腹中诸疾痛，当归芍药散主之。

当归芍药散方见前妊娠中

妇人腹中痛，小建中汤主之。

小建中汤方见前虚劳中

问曰：妇人病，饮食如故，烦热不得卧而反倚息者，何也？师曰：此名

转胞，不得溺也，以胞系了戾，故致此病，但利小便则愈，宜肾气丸主之。

肾气丸方

干地黄八两　署蓣四两　山茱萸四两　泽泻　茯苓三两　牡丹皮三两　桂枝　附子炮，各一两

上八味，末之，炼蜜和丸梧子大。酒下十五丸，加至二十五丸，日再服。

蛇床子散方　温阴中坐药。

蛇床子仁

上一味，末之，以白粉少许，和令相得，如枣大，绵裹内之，自然温。

少阴脉滑而数者，阴中即生疮，阴中蚀疮烂者，狼牙汤洗之。

狼牙汤方

狼牙三两

上一味，以水四升，煮取半升，以绵缠箸如茧，浸汤沥阴中，日四遍。

胃气下泄，阴吹而正喧，此谷气之实也，膏发煎导之①。

---

① 膏发煎：上黄疸中"猪膏发煎"之省称。下同。

膏发煎方见黄疸中

小儿疳虫蚀齿方疑非仲景方

雄黄　葶苈

上二味，末之，取腊日猪脂镕，以槐枝绵裹头四五枚，点药烙之。

·杂疗方第二十三·

论一首，脉证一条，方二十二首

退五脏虚热，四时加减柴胡饮子方。

冬三月加柴胡八分、白术八分、大腹槟榔四枚并皮子用、陈皮五分、生姜五分、桔梗七分。

春三月加枳实，减白术，共六味。

夏三月加生姜三分、枳实五分、甘草三分，共八味。

秋三月加陈皮三分，共六味①。

上各㕮咀，分为三贴，一贴以水三升，煮取二升，分温三服，如人行四五里，进一服；如四体壅，添甘草少许，分作三小贴，每小贴以水一升，煮取七合，温服，再合为一服，重煮，都成四服。疑非仲景方。

---

① 共六：原作"内八"，据万历本、医统本改。

长服诃梨勒丸方疑非仲景方

诃梨勒煨①　陈皮　厚朴各三两

上三味，末之，炼蜜丸如梧子大，酒饮服二十丸，加至三十丸。

三物备急丸方见《千金》，司空裴秀为散用。亦可先和成汁，乃倾口中，令从齿间得入，至良验

大黄一两　干姜一两　巴豆一两，去皮心，熬，外研如脂

上药各须精新，先捣大黄、干姜为末，研巴豆内中，合治一千杵，用为散，蜜和丸亦佳，蜜器中贮之，莫令歇。主心腹诸卒暴百病，若中恶客忤，心腹胀满，卒痛如锥刺，气急口噤，停尸卒死者，以缓水若酒，服大豆许三四丸，或不下，捧头起，灌令下咽，须臾当差。如未差，更与三丸，当腹中鸣，即吐下，便差。若口噤，亦须折齿灌之。

治伤寒，令愈不复，紫石寒食散方。见《千金翼》。

紫石英　白石英　赤石脂　钟乳碓炼　栝蒌根　防风②　桔梗　文蛤　鬼臼各十分　太一余粮十分，烧　干姜　附子炮，去皮③　桂枝去皮，四分

上十三味，杵为散，酒服方寸匕。

救卒死方

薤捣汁，灌鼻中。

又方

---

① 煨：原作"燥"，据万历本改。
② 防风：原作"防羊"，据万历本、医统本改。
③ "附子"一味药原脱，据万历本、医统本补。

雄鸡冠割取血，管吹内鼻中。

猪脂如鸡子大，苦酒一升，煮沸，灌喉中。

鸡肝及血涂面上，以灰围四旁，立起。

大豆二七粒，以鸡子白并酒和，尽以吞之。

救卒死而壮热者方

矾石半斤，以水一斗半，煮消，以渍脚，令没踝。

救卒死而目闭者方

骑牛临面，捣薤汁灌耳中，吹皂荚末鼻中，立效。

救卒死而张口反折者方

灸手足两爪后十四壮了，饮以五毒诸膏散。有巴豆者。

救卒死而四肢不收失便者方

马屎一升，水三斗，煮取二斗以洗之；又取牛洞稀粪也。一升，温酒灌口中，灸心下一寸，脐上三寸，脐下四寸，各一百壮，差。

救小儿卒死而吐利不知是何病方

狗屎一丸，绞取汁，以灌之。无湿者，水煮干者，取汁。

尸蹶，脉动而无气，气闭不通，故静而死也，治方。脉证见上卷。

菖蒲屑，内鼻两孔中吹之，令人以桂屑着舌下。

又方

取左角发方寸，烧末，酒和，灌令入喉，立起。

救卒死，客忤死，还魂汤主之方。《千金方》云：主卒忤鬼击飞尸，诸奄忽气绝无复觉，或以死脉①，口噤拗不开，去齿下汤，汤下口不下者，分病人发，左右捉，擒肩引之。药下，复增取一升②，须臾立苏。

麻黄三两，去节。一方四两　杏仁去皮尖，七十个　甘草一两，炙。《千金》用桂心二两

上三味，以水八升，煮取三升，去滓，分令咽之。通治诸感忤。

又方

韭根一把　乌梅二七个　吴茱萸半升，炒

上三味，以水一斗，煮之。以病人栉内中，三沸，栉浮者生，沉者死。煮取三升，去滓，分饮之。

救自缢死，旦至暮，虽已冷，必可治。暮至旦，小难也。恐此当言阴气盛故也③。然夏时夜短于昼，又热，犹应可治。又云：心下若微温者，一日以上，犹可治之。

方

徐徐抱解，不得截绳，上下安被卧之。一人以脚踏其两肩，手少挽其

---

① 本句万历本作"或已无脉"。
② 增：原作"者"，据万历本、医统本改。
③ 阴气：原作"忿气"，据万历本改。

发，常弦弦勿纵之。一人以手按据胸上，数动之。一人摩捋臂胫①，屈伸之，若已僵，但渐渐强屈之，并按其腹。如此一炊顷，气从口出，呼吸眼开，而犹引按莫置，亦勿若劳之。须臾，可少桂汤及粥清含与之，令濡喉，渐渐能咽，及稍止。若向令两人以管吹其两耳，罙好。此法最善，无不活也。

凡中暍死，不可使得冷，得冷便死，疗之方。

屈草带，绕暍人脐，使三两人溺其中，令温。亦可用热泥和屈草，亦可扣瓦碗底按及车釭，以着暍人，取令溺，须得流去，此谓道路穷卒无汤，当令溺其中，欲使多人溺，取令温。若汤，使可与之。不可泥及车釭，恐此物冷。暍既在夏月，得热泥土、暖车釭，亦可用也。

救溺死方

取灶中灰两石余以埋人，从头至足，水出七孔即活。

上，疗自缢、溺、暍之法，并出自张仲景为之。其意殊绝，殆非常情所及，本草所能关，实救人之大术矣。伤寒家数有暍病，非此遇热之暍。见《外台》《肘后》。

治马坠及一切筋骨损方见《肘后方》

大黄一两，切，浸，汤成下　绯帛如手大，烧灰　乱发如鸡子大，烧灰用　久用炊单布一尺，烧灰　败蒲一握，二寸②　桃仁四十九个，去皮尖，熬　甘草如中指节，炙，锉

上七味，以童子小便量多少煎汤成，内酒一大盏，次下大黄，去滓，分温三服。先锉败蒲席半领，煎汤浴，衣被盖覆，斯须通利数行，痛楚立差。

---

① 捋：原作"拌"，据万历本、医统本改。
② 二寸：万历本、医统本作"三寸"。

利及浴水赤，勿怪，即瘀血也。

·禽兽鱼虫禁忌并治第二十四·

论辩二首，合九十法，方二十一首

凡饮食滋味，以养于生，食之有妨，反能为害，自非服药炼液，焉能不饮食乎？切见时人不闲调摄，疾疢竞起，若不因食而生，苟全其生，须知切忌者矣。所食之味，有与病相宜，有与身为害，若得宜则益体，害则成疾，以此致危，例皆难疗。凡煮药饮汁以解毒者，虽云救急，不可热饮，诸毒病得热更甚①，宜冷饮之。

肝病禁辛，心病禁咸，脾病禁酸，肺病禁苦，肾病禁甘。春不食肝，夏不食心，秋不食肺，冬不食肾，四季不食脾。辩曰：春不食肝者，为肝气王，脾气败，若食肝，则又补肝，脾气反尤甚，不可救。又肝王之时，不可以死气入肝，恐伤魂也。若非王时，即虚，以肝补之佳。余脏准此。

凡肝脏自不可轻啖，自死者弥甚。

凡心皆为神识所舍，勿食之②，使人来生复其报对矣。

凡肉及肝，落地不着尘土者，不可食之。

猪肉落水浮者，不可食。

诸肉及鱼，若狗不食、鸟不啄者，不可食。

---

① 饮诸毒病得热：六字原脱，据万历本、医统本补。
② 勿：原作"切"，据万历本、医统本改。

诸肉不干，火炙不动，见水自动者，不可食之。

肉中有如朱点者，不可食之。

六畜肉，热血不断者，不可食之。

父母及身本命肉，食之令人神魂不安。

食肥肉及热羹，不得饮冷水。

诸五脏及鱼，投地尘土不污者，不可食之。

秽饭、馁肉、臭鱼，食之皆伤人。

自死肉，口闭者，不可食之。

六畜自死皆疫死，则有毒，不可食之。

兽自死，北首及伏地者，食之杀人。

食生肉，饱饮乳，变成白虫。一作血蛊。

疫死牛肉，食之令病洞下，亦致坚积，宜利药下之。

脯藏米瓮中，有毒，及经夏食之，发肾病。

治自死六畜肉中毒方

黄檗屑，捣服方寸匕。

治食郁肉漏脯中毒方 郁肉，密器盖之，隔宿者是也。漏脯，茅屋漏下，沾着者是也

烧犬屎，酒服方寸匕，每服人乳汁亦良。饮生韭汁三升，亦得。

治黍米中藏干脯食之中毒方

大豆浓煮汁，饮数升即解。亦治狸肉漏脯等毒。

治食生肉中毒方

掘地深三尺，取其下土三升，以水五升，煮数沸，澄清汁，饮一升，即愈。

治六畜鸟兽肝中毒方

水浸豆豉，绞取汁，服数升愈。

马脚无夜眼者，不可食之。

食酸马肉，不饮酒，则杀人。

马肉不可热食，伤人心。

马鞍下肉，食之杀人。

白马黑头者，不可食之。

白马青蹄者，不可食之。

马肉、豚肉共食，饱醉卧，大忌。

驴、马肉合猪肉食之，成霍乱。

马肝及尾，不可妄食，中毒害人。

治马肝毒中人未死方

雄鼠屎二七粒，末之①，水和服，日再服。屎尖者是。

又方

人垢，取方寸匕，服之佳。

治食马肉中毒欲死方

香豉二两　杏仁三两

上二味，蒸一食顷熟，杵之服，日再服。

又方

煮芦根汁，饮之良。

疫死牛，或目赤，或黄，食之大忌。

牛肉共猪肉食之，必作寸白虫。

青牛肠，不可合犬肉食之。

牛肺，从三月至五月，其中有虫如马尾，割去勿食，食则损人。

牛、羊、猪肉，皆不得以楮木、桑木蒸炙。食之，令人腹内生虫。

啖蛇牛肉杀人。何以知之？啖蛇者，毛发向后顺者是也。

---

① 末：原作"求"，据万历本、医统本改。

治啖蛇牛肉食之欲死方

饮人乳汁一升，立愈。

又方

以泔洗头，饮一升，愈。

牛肚细切，以水一斗，煮取一升，暖饮之，大汗出者愈。

治食牛肉中毒方

甘草煮汁饮之，即解。

羊肉，其有宿热者，不可食之。

羊肉不可共生鱼、酪食之，害人。

羊蹄甲中有珠子白者，名羊悬筋，食之令人癫。

白羊黑头，食其脑，作肠痈。

羊肝共生椒食之，破人五脏。

猪肉共羊肝和食之，令人心闷。

猪肉以胡荽同食，烂人脐。

猪脂不可合梅子食之。

猪肉和葵食之，少气。

鹿肉不可和蒲白作羹①，食之发恶疮。

麋脂及梅李子，若妊妇食之，令子青盲，男子伤精。

獐肉不可合虾及生菜、梅、李果食之，皆病人。

痼疾人，不可食熊肉，令终身不愈。

白犬自死，不出舌者，食之害人。

食狗鼠余，令人发瘘疮。

治食犬肉不消成病方②

治食犬肉不消，心下坚，或腹胀，口干大渴，心急发热，妄语如狂，或洞下方。

杏仁一升，合皮熟研用

上以沸汤三升和，取汁分三服，利下肉片，大验。

妇人妊娠，不可食兔肉、山羊肉及鳖、鸡、鸭，令子无声音。

兔肉不可合白鸡肉食之，令人面发黄。

兔肉着干姜食之，成霍乱。

凡鸟自死，口不闭、翅不合者，不可食之。

---

① 肉：原作"人"，据《医宗金鉴》卷二十四改。
② 治食犬肉不消成病方：原无，据本书底本卷首目录补。

诸禽肉肝青者，食之杀人。

鸡有六翮四距者，不可食之。

乌鸡白首者，不可食之。

鸡不可共葫蒜食之，滞气。一云鸡子。

山鸡不可合鸟兽肉食之。

雉肉久食之，令人瘦。

鸭卵不可合鳖肉食之。

妇人妊娠食雀肉，令子淫乱无耻。

雀肉不可合李子食之。

燕肉勿食，入水为蛟龙所啖。

治食鸟兽中箭肉毒方①

鸟兽有中毒箭死者，其肉有毒，解之方。

大豆煮汁及盐汁，服之，解。

鱼头正白如连珠，至脊上，食之杀人。

鱼头中无腮者，不可食，食之杀人。

---

① 治食鸟兽中箭肉毒方：原无，据本书底本卷首目录补。

鱼无肠胆者，不可食，食之三年阴不起，女子绝生。

鱼头似有角者，不可食之。

鱼目合者，不可食之。

六甲日，勿食鳞甲之物。

鱼不可合鸡肉食之，鱼不得合鸬鹚肉食之。

鲤鱼鲊不可合小豆藿食之，其子不可合猪肝食之，害人。

鲤鱼不可合犬肉食之。

鲫鱼不可合猴、雉肉食之。一云：不可合猪肝食。

鳀鱼合鹿肉生食，令人筋甲缩。

青鱼鲊不可合生葫荽及生葵，并麦中食之。鳅鳝不可合白犬血食之。

龟肉不可合酒、果子食之。

鳖目凹陷者及厌下有王字形者①，不可食之。其肉不得合鸡、鸭子食之。

龟鳖肉不可合苋菜食之。

虾无须及腹下通黑，煮之反白者，不可食之。

食脍，饮乳酪，令人腹中生虫为瘕。

---

① 凹：原作"四"，据万历本、医统本改。

治食鲙不化成癥病方①

鲙食之，在心胸间不化，吐复不出，速下除之，久成癥病，治之方。

橘皮一两　大黄二两　朴消二两

上三味，以水一大升，煮至小升，顿服即消。

食鲙多不消，结为癥病，治之方

马鞭草

上一味，捣汁饮之。或以姜叶汁，饮之一升，亦消。又可服吐药吐之。

食鱼后食毒，两种烦乱，治之方

橘皮

上，浓煎汁，服之即解。

食鯸鮧鱼中毒方

芦根

上，煮汁，服之即解。

蟹目相向，足斑目赤者，不可食之。

食蟹中毒，治之方

---

① 治食鲙不化成癥病方：原无，据本书底本卷首目录补。

紫苏

上，煮汁，饮之三升。紫苏子捣汁饮之，亦良。

又方

冬瓜汁，饮二升，食冬瓜亦可。

凡蟹未遇霜，多毒，其熟者，乃可食之。

蜘蛛落食中，有毒，勿食之。

凡蜂、蝇、虫、蚁等，多集食上，食之致瘘。

·果实菜谷禁忌并治第二十五·

果子生食，生疮。

果子落地经宿，虫蚁食之者，人大忌食之。

生米停留多日，有损处，食之伤人。

桃子多食，令人热，仍不得入水浴，令人病淋沥寒热病。

杏酪不熟，伤人。

梅多食，坏人齿。

李不可多食，令人胪胀①。林檎不可多食，令人百脉弱。

橘柚多食，令人口爽，不知五味。

梨不可多食，令人寒中，金疮产妇，亦不宜食之。

樱桃、杏，多食伤筋骨。

安石榴不可多食，损人肺。

胡桃不可多食，令人动痰饮②。

生枣多食，令人热渴气胀；寒热羸瘦者，弥不可食，伤人。

食诸果中毒，治之方

猪骨烧过③

上一味，末之。水服方寸匕。亦治马肝漏脯等毒。

木耳赤色及仰生者，勿食。菌仰卷及赤色者不可食。

食诸菌中毒，闷乱欲死，治之方

人粪汁，饮一升，土浆，饮一二升。大豆浓煮汁，饮之。服诸吐利药，并解。

食枫柱菌而哭不止，治之以前方。

---

① 人：原缺，据万历本、《金匮要略论注》卷二十四补。
② 痰：原作"疾"，据万历本改。
③ 烧过：原缺，据《金匮要略论注》卷二十四补。

误食野芋，烦毒欲死，治之以前方。其野芋根，山东人名魁芋，人种芋，三年不收，亦成野芋。并杀人。

蜀椒闭口者，有毒。误食之，戟人咽喉，气病欲绝，或吐下白沫，身体痹冷，急治之方。

肉桂煎汁饮之，多饮冷水一二升①。或食蒜，或饮地浆，或浓煮豉汁，饮之，并解。

正月勿食生葱，令人面生游风。

二月勿食蓼，伤人肾。

三月勿食小蒜，伤人志性。

四月、八月勿食胡荽，伤人神。

五月勿食韭，令人乏气力。

五月五日勿食一切生菜，发百病。

六月、七月勿食茱萸，伤神气。

八月、九月勿食姜，伤人神。

十月勿食椒②，损人心，伤心脉。

十一月、十二月勿食薤，令人多涕唾。

---

① 多饮冷水一二升：七字原缺，据医统本补。
② 椒：原脱，据万历本、医统本补。

四季勿食生葵，令人饮食不化，发百病。非但食中，药中皆不可用，深宜慎之。

时病差未健，食生菜，手足必肿。

夜食生菜，不利人。

十月勿食被霜生菜，令人面无光，目涩，心痛，腰疼，或发心疟。疟发时，手足十指爪皆青，困委。

葱、韭初生芽者，食之伤人心气。

饮白酒，食生韭，令人病增。

生葱不可共蜜食之，杀人。独颗蒜弥忌。

枣合生葱食之，令人病。

生葱和雄鸡、雉、白犬肉食之①，令人七窍经年流血。

食糖、蜜后四日内，食生葱、蒜，令人心痛。

夜食诸姜、蒜、葱等，伤人心。

芜菁根多食，令人气胀。

薤不可共牛肉作羹食之，成瘕病。韭亦然。

莼多病，动痔疾。

---

① 白：原脱。犬：原作"大"。并据万历本、医统本补改。

野苣不可同蜜食之，作内痔。

白苣不可共酪同食，作䘌虫。

黄瓜食之，发热病。

葵心不可食，伤人，叶尤冷，黄背赤茎者，勿食之。

胡荽久食之，令人多忘。

病人不可食胡荽及黄花菜。

芋不可多食，动病。

妊妇食姜，令子余指。

蓼多食，发心痛。

蓼和生鱼食之，令人夺气，阴咳疼痛。

芥菜不可共兔肉食之，成恶邪病。

小蒜多食，伤人心力。

食躁或躁方

豉

上，浓煮汁饮之。

治误食钩吻杀人解之方①

钩吻与芹菜相似，误食之，杀人，解之方。《肘后》云：与茱萸食芥相似。

荠苨八两

上一味，水六升，煮取二升，分温二服。钩吻生地傍无草，其茎有毛者，以此别之。

治误食水莨菪中毒②

菜中有水莨菪，叶圆而光，有毒，误食之，令人狂乱，状如中风，或吐血，治之方。

甘草

上，煮汁，服之，即解。

治食芹菜中龙精毒方③

春秋二时，龙带精入芹菜中，人偶食之为病。发时手青腹满④，痛不可忍，名蛟龙病，治之方。

硬糖二三升

上一味，日两度服之，吐出如蜥蜴三五枚，差⑤。

---

① 治误食钩吻杀人解之方：原无，据本书底本卷首目录补。
② 治误食水莨菪中毒：原无，据本书底本卷首目录补。
③ 治食芹菜中龙精毒方：原无，据本书底本卷首目录补。
④ 青：原作"背"，据万历本改。
⑤ 差：原缺，据万历本、医统本补。

食苦瓠中毒①，治之方

黎穰

上煮汁，数服之解。

扁豆，寒热者，不可食之。

久食小豆，令人枯燥。

食大豆屑②，忌啖猪肉。

大麦久食，令人作癣③。

白黍米不可同饴、蜜食，亦不可合葵食之。

荞麦面多食之，令人发落。

盐多食，伤人肺。

食冷物，冰人齿。

食热物，勿饮冷水。

饮酒食生苍耳，令人心痛。

夏月大醉汗流，不得冷水洗着身，及使扇，即成病。

---

① 瓠：原作"瓜"，据本书底本卷首目录改。
② 屑：原作"等"，据医统本改。
③ 作：原缺，据万历本、医统本补。癣，同"疥"。"作癣"，指长疥疮。

饮酒，大忌灸腹背，令人肠结。

醉后勿饱食，发寒热。

饮酒食猪肉，卧禾稻穰中，则发黄。

食饴①，多饮酒，大忌。

凡水及酒，照见人影动者，不可饮之。

醋合酪食之，令人血瘕。

食白米粥，勿食生苍耳，成走疰。

食甜粥已，食盐即吐。

犀角箸搅饮食，沫出及浇地坟起者，食之杀人。

饮食中毒，烦满，治之方

苦参三两　　苦酒一升半

上二味，煮三沸，三上三下，服之，吐食出，即差。或以水煮亦得。

又方

犀角汤亦佳。

----

① 饴：原作"治"，据万历本、医统本改。

贪食，食多不消，心腹坚满痛，治之方

盐一升　　水三升

上二味，煮令盐消，分三服，当吐出食，便差。

矾石，生入腹，破人心肝。亦禁水。

商陆，以水服，杀人。

葶苈子傅头疮，药成入脑，杀人。

水银入人耳，及六畜等，皆死。以金银着耳边，水银则吐。

苦练无子者杀人。

凡诸毒，多是假毒，以损①元知时，宜煮甘草荠苨汁饮之。通除诸毒药②。

---

① 损：原作"投"，据《金匮要略论注》卷二十四改。
② 除：原无，据万历本、医统本补。

金匮要略心典

(清) 尤 怡 纂注
王晓波 校点

目　录

提要	349
徐大椿序	350
自序	352
卷上	353
脏腑经络先后病脉证第一	353
痉湿暍病脉证治第二	360
百合狐惑阴阳毒病证治第三	370
疟病脉证并治第四	376
中风历节病脉证并治第五	380
血痹虚劳病脉证并治第六	386
肺痿肺痈咳嗽上气病脉证治第七	393
卷中	401
奔豚气病脉证治第八	401
胸痹心痛短气病脉证治第九	403
腹满寒疝宿食病脉证治第十	407
五脏风寒积聚病脉证并治第十一	415
痰饮咳嗽病脉证治第十二	421
消渴小便不利淋病脉证治第十三	433
水气病脉证并治第十四	438
卷下	450
黄疸病脉证并治第十五	450
惊悸吐衄下血胸满瘀血病脉证治第十六	457
呕吐哕下利病脉证治第十七	462
疮痈肠痈浸淫病脉证并治第十八	476
趺蹶手指臂肿转筋狐疝蛔虫病脉证治第十九	479
妇人妊娠病脉证治第二十	482

妇人产后病脉证治第二十一…………………………………………… 487
妇人杂病脉证并治第二十二…………………………………………… 492

提　要

《金匮要略心典》，清尤怡纂注。尤怡字在泾，号拙吾，又号饲鹤山人，江苏吴县（今江苏苏州市）人。尤怡从康熙时名医马元仪学医，博极群籍，尤对张仲景之《金匮要略》历多年"覃精研思"，既在理论上"穷微极本"，又结合临床诊治而"辄得奇中"，遂在乾隆年间以医名于世。

本书成于雍正四年（1726），是作者将多年研习《金匮要略》的心得笔记纂辑而成的。其自序云：此书对原文"深文奥义有通之，而无可通者则阙之；其系传写之误者，则拟正之；其或类后人续入者，则删汰之"。作者据此三条标准注释仲景原文，精练扼要，论理畅达。徐大椿序文称赞云："其间条理通达，指归明显，辞不必烦而意已尽，语不必深而旨已传。虽此书之奥妙不可穷际，而由此以进，虽入仲景之室无难也。"故问世以后，即广为流传，影响很大，被奉为学习和研究《金匮要略》的必备参考书。

此次整理以雍正十年（1732）初刻本为底本，校以中国医学大成本（简称大成本），另参校了万历刊《金匮要略方论》（简称《金匮要略》）及他书，仍旧编为三卷。

徐大椿序

今之称医宗者，则曰四大家，首仲景，次河间，次东垣，次丹溪。且曰仲景专于伤寒，自有明以来，莫有易其言者也。然窃尝考神农著《本草》以后，神圣辈出，立君臣佐使之制，分大小奇偶之宜，于是不称药而称方。如《内经》中所载半夏秫米等数方是已，迨商而有伊尹汤液之说。大抵汤剂之法，至商而盛，非自伊尹始也。若扁、仓诸公，皆长于禁方，而其书又不克传，惟仲景则独祖经方而集其大成，远接轩皇，近兼众氏。当时著书垂教，必非一种，其存者有《金匮要略》及《伤寒论》两书。当宋以前，本合为一，自林亿等校刊，遂分为两焉。夫伤寒乃诸病之一病耳，仲景独著一书者，因伤寒变证多端，误治者众，故尤加意，其自叙可见矣。且《伤寒论》中一百十三方，皆自杂病方中检入，而伤寒之方，又无不可以治杂病。仲景书具在，燎如也。若三家之书，虽各有发明，其去仲景相悬，不可以道里计。四家并称，已属不伦，况云仲景专于伤寒乎？呜呼！是尚得为读仲景之书者乎！

《金匮要略》正仲景治杂病之方书也。其方亦不必尽出仲景，乃历圣相传之经方也。仲景则汇集成书，而以己意出入焉耳。何以明之？如首卷栝楼桂枝汤，乃桂枝加栝楼也，然不曰桂枝加栝楼汤，而曰栝楼桂枝汤，则知古方本有此名也。六卷桂枝加龙骨牡蛎汤，即桂枝加龙骨、牡蛎也，乃不别名何汤，而曰桂枝加龙骨牡蛎汤，则知桂枝汤为古方，而龙骨、牡蛎则仲景所加者也。如此类者，不可胜举。因知古圣治病方法，其可考者，惟此两书，真所谓经方之祖，可与《灵》《素》并垂者。苟有心于斯道，可舍此不讲乎？

说者又曰："古方不可以治今病。执仲景之方，以治今之病，鲜效而多害。"此则尤足叹者。仲景之方，犹百钧之弩也。如其中的，一举贯革；如不中的，弓劲矢疾，去的弥远。乃射者不恨己之不能审的，而恨弓强之不可以命中，不亦异乎！其有审病虽是，药稍加减又不验者，则古今之本草殊也。详本草惟《神农本经》为得药之正性，古方用药，悉本于是。晋唐以后诸人，各以私意加入，至张洁古辈出，而影响依附，互相辨驳，反失本草之正传。后人遵用不易，所以每投辄拒。古方不可以治今病，遂为信然。嗟乎！天地犹此天地，人物犹此人物，若人气薄，则物性亦薄，岂有人今而药独古也。故欲用仲景之方者，必先学古穷经，辨症知药，而后可以从事。

尤君在泾，博雅之士也。自少即喜学此艺，凡有施治，悉本仲景，辄得奇中。居恒叹古学之益衰，知斯理之将坠，因取《金匮要略》，发挥正义，朝勤夕思，穷微极本，凡十易寒暑而后成。其间条理通达，指归明显，辞不必烦而意已尽，语不必深而旨已传。虽此书之奥妙不可穷际，而由此以进，虽入仲景之室无难也。尤君与余有同好，属为叙。余读尤君之书而重有感也，故举平日所尝论说者识于端，尤君所以注此书之意，亦谓是乎！

雍正十年壬子阳月松陵徐大椿叙

自　序

《金匮要略》者，汉张仲景所著，为医方之祖，而治杂病之宗也。其方约而多验，其文简而难通，唐宋以来，注释阙如。明兴之后，始有起而论之者，迄于今，乃不下数十家，莫不精求深讨，用以发蒙而解惑。然而性高明者，泛骛远引，以曲逞其说，而其失则为浮；守矩矱者，寻行数墨，而畏尽其辞，而其失则为隘。是隘与浮者，虽所趣不同，而其失则一也。

余读仲景书者数矣，心有所得，辄笔诸简端，以为他日考验学问之地，非敢举以注是书也。日月既深，十已得其七八，而未克遂竟其绪。丙午秋日，抱病斋居，勉谢人事，因取《金匮》旧本，重加寻绎，其未经笔记者补之，其记而未尽善者复改之，覃精研思，务求当于古人之心而后已。而其间深文奥义有通之，而无可通者则阙之；其系传写之误者，则拟正之；其或类后人续入者，则删汰之。断自脏腑经络以下[①]，终于妇人杂病，凡二十有二篇，厘为上中下三卷，仍宋林亿之旧也。集既成，颜曰《心典》，谓以吾心求古人之心，而得其典要云尔。虽然，刘氏扰龙，宋人刻楮，力尽心劇，要归罔用。余之是注，安知其不仍失之浮即失之隘也耶！世有哲人，箴予阙失而赐之教焉，则予之幸也。

雍正己酉春日饲鹤山人尤怡题于北郭之树下小轩

[①] 脏腑：原作"藏府"，"藏"通"脏"，"府"通"腑"，径改。下同。

卷上

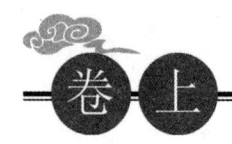

·脏腑经络先后病脉证第一·

问曰：上工治未病，何也？师曰：夫治未病者，见肝之病，知肝传脾，当先实脾。四季脾王不受邪，即勿补之。中工不晓相传，见肝之病，不解实脾，惟治肝也。夫肝之病，补用酸，助用焦苦，益用甘味之药调之。酸入肝，焦苦入心，甘入脾。脾能伤肾，肾气微弱则水不行，水不行则心火气盛，则伤肺；肺被伤则金气不行，金气不行则肝气盛，则肝自愈。此治肝补脾之要妙也。肝虚则用此法，实则不在用之。经曰"虚虚实实，补不足，损有余"，是其义也。余脏准此。

按，《素问》云：邪气之客于身也，以胜相加。肝应木而胜脾土，以是知肝病当传脾也。实脾者，助令气王，使不受邪，所谓治未病也。设不知而徒治其肝，则肝病未已，脾病复起，岂上工之事哉！肝之病补用酸者，肝不足，则益之以其本味也，与《内经》以辛补之之说不同。然肝以阴脏而含生气，以辛补者，所以助其用；补用酸者，所以益其体，言虽异而理各当也。助用苦焦者，《千金》所谓心王则气感于肝也。益用甘味之药调之者，越人所谓损其肝者，缓其中也。"酸入肝"以下十五句，疑非仲景原文，类后人谬添注脚，编书者误收之也。盖仲景治肝补脾之要，在脾实而不受肝邪，非补脾以伤肾，纵火以刑金之谓。果尔，则是所全者少，而所伤者反多也。且脾得补而肺将自旺，肾受伤必虚及其子，何制金强木之有哉！细按语意,"见肝之病"以下九句,是答上工治未病之辞;"补用酸"三句,乃别出肝虚正治之法。观下文云"肝虚则用此法,实则不在用之",可以见矣。盖脏病,惟虚者受之,而实者不受;脏邪,惟实则能传,而虚则不传。故治肝实者,先实脾土,以杜滋蔓之祸;治肝虚者,直补本官,以防外侮之端,此仲景虚实并举之要旨也。后人不察肝病缓中之理,谬执甘先入脾之语,遂略酸与焦苦,而独于甘味曲穷其说,以为是即治肝补脾之要妙。昔贤云:诐辞知其所蔽,此之谓耶!

夫人禀五常,因风气而生长。风气虽能生万物,亦能害万物,如水能浮舟,亦能覆舟。若五脏元真通畅,人即安和。客气邪风,中人多死。千般疢难,不越三条:一者,经络受邪入脏腑,为内所因也;二者,四肢、九窍,血脉相传,壅塞不通,为外皮肤所中也;三者,房室、金刃、虫兽所伤。以此详之,病由都尽。若人能养慎,不令邪风干忤经络,适中经络,未流传腑脏,即医治之;四肢才觉重滞,即导引、吐纳、针灸、膏摩,勿令九窍闭塞;更能无犯王法、禽兽灾伤,房室勿令竭乏,服食节其冷、热、苦、酸、辛、甘,不遗形体有衰,病则无由入其腠理。腠者,是三焦通会元真之处;理者,是皮肤、脏腑之文理也。

人禀阴阳五行之常,而其生其长,则实由风与气。盖非八风,则无以动荡而协和;非六气,则无以变易而长养。然有正气,即有客气;有和风,即有邪风。其生物、害物,并出一机,如浮舟、覆舟,总为一水。故得其和则为正气,失其和即为客气;得其正则为和风,失其正即为邪风。其生物有力,则其害物亦有力,所以中人多死。然风有轻重,病有浅深,约而言之,不越三条:一者,邪从经络入脏腑而深,为内所因;二者,邪在四肢、九窍、皮肤,沿流血脉而浅,为外所因;三者,病从王法、房室、金刃、虫兽而生,为不内外因,所谓病之由也。人于此慎养,不令邪风异气干忤经络则无病;适中经络,未入脏腑,可汗、吐或和解而愈,所谓医治之也,此应前内因一段。若风气外侵四肢,将及九窍,即吐纳、导引以行其气,针灸、膏摩以逐其邪,则重滞通快,而闭塞无由,此应前外因一段。更能不犯王法、禽兽,则形体不伤;又虽有房室而不令竭乏,则精神不敝,此应前房室一段。腠理云者,谓凡病纠缠于身,不止经络、血脉,势必充溢腠理,故必慎之,使无由入。腠者,三焦与骨节相贯之处,此神气所往来,故曰元真通会。理者，合皮肤、脏腑，内外皆有其理，细而不紊，故曰文理。仲景此论，以风气中人为主，故以经络入脏腑者，为深为内；自皮肤流血脉者，为浅为外；若房室、金刃、虫兽所伤，则非客气邪风中人之比，与经络、脏腑无相干涉者，为不内外因也。**节徐氏。**

按：陈无择《三因方》，以六淫邪气所触为外因，五脏、情志所感为内因，饮食、房室、跌扑、金刃所伤为不内外因。盖仲景之论，以客气、邪风为主，故不从内伤、外感为内外，而以经络、脏腑为内外，如徐氏所云是也。无择合天人表里立论，故以病从外来者为外因，从内生者为内因，其不从邪气、情志所生者，为不内外因，亦最明晰，虽与仲景并传可也。

问曰：病人有气色见于面部，愿闻其说。师曰：鼻头色青，腹中痛，苦冷者，死；鼻头色微黑者，有水气；色黄者，胸上有寒；色白者，亡血也。设微赤非时者，死。其目正圆者，痉，不治。又色青为痛，色黑为劳，色赤为风，色黄者便难，色鲜明者有留饮。

此气色之辨，所谓望而知之者也。鼻头，脾之部；青，肝之色；腹中痛者，土受木贼也；冷则阳亡而寒水助邪，故死。肾者主水，黑，水之色，脾负而肾气胜之，故有水气。色黄者，面黄也，其病在脾，脾病则生饮，故胸上有寒。寒，寒饮也。色白，亦面白也，亡血者，不华于色，故白；血亡则阳不可更越，设微赤而非火令之时，其为虚阳上泛无疑，故死。目正圆者，阴之绝也；痉，为风强病，阴绝阳强，故不治。痛则血凝泣而不流，故色青。劳则伤肾，故色黑。经云：肾虚者，面如漆柴也。风为阳邪，故色赤。脾病则不运，故便难。色鲜明者，有留饮，经云：水病人目下有卧蚕，面目鲜泽也。

师曰：病人语声寂寂然喜惊呼者，骨节间病；语声喑喑然不彻者，心膈间病；语声啾啾然细而长者，头中病。

语声寂寂然喜惊呼者，病在肾肝，为筋髓寒而痛时作也。喑喑然不彻者，病在心肺，则气道塞而音不彰也。啾啾然细而长者，痛在头中，则声不敢扬，而胸膈气道自如，故虽细而仍长也。此音声之辨，闻而知之者也。然殊未备，学者一隅三反可矣。

师曰：息摇肩者，心中坚；息引胸中上气者，咳；息张口短气者，肺痿吐沫。

心中坚者，气实而出入阻，故息则摇肩。咳者，气逆而肺失降，则息引胸中上气。肺痿吐沫者，气伤而布息难，则张口短气。此因病而害于气者也。

师曰：吸而微数，其病在中焦，实也，当下之则愈，虚者不治。在上焦者其吸促，在下焦者其吸远，此皆难治。呼吸动摇振振者，不治。

息兼呼吸而言，吸则专言入气也。中焦实，则气之入者不得下行，故吸微数。数，犹促也。下之则实去气通而愈。若不系实而系虚，则为无根失守之气，顷将自散，故曰不治。或云：中焦实而元气虚者，既不任受攻下，而又不能自和，故不治，亦通。其实在上焦者，气不得入而辄远，则吸促。促，犹短也；实在下焦者，气欲归而不骤及，则吸远。远，犹长也。上下二病，并关脏气，非若中焦之实，可从下而去者，故曰难治。呼吸动摇振振者，气盛而形衰，不能居矣，故亦不治。

师曰：寸口脉动者，因其王时而动。假令肝王色青，四时各随其色；肝色青而反色白，非其时色脉，皆当病。

王时，时至而气王，脉乘之而动，而色亦应之。如肝王于春，脉弦而色青，此其常也。推之四时，无不皆然。若色当青而反白，为非其时而有其色，不特肝病，肺亦当病矣，犯其王气故也。故曰：色脉皆当病。

问曰：有未至而至，有至而不至，有至而不去，有至而太过，何谓也？师曰：冬至之后，甲子夜半少阳起，少阳之时，阳始生，天得温和。以未得甲子，天因温和，此为未至而至也；以得甲子而天未温和，为至而不至也；以得甲子而天大寒不解，此为至而不去也；以得甲子而天温如盛夏五六月时，此为至而太过也。

上之至谓时至，下之至谓气至，盖时有常数而不移，气无定刻而或迁也。冬至之后甲子，谓冬至后六十日也。盖古造历者，以十一月甲子朔夜半冬至为历元。依此推之，则冬至后六十日，当复得甲子；而气盈朔虚，每岁递迁，于是至日不必皆值甲子；当以冬至后六十日花甲一周，正当雨水之候为正。雨水者，冰雪解散而为雨水，天气温和之始也。云少阳起者，阳方起而出地，阳始生者。阳始盛而生物，非冬至一阳初生之谓也，窃尝论之矣。夏至一阴生，而后有小暑、大暑；冬至一阳生，而后有小寒、大寒。非阴生而反热，阳生而反寒也。天地之道，否不极则不泰；阴阳之气，剥不极则不复。夏至六阴尽于地上，而后一阴生于地下，是阴生之时，正阳极之时也；冬至六阳尽于地上，而后一阳生于地下，是阳生之时，正阴极之时也。阳极而大热，阴极而大寒，自然之道也。则所谓阳始生天得温和者，其不得与冬至阳生同论也，审矣。至未得甲子而天已温，或已得甲子而天反未温，及已得甲子而天大寒不解，或如盛夏五六月时，则气之有盈有缩，为候之或后或先，而人在气交之中者，往往因之而病。惟至人为能与时消息而无忤耳！

师曰：病人脉浮者在前，其病在表；浮者在后，其病在里。腰痛、背强不能行，必短气而极也。

前，谓关前；后，谓关后。关前为阳，关后为阴。关前脉浮者，以阳居阳，故病在表；关后脉浮者，以阳居阴，故病在里。然虽在里而系阳脉，则为表之里，而非里之里，故其病不在肠肾，而在腰背膝胫，而及其至，则必短气而极。所以然者，形伤不去，穷必及气；表病不除，久必归里也。

问曰：经云厥阳独行，何谓也？师曰：此为有阳无阴，故称厥阳。

厥阳独行者，孤阳之气，厥而上行。阳失阴则越，犹夫无妻则荡也。《千金方》云：阴脉且解，血散不通，正阳遂厥，阴不往从。此即厥阳独行之旨欤！

问曰：寸脉沉大而滑，沉则为实，滑则为气。实气相搏，血气入脏即死，入腑即愈，此为卒厥。何谓也？师曰：唇口青，身冷，为入脏即死；如身和，汗自出，为入腑即愈。

实，谓血实；气，谓气实。实气相搏者，血与气并而俱实也。五脏者，藏而不泻，血气入之，卒不得还，神去机息，则唇青、身冷而死。六腑者，传而不藏，血气入之，乍满乍泻，气还血行，则身和、汗出而愈。经云：血之与气，并走于上，则为大厥，厥则暴死；气复反则生，不返则死是也。

问曰：脉脱，入脏即死，入腑即愈，何谓也？师曰：非为一病，百病皆然。譬如浸淫疮，从口起流向四肢者，可治；从四肢流来入口者，不可治。病在外者可治，入里者即死。

脉脱者，邪气乍加，正气被遏，经隧不通，脉绝似脱，非真脱也，盖即暴厥之属。经曰：趺阳脉不出，脾不上下，身冷肤硬。又曰：少阴脉不至，肾气微，少精血，为尸厥。即脉脱之谓也。厥病，入脏者深而难出，气竭不复则死；入腑者浅而易通，气行脉出即愈。浸淫疮，疮之浸淫不已，《外台》所谓转广有汁，流绕周身者也。从口流向四肢者，病自内而之外，故可治；从四肢流来入口者，病自外而之里，故不可治。李玮西云："病在外"二句，概指诸病而言，即上文百病皆然之意；入里者死，如痹气入腹、脚气冲心之类。

问曰：阳病十八，何谓也？师曰：头痛，项、腰、脊、臂、脚掣痛。阴病十八，何谓也？师曰：咳、上气、喘、哕、咽、肠鸣、胀满、心痛、拘急。五脏病各有十八，合为九十病；人又有六微，微有十八病，合为一百八病；五劳、七伤、六极，妇人三十六病，不在其中。清邪居上，浊邪居下，大邪中表，小邪中里，谷饪之邪，从口入者，宿食也。五邪中人，各有法度。风中于前，寒中于暮，湿伤于下，雾伤于上，风令脉浮，寒令脉急，雾伤皮腠，湿流关节，食伤脾胃，极寒伤经，极热伤络。

头、项、腰、脊、臂、脚六者，病兼上下，而通谓之阳者，以其在躯壳之外也；咳、上气、喘、哕、咽、肠鸣、胀满、心痛、拘急九者，病兼脏腑，而通谓之阴者，以其在躯壳之里也。在外者，有营病、卫病、营卫交病之殊，是一病而有三也，三而六之，合则为十八，故曰阳病十八也。在里者，有或虚或实之异，是一病而有二也，九而二之，合则为十八，故曰阴病十八也。五脏病各有十八，六微病又各有十八，则皆六淫邪气所生者也。盖邪气之中人者，有风、寒、暑、湿、燥、火之六种，而脏腑之受邪者，又各有气分、血分、气血并受之三端，六而三之，则为十八病，以十八之数推之，则五脏合得九十病，六微合得一百八病。至于五劳、七伤、六极，则起居、饮食、情志之所生也；妇人三十六病，则经月、产、乳、带下之疾也，均非六气外淫所致，故曰不在其中。清邪，风露之邪，故居于上；浊邪，水土之邪，故居于下；大邪漫风，虽大而力散，故中于表；小邪，户牖隙风，虽小而气锐，故中于里；谷饪，饮食之属，入于口而伤于胃者也。是故邪气有清浊大小之殊，人身亦有上下表里之别，莫不各随其类以相从，所谓各有法度也。故风为阳而中于前，寒为阴而中于暮，湿气浊而伤于下，雾气清而伤于上，经脉阴而伤于寒，络脉阳而伤于热。合而言之，无非阳邪亲上，阴邪亲下，热气归阳，寒气归阴之理。

问曰：病有急当救里救表者，何谓也？师曰：病，医下之，续得下利清谷不止，身体疼痛者，急当救里；后身疼痛，清便自调者，急当救表也。

治实证者，以逐邪为急；治虚证者，以养正为急。盖正气不固，则无以御邪而却疾，故虽身体疼痛，而急当救里。表邪不去，势必入里而增患，故既清便自调，则仍当救表也。

夫病痼疾，加以卒病①，当先治其卒病，后乃治其痼疾也。

卒病易除，故当先治；痼疾难拔，故宜缓图，且勿使新邪得助旧疾也。读二条，可以知治病缓急先后之序。

师曰：五脏病各有所得者愈。五脏病各有所恶，各随其所不喜者为病。病者素不应食，而反暴思之，必发热也。

所得、所恶、所不喜，该居处服食而言。如《脏气法时论》云：肝色

---

① 卒：通"猝"。下同。

青，宜食甘；心色赤，宜食酸；肺色白，宜食苦；肾色黑，宜食辛；脾色黄，宜食咸。又，心病禁温食、热衣，脾病禁温食、饱食、湿地、濡衣，肺病禁寒饮食、寒衣，肾病禁焠㶼热食、温炙衣。《宣明五气篇》所云心恶热，肺恶寒，肝恶风，脾恶湿，肾恶燥；《灵枢·五味篇》所云肝病禁辛，心病禁咸，脾病禁酸，肺病禁苦，肾病禁甘之属皆是也。五脏病各有所得而愈者，谓得其所宜之气、之味、之处，足以安脏气而却病气也。各随其所不喜为病者，谓得其所禁所恶之气、之味、之处，足以忤脏气而助病邪也。病者素不应食，而反暴思之者，谓平素所不喜之物，而反暴思之，由病邪之气变其脏气使然，食之则适以助病气而增发热也。

夫诸病在脏，欲攻之，当随其所得而攻之，如渴者，与猪苓汤。余皆仿此。

无形之邪，入结于脏，必有所据。水、血、痰、食，皆邪薮也。如渴者，水与热得，而热结在水，故与猪苓汤利其水，而热亦除。若有食者，食与热得，而热结在食，则宜承气汤下其食，而热亦去。若无所得，则无形之邪，岂攻法所能去哉？

猪苓汤方见后消渴证中

· 痉湿暍病脉证治第二 ·

太阳病，发热无汗，反恶寒者，名曰刚痉。太阳病，发热汗出而不恶寒，名曰柔痉。

成氏曰：《千金》云太阳中风，重感寒湿则变痉。太阳病，发热无汗为表实，则不当恶寒，今反恶寒者，则太阳中风，重感于寒，为痉病也。以其表实有寒，故曰刚痉。太阳病，发热汗出为表虚，则当恶寒，今不恶寒者，风邪变热，外伤筋脉，为痉病也。以其表虚无寒，故曰柔痉。然痉者，强也，其病在筋，故必兼有颈项强急、头热足寒、目赤头摇、口噤背反等证。仲景不言者，以痉字该之也。《活人书》亦云：痉证发热恶寒，与伤寒相似，但其脉沉迟弦细，而项背反张为异耳。

太阳病，发热，脉沉而细者，名曰痉，为难治。

太阳脉本浮，今反沉者，风得湿而伏，故为痉。痉脉本紧弦，今反细者，阴气适不足，故难治。

太阳病，发汗太多，因致痉。夫风病，下之则痉，复发汗，必拘急。疮家虽身疼痛，不可发汗，汗出则痉。

此原痉病之由，有此三者之异。其为脱液伤津则一也。盖病有太阳风寒不解，重感寒湿而成痉者；亦有亡血竭气，损伤阴阳而病变成痉者。经云：气主煦之，血主濡之。又云：阳气者，精则养神，柔则养筋。阴阳既衰，筋脉失其濡养，而强直不柔矣。此痉病标本虚实之异，不可不辨也。

病者身热足寒，颈项强急，恶寒，时头热，面赤目赤，独头动摇，卒口噤，背反张者，痉病也。若发其汗者，寒湿相得，其表益虚，即恶寒甚。发其汗已，其脉如蛇。①

痉病不离乎表，故身热恶寒。痉为风强病，而筋脉受之，故口噤，头项强，背反张，脉强直，经云"诸暴强直，皆属于风"也。头热足寒、面目赤、头动摇者，风为阳邪，其气上行而又主动也。寒湿相得者，汗液之湿与外寒之气相得不解，而表气以汗而益虚，寒气得湿而转增，则恶寒甚也。其脉如蛇者，脉伏而曲，如蛇行也。痉脉本直，汗之则风去而湿存，故脉不直而曲也。

暴腹胀大者，为欲解。脉如故，反伏弦者痉。

---

① 《金匮要略》句后尚有"一云其脉浛浛"六字注。

此即上文风去湿存之变证。魏氏云：风去不与湿相丽，则湿邪无所依著，必顺其下坠之性，而入腹作胀矣。风寒外解，而湿下行，所以为欲解也。如是诊之，其脉必浮而不沉，缓而不弦矣。乃其脉如故，而反加伏弦，知其邪内连太阴，里病转增而表病不除，乃痉病诸证中之一变也。

夫痉脉按之紧如弦，直上下行。

紧如弦，即坚直之象。李氏曰：上下行者，自寸至尺，皆见紧直之脉也。《脉经》亦云：痉病脉坚伏，直上下行。

痉病有灸疮，难治。

有灸疮者，脓血久溃，穴俞不闭。娄全善云：即破伤风之意。盖阴伤而不胜风热，阳伤而不任攻伐也，故曰难治。

太阳病，其证备，身体强，几几然，脉反沉迟，此为痉。栝楼桂枝汤主之。

太阳证备者，赵氏谓"太阳之脉，自足上行，循背至头项，此其所过之部而为之状者皆是其证"是也。几几，背强连颈之貌。沉本痉之脉，迟非内寒，乃津液少而营卫之行不利也。伤寒项背强几几、汗出恶风者，脉必浮数，为邪风盛于表。此证身体强几几然、脉反沉迟者，为风淫于外而津伤于内。故用桂枝则同，而一加葛根以助其散，一加栝楼根兼滋其内，则不同也。

栝楼桂枝汤方

栝楼根二两　桂枝三两　芍药三两　甘草二两　生姜三两　大枣十二枚

上六味，以水九升，煮取三升，分温三服，微汗。汗不出，食顷，啜热粥发。

太阳病，无汗而小便反少，气上冲胸，口噤不得语，欲作刚痉。葛根汤主之。

无汗而小便反少者，风寒湿甚，与气相持，不得外达，亦并不下行也。不外达，不下行，势必逆而上冲为胸满，为口噤不得语，驯至面赤头摇，项背强直，所不待言，故曰欲作刚痉。葛根汤，即桂枝汤加麻黄、葛根，乃刚痉无汗者之正法也。

按：痉病多在太阳、阳明之交，身体强，口噤不得语，皆其验也。故加麻黄以发太阳之邪，加葛根兼疏阳明之经。而阳明外主肌肉，内主津液，用葛根者，所以通隧谷而逐风湿；加栝楼者，所以生津液而濡经脉也。

葛根汤方

葛根四两　麻黄三两,去节　桂枝　甘草炙　芍药各二两　生姜三两　大枣十二枚

上七味，以水一斗，先煮麻黄、葛根，减二升，去沫，内诸药①，煮取三升，去滓，温服一升。覆取微似汗，不须啜粥。余如桂枝汤法将息及禁忌。

痉为病，胸满，口噤，卧不着席，脚挛急，必齘齿。可与大承气汤。

此痉病之属阳明瘀热者。阳明之筋起于足，结于跗，其直者上结于髀。阳明之脉入齿中，挟口环唇；其支者，循喉咙，入缺盆下膈，故为是诸证。然无燥实见证，自宜涤热而勿荡实。乃不用调胃而用大承气者，岂病深热极，非此不能治欤？然曰可与，则犹有斟酌之意，用者慎之。

---

① 内：通"纳"。下同。

大承气汤方

大黄四两，酒洗　厚朴半斤，去皮　枳实五枚，炙　芒硝三合

上四味，以水一斗，先煮枳、朴，取五升，去滓，内大黄，煮二升，去滓，内芒硝，更上微火一两沸，分温再服。得下，余勿服。

太阳病，关节疼痛而烦，脉沉而细者，此名中湿，亦名湿痹。湿痹之候，小便不利，大便反快，但当利其小便。

湿为六淫之一，故其感人，亦如风寒之先在太阳。但风寒伤于肌腠，而湿则流入关节。风脉浮，寒脉紧，而湿脉则沉而细。湿性濡滞而气重着，故亦名痹。痹者，闭也。然中风者，必先有内风而后召外风，中湿者，亦必先有内湿而后感外湿，故其人平日土德不及而湿动于中，由是气化不速而湿侵于外，外内合邪，为关节疼烦，为小便不利，大便反快。治之者必先逐内湿，而后可以除外湿，故曰当利其小便。东垣亦云：治湿不利小便，非其治也。然此为脉沉而小便不利者设耳。若风寒在表，与湿相搏，脉浮恶风、身重疼痛者，则必以麻黄、白术、薏苡、杏仁、桂枝、附子等，发其汗为宜矣。详见后条。

湿家之为病，一身尽疼，发热，身色如熏黄也。

湿外盛者，其阳必内郁。湿外盛为身疼，阳内郁则发热。热与湿合，交蒸互郁，则身色如熏黄。熏黄者，如烟之熏，色黄而晦，湿气沉滞故也。若热黄则黄而明，所谓身黄如橘子色也。

湿家，其人但头汗出，背强，欲得被覆向火。若下之早则哕，或胸满，小便不利。舌上如胎者，以丹田有热，胸上有寒，渴欲得饮而不能饮，则口燥烦也。

寒湿居表，阳气不得外通而但上越，为头汗出，为背强。欲得被覆向火，是宜驱寒湿，以通其阳。乃反下之，则阳更被抑，而哕乃作矣；或上焦

之阳不布而胸中满，或下焦之阳不化而小便不利，随其所伤之处而为病也。舌上如胎者，本非胃热，而舌上津液燥聚，如胎之状，实非胎也。盖下后阳气反陷于下，而寒湿仍聚于上，于是丹田有热而渴，欲得饮，胸上有寒而复不能饮，则口舌燥烦而津液乃聚耳。

湿家下之，额上汗出，微喘，小便利者死。若下利不止者，亦死。

湿病在表者宜汗，在里者宜利小便，苟非湿热蕴积成实，未可遽用下法。额汗出微喘，阳已离而上行；小便利，下利不止，阴复决而下走。阴阳离决，故死。一作小便不利者死，谓阳上游而阴不下济也，亦通。

风湿相搏，一身尽疼痛，法当汗出而解。值天阴雨不止，医云此可发其汗。汗之病不愈者，何也？盖发其汗，汗大出者，但风气去，湿气在，是故不愈也。若治风湿者，但微微似欲汗出者，风湿俱去也。

风湿虽并为六淫之一，然风无形而湿有形，风气迅而湿气滞，值此雨淫湿胜之时，自有风易却而湿难除之势，而又发之速而驱之过，宜其风去而湿不与俱去也。故欲湿之去者，但使阳气内蒸而不骤泄，肌肉关节之间充满流行，而湿邪自无地可容矣。此发其汗，但微微似欲汗出之旨欤？

湿家病，身疼发热，面黄而喘，头痛鼻塞而烦，其脉大，自能饮食，腹中和无病。病在头中寒湿，故鼻塞，内药鼻中则愈。

寒湿在上，则清阳被郁。身疼、头痛、鼻塞者，湿上甚也；发热、面黄、烦、喘者，阳上郁也。而脉大则非沉细之比，腹和无病则非小便不利、大便反快之比，是其病不在腹中而在头。疗之者，宜但治其头而毋犯其腹。内药鼻中，如瓜蒂散之属，使黄水出则寒湿去而愈，不必服药以伤其和也。

湿家身烦疼，可与麻黄加术汤发其汗为宜，慎不可以火攻之。

身烦疼者，湿兼寒而在表也。用麻黄汤以散寒，用白术以除湿。喻氏曰：麻黄得术，则虽发汗不至多汗；而术得麻黄，并可以行表里之湿。不可以火攻者，恐湿与热合而反增发热也。

麻黄加术汤方

麻黄三两，去节　桂枝二两　甘草一两，炙　白术四两　杏仁七十个，去皮尖

上五味，以水九升，先煮麻黄，减二升，去上沫，内诸药，煮取二升半，去滓，温服八合，覆取微汗。

病者一身尽疼，发热，日晡所剧者，此名风湿。此病伤于汗出当风，或久伤取冷所致也。可与麻黄杏仁薏苡甘草汤。

此亦散寒除湿之法。日晡所剧，不必泥定肺与阳明，但以湿无来去，而风有休作，故曰此名风湿。然虽言风，而寒亦在其中，观下文云汗出当风，又曰久伤取冷。意可知矣。盖痉病非风不成，湿痹无寒不作，故以麻黄散寒，薏苡除湿，杏仁利气，助通泄之用，甘草补中，予胜湿之权也。

麻黄杏仁薏苡甘草汤方

麻黄半两　杏仁十个，去皮尖　薏苡半两　甘草一两，炙

上，锉麻豆大，每服四钱匕。水一盏半，煎八分，去滓，温服。有微汗，避风。

风湿，脉浮，身重，汗出，恶风者，防己黄芪汤主之。

风湿在表，法当从汗而解，乃汗不待发而自出，表尚未解而已虚，汗解之法不可守矣。故不用麻黄出之皮毛之表，而用防己驱之肌肤之里。服后如虫行皮中，及从腰下如冰，皆湿下行之征也。然非芪、术、甘草，焉能使卫阳复振，而驱湿下行哉？

防己黄芪汤方

防己一两　甘草半两，炙　白术七钱半　黄芪一两一分

上，锉麻豆大，每抄五钱匕，生姜四片，大枣一枚，水盏半，煎八分，去滓，温服。喘者，加麻黄半两。胃中不和者，加芍药三分。气上冲者，加桂枝三分。下有陈寒者，加细辛三分。服后当如虫行皮中，从腰下如冰。后坐被上，又以一被绕腰下，温令微汗，差①。

伤寒八九日，风湿相搏，身体疼烦，不能自转侧，不呕不渴，脉浮虚而涩者，桂枝附子汤主之。若大便坚、小便自利者，去桂枝加白术汤主之。

身体疼烦，不能自转侧者，邪在表也；不呕不渴，里无热也；脉浮虚而涩，知其风湿外持而卫阳不正。故以桂枝汤去芍药之酸收，加附子之辛温，以振阳气而敌阴邪。若大便坚，小便自利，知其在表之阳虽弱，而在里之气犹治，则皮中之湿，自可驱之于里，使从水道而出，不必更发其表，以危久弱之阳矣。故于前方去桂枝之辛散，加白术之苦燥，合附子之大力健行者，于以并走皮中而逐水气，亦因势利导之法也。

桂枝附子汤方

桂枝四两　附子三枚，炮，去皮，破八片　生姜三两，切　甘草二两，炙　大枣十二枚，擘

上五味，以水六升，煮取二升，去滓，分温三服。

白术附子汤方

白术一两　附子一枚，炮，去皮　甘草二两，炙　生姜一两半　大枣六枚

---

①　差：通"瘥"，指病愈。下同。

上五味，以水三升，煮取一升，去滓，分温三服。一服觉身痹，半日许再服，三服都尽，其人如冒状，勿怪，即是术、附并走皮中，逐水气未得除故耳。

风湿相搏，骨节疼烦掣痛，不得屈伸，近之则痛剧，汗出短气，小便不利，恶风不欲去衣，或身微肿者，甘草附子汤主之。

此亦湿胜阳微之证，其治亦不出助阳散湿之法。云得微汗则解者，非正发汗也，阳复而阴自解耳。夫风湿在表，本当从汗而解，麻黄加术汤、麻黄杏仁薏苡甘草汤，其正法也；而汗出表虚者，不宜重发其汗，则有防己、黄芪实表行湿之法；而白术、附子，则又补阳以为行者也；表虚无热者，不可遽发其阳，则有桂枝、附子温经散湿之法；而甘草、附子，则兼补中以为散者也。即此数方，而仲景审病之微，用法之变，盖可见矣。

甘草附子汤方

甘草二两，炙　附子二枚，炮，去皮　白术二两　桂枝四两

上四味，以水六升，煮取三升，去滓，温服一升，日三服。初服得微汗则解，能食。汗出复烦者，服五合。恐一升多者，宜服六七合为妙。

太阳中暍，发热恶寒，身重而疼痛，其脉弦细芤迟，小便已，洒洒然毛耸，手足逆冷，小有劳，身即热，口开前板齿燥。若发其汗则恶寒甚，加温针则发热甚，数下之则淋甚。

中暍即中暑，暑亦六淫之一，故先伤太阳而为寒热也。然暑，阳邪也，乃其证反身重疼痛，其脉反弦细而迟者，虽名中暍，而实兼湿邪也。小便已，洒洒毛耸者，太阳主表，内合膀胱，便已而气馁也。手足逆冷者，阳内聚而不外达，故小有劳，即气出而身热也。口开前板齿燥者，热盛于内而气淫于外也。盖暑虽阳邪，而气恒与湿相合，阳求阴之义也。暑因湿入，而暑反居湿之中，阴包阳之象也。治之者一如分解风湿之法，辛以散湿，寒以清暑可矣。若发汗则徒伤其表，温针则更益其热，下之则热且内陷，变证随

出，皆非正治暑湿之法也。

太阳中热者，暍是也。汗出恶寒，身热而渴，白虎加人参汤主之。

中热亦即中暑，暍即暑之气也。恶寒者，热气入则皮肤缓，腠理开，开则洒然寒，与伤寒恶寒者不同。发热汗出而渴，表里热炽，胃阴待涸，求救于水，故与白虎加人参以清热生阴，为中暑而无湿者之法也。

白虎加人参汤方

知母六两　石羔一斤，碎，绵裹　甘草二两，炙　粳米六合　人参三两

上五味，以水一斗，煮米熟汤成，去滓，温服一升，日三服。

太阳中暍，身热疼重而脉微弱，此以夏月伤冷水，水行皮中所致也。一物瓜蒂汤主之。

暑之中人也，阴虚而多火者，暑即寓于火之中，为汗出而烦渴；阳虚而多湿者，暑即伏于湿之内，为身热而疼重。故暑病恒以湿为病，而治湿即所以治暑。瓜蒂苦寒，能吐能下，去身面四肢水气，水去而暑无所依，将不治而自解矣。此治中暑兼湿者之法也。

瓜蒂汤方

瓜蒂二七个

上锉，以水一斗，煮取五合，去滓，顿服。

百合狐惑阴阳毒病证治第三

论曰：百合病者，百脉一宗，悉致其病也。意欲食，复不能食，常默然，欲卧不能卧，欲行不能行，饮食或有美时，或有不用闻食臭时。如寒无寒，如热无热，口苦，小便赤，诸药不能治，得药则剧吐利。如有神灵者，身形如和，其脉微数。每溺时头痛者，六十日乃愈；若溺时头不痛，淅淅然者，四十日愈；若溺快然，但头眩者，二十日愈。其证或未病而预见，或病四五日而出，或二十日或一月微见者，各随证治之。

百脉一宗者，分之则为百脉，合之则为一宗。悉致其病，则无之非病矣。然详其证：意欲食矣，而复不能食；常默然静矣，而又躁不得卧；饮食或有时美矣，而复有不用闻食臭时。如有寒，如有热矣，而又不见为寒，不见为热；诸药不能治，得药则剧吐利矣，而又身形如和，全是恍惚去来，不可为凭之象。惟口苦、小便赤、脉微数，则其常也。所以者何？热邪散漫，未统于经，其气游走无定，故其病亦去来无定。而病之所以为热者，则征于脉，见于口与便，有不可掩然者矣。夫膀胱者，太阳之府，其脉上至巅顶，而外行皮肤。溺时头痛者，太阳乍虚，而热气乘之也；淅然、快然，则递减矣。夫乍虚之气，溺已即复；而热淫之气，得阴乃解。故其甚者，必六十日之久，诸阴尽集，而后邪退而愈；其次四十日，又其次二十日，热差减者，愈差速也。此病多于伤寒热病前后见之。其未病而预见者，热气先动也；其病后四五日或二十日或一月见者，遗热不去也。各随其证以治，具如下文。

百合病，发汗后者，百合知母汤主之。

人之有百脉，犹地之有众水也。众水朝宗于海，百脉朝宗于肺。故百脉不可治，而可治其肺。百合味甘平微苦，色白入肺，治邪气，补虚清热，故诸方悉以之为主，而随证加药治之。用知母者，以发汗伤津液故也。

百合知母汤方

百合七枚　知母三两

上，先以水洗白合，渍一宿，当白沫出，去其水；别以泉水二升，煎取一升，去滓；别以泉水二升煎知母，取一升；后合煎取一升五合，分温再服。

百合病，下之后者，百合滑石代赭汤主之。

百合病不可下而下之，必伤其里，乃复以滑石、代赭者，盖欲因下药之势，而抑之使下，导之使出，亦"在下者引而竭之"之意也。

百合滑石代赭汤方

百合七枚，擘　滑石三两，碎，绵裹　代赭石如弹丸大一枚，碎，绵裹

上，先煎百合如前法，别以泉水二升，煎滑石、代赭，取一升，去滓，后合和重煎，取一升五合，分温再服。

百合病，吐之后者，百合鸡子汤主之。

《本草》：鸡子安五脏，治热疾。吐后脏气伤而病不去，用之不特安内，亦且攘外也。

百合鸡子汤方

百合七枚，擘　鸡子黄一枚

上，先煎百合如前法，了，内鸡子黄搅匀，煎五分，温服。

百合病，不经吐、下、发汗，病形如初者，百合地黄汤主之。

此则百合病正治之法也。盖肺主行身之阳，肾主行身之阴。百合色白入肺，而清气中之热；地黄色黑入肾，而除血中之热。气血既治，百脉俱清，虽有邪气，亦必自下。服后大便如漆，则热除之验也。《外台》云：大便当出黑沫。

百合地黄汤方

百合七枚，擘　生地黄汁一升

上，先煎百合如前法，了，内地黄汁，煎取一升五合，温分再服。中病勿更服，大便当如漆。

百合病，一月不解，变成渴者，百合洗方主之。

病久不解而变成渴，邪热留聚在肺也。单用百合渍水外洗者，以皮毛为肺之合，其气相通故也。洗已，食煮饼。

按，《外台》云：洗身讫，食白汤饼。今馎饦也。《本草》：粳米、小麦，并除热止渴。勿以咸豉者，恐咸味耗水而增渴也。

百合洗方

百合一升，以水一斗，渍之一宿以洗身。洗已，食煮饼，勿以咸豉也。

百合病，渴不差者，栝楼牡蛎散主之。

病变成渴，与百合洗方而不差者，热盛而津伤也。栝楼根苦寒，生津止渴；牡蛎咸寒，引热下行，不使上烁也。

栝楼牡蛎散方

栝楼根　牡蛎熬，等分

上为细末，饮服方寸匕，日三服。

百合病，变发热者，百合滑石散主之。

病变发热者，邪聚于里而见于外也。滑石甘寒，能除六腑之热。得微利，则里热除而表热自退。

百合滑石散方

百合一两，炙　滑石三两

上为散，饮服方寸匕，日三服。当微利者止服，热则除。

百合病，见于阴者，以阳法救之；见于阳者，以阴法救之。见阳攻阴，复发其汗，此为逆；见阴攻阳，乃复下之，此亦为逆。

病见于阴，甚必及阳；病见于阳，穷必归阴。以法救之者，养其阳以救阴之偏，则阴以平而阳不伤；补其阴以救阳之过，则阳以和而阴不敝。《内经》用阴和阳，用阳和阴之道也。若见阳之病而攻其阴，则并伤其阴矣，乃复发汗，是重伤其阳也，故为逆；见阴之病而攻其阳，则并伤其阳矣，乃复下之，是重竭其阴也，故亦为逆。以百合为邪少虚多之证，故不可直攻其病，亦不可误攻其无病如此。

狐惑之为病，状如伤寒，默默欲眠，目不得闭，卧起不安。蚀于喉为惑，蚀于阴为狐。不欲饮食，恶闻食臭。其面目乍赤、乍黑、乍白。蚀于上部则声嗄，甘草泻心汤主之；蚀于下部则咽干，苦参汤洗之；蚀于肛者，雄黄熏之。

狐惑，虫病，即巢氏所谓䘌病也。默默欲眠，目不得闭，卧起不安，其躁扰之象，有似伤寒少阴热证，而实为䘌之乱其心也；不欲饮食，恶闻食臭，有似伤寒阳明实证，而实为虫之扰其胃也；其面目乍赤、乍黑、乍白者，虫之上下聚散无时，故其色变更不一，甚者脉亦大小无定也。盖虽虫病，而能使人惑乱而狐疑，故名曰狐惑。徐氏曰：蚀于喉为惑，谓热淫于上，如惑乱之气感而生蜮；蚀于阴为狐，谓热淫于下，柔害而幽隐，如狐性之阴也。亦通。蚀于上部，即蚀于喉之谓，故声嗄；蚀于下部，即蚀于阴之谓，阴内属于肝，而咽门为肝胆之候，出《千金》。病自下而冲上，则咽干也。至生虫之由，则赵氏所谓湿热停久，蒸腐气血而成瘀浊，于是风化所腐而成虫者当矣。甘草泻心，不特使中气运而湿热自化，抑亦苦辛杂用，足胜杀虫之任。其苦参、雄黄，则皆清燥杀虫之品，洗之熏之，就其近而治之耳。

甘草泻心汤方

甘草四两，炙　黄芩　干姜　人参各三两　半夏半升　黄连一两　大枣十二枚

上七味，以水一斗，煮取六升，去滓，再煎取三升，温服一升，日三服。

苦参汤方

苦参一升，以水一斗，煎取七升，去滓，熏洗，日三。

雄黄熏法

雄黄一味为末，筒瓦二枚合之，烧，向肛熏之。

病者脉数无热，微烦，默默但欲卧，汗出。初得之三四日，目赤如鸠眼；七八日，目四眦黑。若能食者，脓已成也。赤豆当归散主之。

脉数微烦，默默但欲卧，热盛于里也。无热汗出，病不在表也。三四日目赤如鸠眼者，肝脏血中之热，随经上注于目也。经热如此，脏热可知，其为畜热不去，将成痈肿无疑。至七八日目四眦黑，赤色极而变黑，则痈尤甚矣。夫肝与胃，互为胜负者也，肝方有热，势必以其热侵及于胃；而肝既成痈，胃即以其热并之于肝，故曰：若能食者，知脓已成也。且脓成则毒化，毒化则不特胃和而肝亦和矣。赤豆、当归，乃排脓血、除湿热之良剂也。

再按：此一条，注家有目为狐惑病者，有目为阴阳毒者，要之，亦是湿热蕴毒之病。其不腐而为虫者，则积而为痈。不发于身面者，则发于肠脏，亦病机自然之势也。仲景意谓与狐惑、阴阳毒同源而异流者，故特论列于此欤。

赤豆当归散方

赤小豆三升，浸，令芽出，曝干　当归十分①

上二味，杵为散，浆水服方寸匕，日三服。

阳毒之为病，面赤斑斑如锦纹，咽喉痛，吐脓血。五日可治，七日不可治。升麻鳖甲汤主之。

阴毒之为病，面目青，身痛如被杖，咽喉痛。五日可治，七日不可治。升麻鳖甲汤去雄黄、蜀椒主之。

毒者，邪气蕴畜不解之谓。阳毒非必极热，阴毒非必极寒。邪在阳者为阳毒，邪在阴者为阴毒也。而此所谓阴阳者，亦非脏腑气血之谓，但以面赤斑斑如锦纹，咽喉痛，唾脓血，其邪著而在表者谓之阳；面目青，身痛如被杖，咽喉痛，不唾脓血，其邪隐而在表之里者谓之阴耳。故皆得用辛温升散之品，以发其蕴畜不解之邪，而亦并用甘润咸寒之味，以安其邪气经扰之

---

① 十分：大成本、《金匮要略论注》卷三作"十两"，疑是。《神农本草经疏》卷二十五作"三两"。

阴。五日邪气尚浅，发之犹易，故可治；七日邪气已深，发之则难，故不可治。其蜀椒、雄黄二物，阳毒用之者，以阳从阳，欲其速散也；阴毒去之者，恐阴邪不可劫，而阴气反受损也。

升麻鳖甲汤方

升麻　当归　甘草各二两　蜀椒炒去汗，一两　鳖甲手指大一片，炙　雄黄半两，研

上六味，以水四升，煮取一升，顿服之。老小再服，取汗。

《肘后》《千金方》：阳毒用升麻汤，无鳖甲，有桂；阴毒用甘草汤，无雄黄。

·疟病脉证并治第四·

师曰：疟脉自弦，弦数者多热，弦迟者多寒。弦小紧者下之差，弦迟者可温之，弦紧者可发汗、针灸也。浮大者可吐之，弦数者风发也，以饮食消息止之。

疟者少阳之邪，弦者少阳之脉，有是邪，则有是脉也。然疟之舍，固在半表半里之间，而疟之气，则有偏多偏少之异。故其病有热多者，有寒多者，有里多而可下者，有表多而可汗、可吐者，有风从热出而不可以药散者，当各随其脉而施治也。徐氏曰：脉大者为阳，小者为阴，紧虽寒脉，小紧则内入而为阴矣。阴不可从表散，故曰下之愈。迟既为寒，温之无疑。弦紧不沉，为寒脉而非阴脉，非阴故可发汗、针灸也。疟脉概弦，而忽浮大，知邪在高分，高者引而越之，故可吐。喻氏曰：仲景既云弦数者多热矣，而复申一义云：弦数者风发。见多热不已，必至于极热，热极则生风，风生则肝木侮土而传其热于胃，坐耗津液，此非可徒求之药，须以饮食消息，止其

炽热，即梨汁、蔗浆生津止渴之属，正《内经》风淫于内，治以甘寒之旨也。

病疟，以月一日发，当十五日愈。设不差，当月尽解。如其不差，当云何？师曰：此结为癥瘕，名曰疟母。急治之，宜鳖甲煎丸。

天气十五日一更，人之气亦十五日一更，气更则邪当解也。否则三十日天人之气再更，而邪自不能留矣。设更不愈，其邪必假血依痰，结为癥瘕，僻处胁下，将成负固不服之势，故宜急治。鳖甲煎丸，行气逐血之药颇多，而不嫌其峻，一日三服，不嫌其急，所谓乘其未集而击之也。

鳖甲煎丸方

鳖甲十二分，炙　乌扇三分，烧，即射干　黄芩三分　柴胡六分　鼠妇三分，熬　干姜　大黄　桂枝　石韦去毛　厚朴　紫葳即凌霄　半夏　阿胶　芍药　牡丹　䗪虫各五分　葶苈　人参各一分　瞿麦二分　蜂窠四分，炙　赤硝十二分　蜣螂六分，熬　桃仁二分

上二十三味为末，取锻灶下灰一斗，清酒一斛五升，浸灰，俟酒尽一半，着鳖甲于中，煮令泛烂如胶漆，绞取汁，内诸药，煎为丸，如梧子大，空心服七丸，日三服。《千金方》用鳖甲十二片，又有海藻三分、大戟一分，无鼠妇、赤硝二味。

师曰：阴气孤绝，阳气独发，则热而少气烦冤，手足热而欲呕，名曰瘅疟。若但热不寒者，邪气内藏于心，外舍分肉之间，令人消烁肌肉。

此与《内经》论瘅疟文大同。夫阴气虚者，阳气必发，发则足以伤气而耗神，故少气烦冤也。四肢者，诸阳之本，阳盛则手足热也。欲呕者，热干胃也。邪气内藏于心者，瘅为阳邪，心为阳脏，以阳从阳，故邪外舍分肉，而其气则内通心脏也。消烁肌肉者，肌肉为阴，阳极则阴消也。

温疟者，其脉如平，身无寒但热，骨节烦疼，时呕。白虎加桂枝汤

主之。

此与《内经》论温疟文不同,《内经》言其因,此详其脉与证也。瘅疟、温疟,俱无寒但热,俱呕,而其因不同。瘅疟者,肺素有热而加外感,为表寒里热之证,缘阴气内虚,不能与阳相争,故不作寒也。温疟者,邪气内藏肾中,至春夏而始发,为伏气外出之证,寒畜久而变热,故亦不作寒也。脉如平者,病非乍感,故脉如其平时也。骨节烦疼,时呕者,热从肾出,外舍于其合而上并于阳明也。白虎甘寒除热,桂枝则因其势而达之耳。

白虎加桂枝汤方

知母六两　石膏一斤　甘草二两,炙　粳米二合　桂枝三两①

上五味②,以水一斗,煮米熟汤成,去滓,温服一升,日三。

疟多寒者,名曰牡疟,蜀漆散主之。

疟多寒者,非真寒也。阳气为痰饮所遏,不得外出肌表,而但内伏心间。心,牡脏也,故名牡疟。蜀漆能吐疟痰,痰去则阳伸而寒愈。取云母、龙骨者,以蜀漆上越之猛,恐并动心中之神与气也。

蜀漆散方

蜀漆烧去腥　云母烧二日夜　龙骨等分

上三味,杵为散。未发前,以浆水服半钱匕。

附《外台秘要》三方

---

① "桂枝"后,《金匮要略》有"去皮"二字注。
② "上五味"以下六句:《金匮要略》作"上锉,每五钱,水一盏半,煎至八分,去滓,温服,汗出即愈"。

牡蛎汤

牡蛎 麻黄各四两 甘草二两 蜀漆三两

上四味，以水八升，先煮蜀漆、麻黄，去上沫，得六升，内诸药，煮取二升，温服一升。若吐，则勿更服。

按：此系宋孙奇等所附，盖亦蜀漆散之意，而外攻之力较猛矣。赵氏云：牡蛎软坚消结，麻黄非独散寒，且可发越阳气，使通于外。结散阳通，其病自愈。

柴胡去半夏加栝楼根汤 治疟病发渴者，亦治劳疟。

柴胡八两 人参 黄芩 甘草各三两 栝楼根四两 生姜二两 大枣十二枚

上七味，以水一斗二升，煮取六升，去滓，再煎取三升，温服一升，日二服。

柴胡桂姜汤 治疟，寒多，微有热，或但寒不热，服一剂如神。

柴胡半斤 桂枝三两 干姜二两 栝楼根四两 黄芩三两 甘草二两，炙 牡蛎二两，熬

上七味，以水一斗，煮取六升，去滓，再煎取三升，温服一升。日三。初服微烦，复服汗出便愈。

赵氏曰：此与牡疟相类而实非。牡疟邪客心下，此风寒湿痹于肌表。肌表既痹，阳气不得通于外，遂郁伏于荣血之中。阳气化热，血滞成瘀，着于其处，遇卫气行阳二十五度及之，则病作。其邪之入营者，既无外出之势，而营之素痹者，亦不出而与阳争，故少热或无热也。是用柴胡为君，发其郁伏之阳；黄芩为佐，清其半里之热；桂枝、干姜，所以通肌表之痹；栝楼根、牡蛎，除留热，消瘀血；甘草和诸药，调阴阳也。得汗则痹邪散，血热

行，而病愈矣。

中风历节病脉证并治第五[①]

夫风之为病，当半身不遂，或但臂不遂者，此为痹。脉微而数，中风使然。

风彻于上下，故半身不遂；痹闭于一处，故但臂不遂。以此见风重而痹轻，风动而痹着也。风从虚入，故脉微；风发而成热，故脉数。曰中风使然者，谓痹病亦是风病，但以在阳者则为风，而在阴者则为痹耳。

寸口脉浮而紧，紧则为寒，浮则为虚。寒虚相搏，邪在皮肤。浮者血虚，络脉空虚，贼邪不泻，或左或右，邪气反缓，正气即急，正气引邪，㖞僻不遂。邪在于络，肌肤不仁；邪在于经，即重不胜；邪入于腑，即不识人；邪入于脏，舌即难言，口吐涎。

寒虚相搏者，正不足而邪乘之，为风寒初感之诊也。浮为血虚者，气行脉外而血行脉中，脉浮者沉不足，为血虚也。血虚则无以充灌皮肤，而络脉空虚，并无以捍御外气，而贼邪不泻，由是或左或右，随其空处而留着矣。邪气反缓，正气即急者，受邪之处，筋脉不用而缓，无邪之处，正气独治而急，缓者为急者所引，则口目为僻，而肢体不遂。是以左㖞者邪反在右，右㖞者邪反在左。然或左或右，则有邪正缓急之殊，而为表为里，亦有经络脏腑之别。经云：经脉为里，支而横者为络，络之小者为孙。是则络浅而经深，络小而经大。故络邪病于肌肤，而经邪病连筋骨，甚而入腑，又甚而入脏，则邪递深矣。盖神藏于脏而通于腑，腑病则神窒于内，故不识人。诸阴皆连舌本，脏气厥不至舌下，则机息于上，故舌难言而涎自出也。

[①] 证：原缺，据底本目录补。

侯氏黑散 治大风，四肢烦重，心中恶寒不足者。

菊花四十分 白术 防风各十分 桔梗八分 黄芩五分 细辛 干姜 人参 茯苓 当归 川芎 牡蛎 矾石 桂枝各三分

上十四味，杵为散，酒服方寸匕，日一服。初服二十日，温酒调服，禁一切鱼肉大蒜，常宜冷食，六十日止，即药积腹中不下也，热食即下矣，冷食自能助药力。

此方亦孙奇等所附，而去风、除热、补虚、下痰之法具备。以为中风之病，莫不由是数者所致云尔。学者得其意，毋泥其迹可也。

寸口脉迟而缓，迟则为寒，缓则为虚。营缓则为亡血，卫缓则为中风。邪气中经，则身痒而瘾疹；心气不足，邪气入中，则胸满而短气。

迟者行之不及，缓者至而无力。不及为寒，而无力为虚也。沉而缓者为营不足，浮而缓者为卫中风，卫在表而营在里也。经不足而风入之，血为风动，则身痒而瘾疹；心不足而风中之，阳用不布，则胸满而短气，经行肌中，而心处胸间也。

风引汤 除热瘫痫。

大黄 干姜 龙骨各四两 桂枝三两 甘草 牡蛎各二两 寒水石 滑石 赤石脂 白石脂 紫石英 石膏各六两

上十二味，杵，粗筛，以韦囊盛之。取三指撮，井花水三升，煮三沸，温服一升。治大人风引、少小惊痫瘛疭，日数发，医所不疗。除热方，巢氏云：脚气宜风引汤。

此下热清热之剂。孙奇以为中风多从热起，故特附于此欤。中有姜桂石脂龙蛎者，盖以涩驭泄，以热监寒也。然亦猛剂，用者审之。

防己地黄汤　治病如狂状，妄行，独语不休，无寒热①，其脉浮。

防己　**甘草**各一分　**桂枝**　**防风**各三分

上四味，以酒一杯渍之，绞取汁，生地黄二斤，咬咀，蒸之如斗米饭久，以铜器盛药汁，更绞地黄汁和，分再服。

狂走谵语，身热脉大者，属阳明也。此无寒热，其脉浮者，乃血虚生热，邪并于阳而然。桂枝、防风、防己、甘草，酒浸取汁，用是轻清，归之于阳，以散其邪；用生地黄之甘寒，熟蒸使归于阴，以养血除热。盖药生则散表，熟则补衰，此煎煮法，亦表里法也。赵氏。

头风摩散

大附子一枚　**盐**等分

上二味为散，沐了，以方寸匕，摩疾上，令药力行。

寸口脉沉而弱，沉即主骨，弱即主筋；沉即为肾，弱即为肝。汗出入水中，如水伤心，历节痛，黄汗出，故曰历节。

此为肝肾先虚，而心阳复郁，为历节黄汗之本也。心气化液为汗，汗出入水中，水寒之气从汗孔入侵心脏，外水内火，郁为湿热，汗液则黄；浸淫筋骨，历节乃痛。历节者，遇节皆痛也。盖非肝肾先虚，则虽得水气，未必便入筋骨，非水湿内侵，则肝肾虽虚，未必便成历节。仲景欲举其标而先究其本，以为历节多从虚得之也。

按：后《水气篇》中云黄汗之病，以汗出入水中浴，水从汗孔入得之。合观二条，知历节、黄汗，为同源异流之病，其瘀郁上焦者则为黄汗，其并伤筋骨者则为历节也。

---

① 寒：原缺，据《金匮要略》补。

趺阳脉浮而滑，滑则谷气实，浮则汗自出。少阴脉浮而弱，弱则血不足，浮则为风，风血相搏，即疼痛如掣。盛人脉涩小，短气，自汗出，历节疼，不可屈伸，此皆饮酒汗出当风所致。

趺阳脉浮者风也，脉滑者谷气盛也。汗生于谷，而风性善泄，故汗自出。风血相搏者，少阴血虚而风复扰之，为疼痛如掣也。趺阳、少阴二条合看，知阳明谷气盛者，风入必与汗偕出；少阴血不足者，风入遂着而成病也。盛人脉涩小短气者，形盛于外而气歉于内也。自汗出，湿复胜也。缘酒客湿本内积，而汗出当风，则湿复外郁，内外相召，流入关节，故历节痛不可屈伸也。合三条观之：汗出入水者，热为湿郁也；风血相搏者，血为风动也；饮酒汗出当风者，风湿相合也。历节病因，有是三者不同，其为从虚所得则一也。

诸肢节疼痛，身体尫羸，脚肿如脱，头眩短气，温温欲吐，桂枝芍药知母汤主之。

诸肢节疼痛，即历节也。身体尫羸，脚肿如脱，形气不足，而湿热下甚也。头眩短气，温温欲吐，湿热且从下而上冲矣，与脚气冲心之候颇同。桂枝、麻黄、防风散湿于表，芍药、知母、甘草除热于中，白术、附子驱湿于下，而用生姜最多，以止呕降逆，为湿热外伤肢节，而复上冲心胃之治法也。

桂枝芍药知母汤方

桂枝四两　芍药三两　甘草　麻黄　附子各二两　白术　知母　防风各四两　生姜五两

上九味，以水七升，煮取二升，温服七合，日三服。

味酸则伤筋，筋伤则缓，名曰泄；咸则伤骨，骨伤则痿，名曰枯。枯泄相搏，名曰断泄。营气不通，卫不独行。营卫俱微，三焦无所御，四属断绝，身体羸瘦，独足肿大，黄汗出，胫冷，假令发热，便为历节也。

此亦内伤肝肾，而由于滋味不节者也。枯泄相搏，即筋骨并伤之谓。曰断泄者，言其生气不续而精神时越也。营不通因而卫不行者，病在阴而及于阳也。不通不行，非壅而实，盖即营卫涸流之意。四属，四肢也。营卫者，水谷之气，三焦受气于水谷，而四肢禀气于三焦，故营卫微，则三焦无气而四属失养也。由是精微不化于上而身体羸瘦，阴浊独注于下而足肿、胫冷、黄汗出。此病类似历节、黄汗，而实非水湿为病。所谓肝肾虽虚，未必便成历节者是也。而虚病不能发热，历节则未有不热者，故曰假令发热，便为历节。后《水气篇》中又云：黄汗之病，两胫自冷，假令发热，此属历节。盖即黄汗、历节而又致其辨也。详见本文。

病历节，不可屈伸，疼痛，乌头汤主之。

此治寒湿历节之正法也。寒湿之邪，非麻黄、乌头不能去，而病在筋节，又非如皮毛之邪，可一汗而散者。故以黄芪之补、白芍之收、甘草之缓，牵制二物，俾得深入而去留邪。如卫瓘监钟、邓入蜀，使其成功而不及于乱，乃制方之要妙也。

乌头汤 亦治脚气疼痛，不可屈伸。

麻黄　芍药　黄芪　甘草各三两，炙　乌头五枚，咬咀，以蜜二升，煎取一升，即出乌头

上四味，以水三升，煮取一升，去滓，内蜜煎中，更煎之，服七合。不知，尽服之。

矾石汤 治脚气冲心。

矾石二两

上一味，以浆水一斗五升，煎三五沸，浸脚良。

脚气之病，湿伤于下而气冲于上，矾石味酸涩性燥，能却水收湿解毒。毒解湿收，上冲自止。

附方

《古今录验》续命汤　治中风痱，身体不能自收持，口不能言，冒昧不知痛处，或拘急不得转侧。

麻黄　桂枝　甘草　干姜　石膏　当归　人参各三两　杏仁四十粒　川芎一两五钱

上九味，以水一斗，煮取四升，温服一升，当小汗，薄覆脊，凭几坐，汗出则愈，不汗更服。无所禁，勿当风。并治但伏不得卧，咳逆上气，面目浮肿。

痱者，废也，精神不持，筋骨不用，非特邪气之扰，亦真气之衰也。麻黄、桂枝所以散邪，人参、当归所以养正，石膏合杏仁助散邪之力，甘草合干姜为复气之需，乃攻补兼行之法也。

《千金》三黄汤　治中风，手足拘急，百节疼痛，烦热心乱，恶寒，经日不欲饮食。

麻黄五分　独活四分　细辛　黄芪各二分　黄芩三分

上五味，以水六升，煮取二升，分温三服。一服小汗出，二服大汗出。心热，加大黄二分；腹满，加枳实一枚；气逆，加人参三分；悸，加牡蛎三分；渴，加栝楼根三分；先有寒，加附子一枚。

《近效》术附汤　治风虚，头重眩，苦极，不知食味。暖肌补中，益精气。

白术—两　附子一枚半，炮，去皮　甘草一两，炙

上三味，锉，每五钱匕，姜五片，枣一枚，水盏半，煎七分，去滓，温服。

崔氏八味丸　治脚气上入，少腹不仁。

熟地黄八两　山茱萸　山药各四两　泽泻　茯苓　牡丹皮各三两　桂　附子各一两，炮

上八味，末之，炼蜜和丸梧子大。酒下十五丸，日再服。

肾之脉，起于足而入于腹，肾气不治，湿寒之气随经上入，聚于少腹，为之不仁。是非驱湿散寒之剂所可治者，须以肾气丸补肾中之气，以为生阳化湿之用也。

《千金》越婢加术汤　治肉极，热则身体津脱，腠理开，汗大泄，厉风气，下焦脚弱。

麻黄六两　石膏半斤　生姜二两　甘草二两　白术四两　大枣十五枚

上六味，以水六升，先煮麻黄，去上沫，内诸药，煮取三升，分温三服。恶风加附子一枚炮。

·血痹虚劳病脉证并治第六·

问曰：血痹之病，从何得之？师曰：夫尊荣人，骨弱肌肤盛，重因疲劳汗出，卧不时动摇，加被微风，遂得之。但以脉自微涩，在寸口、关上小紧，宜针引阳气，令脉和紧去则愈。

阳气者，卫外而为固也。乃因疲劳汗出，而阳气一伤，卧不时动摇，而阳气再伤，于是风气虽微，得以直入血中而为痹。经云：邪入于阴则痹也。脉微为阳微，涩为血滞，紧则邪之征也。血中之邪，始以阳气伤而得入，终必得阳气通而后出；而痹之为病，血既以风入而痹于外，阳亦以血痹而止于中，故必针以引阳使出，阳出而邪去，邪去而脉紧乃和，血痹乃通。以是知血分受痹，不当独治其血矣。

血痹阴阳俱微，寸口、关上微，尺中小紧，外证身体不仁，如风痹状。黄芪桂枝五物汤主之。

阴阳俱微，该人迎、趺阳、太溪为言。寸口、关上微，尺中小紧，即阳不足而阴为痹之象。不仁者，肌体顽痹，痛痒不觉，如风痹状，而实非风也。黄芪、桂枝五物，和荣之滞，助卫之行，亦针引阳气之意。以脉阴阳俱微，故不可针而可药，经所谓阴阳形气俱不足者，勿刺以针而调以甘药也。

黄芪桂枝五物汤方

黄芪三两　芍药三两　桂枝三两　生姜六两　大枣十二枚

上五味，以水六升，煮取二升，温服七合，日三服。

夫男子平人，脉大为劳，脉极虚亦为劳。

阳气者，烦劳则张，故脉大；劳则气耗，故脉极虚。李氏曰：脉大非气盛也，重按必空濡。大者，劳脉之外暴者也；极虚者，劳脉之内衰者也。

男子面色薄，主渴及亡血，卒喘悸，脉浮者，里虚也。

渴者，热伤阴气，亡血者，不华于色，故面色薄者，知其渴及亡血也。李氏曰：劳者气血俱耗，气虚则喘，血虚则悸。卒者，猝然见此病也。脉浮为里虚，以劳则真阴失守，孤阳无根，气散于外，而精夺于内也。

男子脉虚沉弦，无寒热，短气里急，小便不利，面色白，时目瞑兼衄，少腹满，此为劳使之然。劳之为病，其脉浮大，手足烦，春夏剧，秋冬差，阴寒精自出，酸削不能行。男子脉浮弱而涩，为无子，精气清冷。

脉虚沉弦者，劳而伤阳也，故为短气里急，为小便不利，少腹满，为面色白。而其极则并伤其阴，而目瞑兼衄。目瞑，目不明也。脉浮者，劳而伤阴也，故为手足烦，为酸削不能行，为春夏剧而秋冬瘥。而其极则并伤其阳，而阴寒精自出。此阴阳互根，自然之道也。若脉浮弱而涩，则精气交亏而清冷不温，此得之天禀薄弱，故当无子。

夫失精家，少腹弦急，阴头寒，目眩，发落，脉极虚芤迟，为清谷、亡血、失精。脉得诸芤动微紧，男子失精，女子梦交，桂枝龙骨牡蛎汤主之。

脉极虚芤迟者，精失而虚及其气也，故少腹弦急，阴头寒而目眩。脉得诸芤动微紧者，阴阳并乖而伤及其神与精也，故男子失精，女子梦交。沈氏所谓劳伤心气，火浮不敛，则为心肾不交；阳泛于上，精孤于下，火不摄水，不交自泄，故病失精；或精虚心相内浮，扰精而出，则成梦交者是也。徐氏曰：桂枝汤外证得之，能解肌去邪气，内证得之，能补虚调阴阳；加龙骨、牡蛎者，以失精、梦交为神精间病，非此不足以收敛其浮越也。

桂枝龙骨牡蛎汤方

桂枝　芍药　生姜各三两　甘草二两　大枣十二枚　龙骨　牡蛎各三两

上七味，以水七升，煮取三升，分温三服。

天雄散方

天雄三两,炮　白术八两　桂枝六两　龙骨三两

上四味，杵为散，酒服半钱匕，日三服。不知，稍增之。

按：此疑亦后人所附，为补阳摄阴之用也。

男子平人，脉虚弱细微者，喜盗汗也。① 人年五六十，其病脉大者，痹侠背行，若肠鸣、马刀、侠瘿者，皆为劳得之。脉沉小迟，名脱气。其人疾行则喘喝，手足逆寒，腹满，甚者溏泄，食不消化也。脉弦而大，弦则为减，大则为芤，减则为寒，芤则为虚，虚寒相搏，此名为革。妇人则半产漏下，男子则亡血失精。

平人，不病之人也。脉虚弱细微，则阴阳俱不足矣。阳不足者不能固，阴不足者不能守，是其人必善盗汗。人年五六十，精气衰矣，而病脉反大者，是其人当有风气也。痹侠背行，痹之侠脊者，由阳气不足，而邪气从之也。若肠鸣、马刀、侠瘿者，阳气以劳而外张，火热以劳而上逆。阳外张则寒动于中而为肠鸣，火上逆则与痰相搏而为马刀、侠瘿。李氏曰：瘿生乳腋下曰马刀，又夹生颈之两旁者为侠瘿。侠者，挟也，马刀，蛎蛤之属，疮形似之，故名马刀。瘿，一作缨，发于结缨之处。二疮一在颈，一在腋下，常相联络，故俗名疬串。脉沉小迟，皆阴象也。三者并见，阴盛而阳乃亡矣，故名脱气。其人疾行则喘喝者，气脱而不固也。由是外无气而手足逆冷，胃无气而腹满，脾无气而溏泄食不化，皆阳微气脱之证也。脉弦者阳不足，故为减为寒；脉大者阴不足，故为芤为虚。阴阳并虚，外强中干，此名为革，又变革也。妇人半产漏下，男子亡血失精，是皆失其产乳生育之常矣，故名曰革。

虚劳里急，悸，衄，腹中痛，梦失精，四肢酸疼，手足烦热，咽干口燥，小建中汤主之。

此和阴阳、调营卫之法也。夫人生之道，曰阴曰阳，阴阳和平，百疾不生。若阳病不能与阴和，则阴以其寒独行，为里急，为腹中痛，而实非阴之盛也；阴病不能与阳和，则阳以其热独行，为手足烦热，为咽干口燥，而实非阳之炽也。昧者以寒攻热，以热攻寒，寒热内贼，其病益甚。惟以甘酸辛

---

① 喜：《金匮要略》作"善"。二字形近，按下注文，作"善"近是。

药，和合成剂，调之使和，则阳就于阴，而寒以温；阴就于阳，而热以和。医之所以贵识其大要也，岂徒云寒可治热，热可治寒而已哉！或问：和阴阳、调营卫是矣，而必以建中者，何也？曰：中者，脾胃也，营卫生成于水谷，而水谷转输于脾胃，故中气立则营卫流行而不失其和。又，中者，四运之轴而阴阳之机也，故中气立则阴阳相循，如环无端，而不极于偏。是方甘与辛合而生阳，酸得甘助而生阴，阴阳相生，中气自立。是故求阴阳之和者必于中气，求中气之立者必以建中也。

小建中汤方

桂枝三两　甘草二两　芍药六两　大枣十二枚　生姜三两　饴糖一升

上六味，以水七升，煮取三升，去滓，内胶饴，更上微火消解，温服一升，日三服。

虚劳里急，诸不足，黄芪建中汤主之。

里急者，里虚脉急，腹中当引痛也。诸不足者，阴阳诸脉并俱不足，而眩、悸、喘喝、失精、亡血等证相因而至也。急者缓之必以甘，不足者补之必以温，而充虚塞空，则黄芪尤有专长也。

黄芪建中汤方

即小建中汤内加黄芪一两半，余依上法。气短胸满者，加生姜；腹满者，去枣，加茯苓一两半；及疗肺虚损不足，补气，加半夏三两。

虚劳腰痛，少腹拘急，小便不利者，八味肾气丸主之。

下焦之分，少阴主之。少阴虽为阴脏，而中有元阳，所以温经脏，行阴阳，司开阖者也。虚劳之人，损伤少阴肾气，是以腰痛、少腹拘急、小便不利，程氏所谓肾间动气已损者是矣。八味肾气丸，补阴之虚可以生气，助阳之弱可以化水，乃补下治下之良剂也。

八味肾气丸方见妇人杂病

虚劳诸不足，风气百疾，薯蓣丸主之。

虚劳证多有挟风气者，正不可独补其虚，亦不可着意去风气。仲景以参、地、芎、归、苓、术补其气血，胶、麦、姜、枣、甘、芍益其营卫，而以桔梗、杏仁、桂枝、防风、柴胡、白敛、黄卷、神曲去风行气，其用薯蓣最多者，以其不寒不热，不燥不滑，兼擅补虚去风之长，故以为君，谓必得正气理而后风气可去耳。

薯蓣丸方

薯蓣三十分　人参七分　白术六分　茯苓五分　甘草二十分①　当归十分　干地黄十分　芍药六分　芎䓖六分　麦冬六分　阿胶七分　干姜三分　大枣百枚，为膏　桔梗五分　杏仁六分　桂枝十分　防风六分　神曲十分　豆黄卷十分　柴胡五分　白敛二分

上二十一味，末之，炼蜜和丸如弹子大，空腹酒服一丸，一百丸为剂。

虚劳虚烦不得眠，酸枣仁汤主之。

人寤则魂寓于目，寐则魂藏于肝。虚劳之人，肝气不荣，则魂不得藏，魂不藏故不得眠。酸枣仁补肝敛气，宜以为君。而魂既不归容，必有浊痰燥火乘间而袭其舍者，烦之所由作也，故以知母、甘草清热滋燥，茯苓、川芎行气除痰。皆所以求肝之治而宅其魂也。

酸枣仁汤方

酸枣仁二升　甘草一两　知母　茯苓各二两　芎䓖一两

---

① 二十分：大成本作"二十八分"。

上五味，以水八升，煮酸枣仁得六升，内诸药，煮取三升，分温三服。

五劳虚极羸瘦，腹满不能饮食，食伤、忧伤、饮伤、房室伤、饥伤、劳伤、经络荣卫气伤，内有干血，肌肤甲错，两目黯黑。缓中补虚，大黄䗪虫丸主之。

虚劳症有挟外邪者，如上所谓风气百疾是也。有挟瘀郁者，则此所谓五劳诸伤，内有干血者是也。夫风气不去，则足以贼正气而生长不荣；干血不去，则足以留新血而渗灌不周，故去之不可不早也。此方润以濡其干，虫以动其瘀，通以去其闭，而仍以地黄、芍药、甘草和养其虚，攻血而不专主于血，一如薯蓣丸之去风而不着意于风也。喻氏曰：此世俗所称干血劳之良治也。血瘀于内，手足脉相失者宜之。兼入琼玉膏补润之剂尤妙。

大黄䗪虫丸方

大黄十分，蒸　黄芩二两　甘草三两　桃仁一升　杏仁一升　芍药四两　干地黄十两　干漆一两　虻虫一升　水蛭百枚　蛴螬百枚　䗪虫半升

上十二味，末之，炼蜜和丸小豆大，酒服五丸，日三服。

附方

《千金翼》炙甘草汤　治虚劳不足，汗出而闷，脉结悸，行动如常，不出百日，危急者十一日死。

甘草四两，炙　桂枝　生姜各三两　麦冬半升　麻仁半升　人参　阿胶各二两　大枣三十枚　生地黄一斤

上九味，以酒七升，水八升，先煮八味，取三升，去滓，内胶消尽，温服一升，日三服。

脉结是荣气不行，悸则血亏而心无所养。荣滞血亏而更出汗，岂不立槁乎？故虽行动如常，断云不出百日，知其阴亡而阳绝也。人参、桂枝、甘草、生姜行身之阳，胶、麦、麻、地行身之阴，盖欲使阳得复行阴中而脉自复也。后人只喜用胶、地等而畏姜、桂，岂知阴凝燥气，非阳不能化耶。徐氏。

《肘后》獭肝散　治冷劳。又主鬼疰一门相染。

獭肝一具，炙干末之，水服方寸匕，日三服。

·肺痿肺痈咳嗽上气病脉证治第七·

问曰：热在上焦者，因咳为肺痿。肺痿之病，从何得之？师曰：或从汗出，或从呕吐，或从消渴，小便利数，或从便难，又被快药下利，重亡津液，故得之。曰：寸口脉数，其人咳，口中反有浊唾涎沫者何？师曰：为肺痿之病。若口中辟辟燥，咳即胸中隐隐痛，脉反滑数，此为肺痈，咳唾脓血。脉数虚者为肺痿，数实者为肺痈。

此设为问答，以辨肺痿、肺痈之异。"热在上焦"二句，见《五脏风寒积聚篇》。盖师有是语，而因之以为问也。汗出、呕吐、消渴、二便下多，皆足以亡津液而生燥热。肺虚且热，则为痿矣。口中反有浊唾涎沫者，肺中津液，为热所迫而上行也。或云肺既痿而不用，则饮食游溢之精气，不能分布诸经，而但上溢于口，亦通。口中辟辟燥者，魏氏以为肺痈之痰涎脓血，俱蕴蓄结聚于肺脏之内，故口中反干燥，而但辟辟作空响燥咳而已。然按下肺痈条亦云其人咳，咽燥不渴，多唾浊沫，则肺痿、肺痈二证多同，惟胸中痛、脉滑数、唾脓血，则肺痈所独也。比而论之，痿者萎也，如草木之萎而不荣，为津烁而肺焦也；痈者壅也，如土之壅而不通，为热聚而肺㿋也。故其脉有虚实不同，而其数则一也。

问曰：病咳逆，脉之，何以知此为肺痈？当有脓血，吐之则死，其脉何类？师曰：寸口脉微而数，微则为风，数则为热；微则汗出，数则恶寒。风中于卫，呼气不入；热过于营，吸而不出。风伤皮毛，热伤血脉。风舍于肺，其人则咳，口干喘满，咽燥不渴，多唾浊沫，时时振寒。热之所过，血为之凝滞，畜结痈脓，吐如米粥。始萌可救，脓成则死。

此原肺痈之由，为风热畜结不解也。凡言风脉多浮或缓，此云微者，风入营而增热，故脉不浮而反微，且与数俱见也。微则汗出者，气伤于热也；数则恶寒者，阴反在外也；呼气不入者，气得风而浮，利出而艰入也；吸而不出者，血得热而壅，气亦为之不伸也。肺热而壅，故口干而喘满；热在血中，故咽燥而不渴。且肺被热迫，而反从热化，为多唾浊沫；热盛于里，而外反无气，为时时振寒。由是热畜不解，血凝不通，而痈脓成矣。吐如米粥，未必便是死证，至浸淫不已，肺叶腐败，则不可治矣。故曰始萌可救，脓成则死。

上气，面浮肿，肩息，其脉浮大，不治，又加利尤甚。上气喘而躁者，此为肺胀，欲作风水，发汗则愈。

上气，面浮肿，肩息，气但升而不降矣。脉复浮大，则阳有上越之机；脉偏盛者，偏绝也，又加下利，是阴复从下脱矣，阴阳离决，故当不治。肩息，息摇肩也。上气喘而躁者，水性润下，风性上行，水为风激，气凑于肺，所谓激而行之，可使在山者也，故曰欲作风水。发汗令风去，则水复其润下之性矣，故愈。

肺痿，吐涎沫而不咳者，其人不渴，必遗尿，小便数。所以然者，以上虚不能制下故也。此为肺中冷，必眩，多涎唾，甘草干姜汤以温之。若服汤已渴者，属消渴。

此举肺痿之属虚冷者，以见病变之不同。盖肺为娇脏，热则气烁，故不用而痿；冷则气沮，故亦不用而痿也。遗尿、小便数者，肺金不用而气化无权，斯膀胱无制而津液不藏也。头眩、多涎唾者，经云上虚则眩，又云上焦有寒，其口多涎也。甘草、干姜，甘辛合用，为温肺复气之剂。服后病不去而加渴者，则属消渴。盖小便数而渴者为消；不渴者，非下虚即肺冷也。

甘草干姜汤方

甘草四两，炙　干姜二两，炮

上㕮咀，以水三升，煮取一升五合，去滓，分温再服。

咳而上气，喉中水鸡声，射干麻黄汤主之。

咳而上气，肺有邪，则气不降而反逆也。肺中寒饮，上入喉间，为呼吸之气所激，则作声如水鸡。射干、紫菀、款冬降逆气，麻黄、细辛、生姜发邪气，半夏消饮气，而以大枣安中，五味敛肺，恐劫散之药，并伤及其正气也。

射干麻黄汤方

射干三两　麻黄　生姜各四两　细辛　紫菀　款冬花各三两　大枣七枚　半夏半升　五味半升

上九味，以水一斗二升，先煮麻黄两沸，去上沫，内诸药，煮取三升，分温三服。

咳逆上气，时时吐浊，但坐不得眠，皂荚丸主之。

浊，浊痰也。时时吐浊者，肺中之痰，随上气而时出也。然痰虽出而满不减，则其本有固而不拔之势，不迅而扫之，不去也。皂荚味辛入肺，除痰之力最猛，饮以枣膏，安其正也。

皂荚丸方

皂荚八两，刮去皮，酥炙

上一味，末之，蜜丸梧子大。以枣膏和汤，服三丸，日三夜一服。

咳而脉浮者，厚朴麻黄汤主之。咳而脉沉者，泽漆汤主之。

此不详见证，而但以脉之浮沉为辨而异其治。按：厚朴麻黄汤与小青龙加石膏汤大同，则散邪蠲饮之力居多，而厚朴辛温，亦能助表；小麦甘平，则同五味敛安正气者也。泽漆汤以泽漆为主，而以白前、黄芩、半夏佐之，则下趋之力较猛，虽生姜、桂枝之辛，亦只为下气降逆之用而已，不能发表也。仲景之意，盖以咳皆肺邪，而脉浮者气多居表，故驱之使从外出为易；脉沉者气多居里，故驱之使从下出为易，亦因势利导之法也。

厚朴麻黄汤方

厚朴五两　麻黄四两　石膏如鸡子大　杏仁半升　半夏六升　干姜　细辛各二两　小麦一升　五味半升

上九味，以水一斗二升，先煮小麦熟，去滓，内诸药，煮取三升，温服一升，日三服。

泽漆汤方

半夏半升　泽漆三升，以东流水五斗，煮取一斗五升　紫参　生姜　白前各五两　甘草　黄芩　人参　桂枝各三两

上九味，㕮咀，内泽漆汤中，煮取五升，温服五合，至夜尽。

火逆上气，咽喉不利，止逆下气，麦门冬汤主之。

火热挟饮致逆，为上气，为咽喉不利，与表寒挟饮上逆者悬殊矣，故以麦冬之寒治火逆，半夏之辛治饮气，人参、甘草之甘以补益中气。盖从外来者，其气多实，故以攻发为急；从内生者，其气多虚，则以补养为主也。

麦门冬汤方

麦门冬七升　半夏一升　人参　甘草各二两　粳米三合　大枣十二枚

上六味，以水一斗二升，煮取六升，温服一升，日三夜一服。

肺痈，喘不得卧，葶苈大枣泻肺汤主之。

肺痈喘不得卧，肺气被迫，亦已甚矣，故须峻药顿服，以逐其邪。葶苈苦寒，入肺泄气闭，加大枣甘温以和药力，亦犹皂荚丸之饮以枣膏也。

葶苈大枣泻肺汤方

葶苈熬令黄色，捣丸如鸡子大　大枣十二枚

上先以水三升，煮枣取二升，去枣内葶苈，煮取一升，顿服。

咳而胸满，振寒脉数，咽干不渴，时出浊唾腥臭，久久吐脓如米粥者，为肺痈，桔梗汤主之。

此条见证，具如前第二条所云，乃肺痈之的证也。此病为风热所壅，故以苦梗开之；热聚则成毒，故以甘草解之。而甘倍于苦，其力似乎太缓，意者痈脓已成，正伤毒溃之时，有非峻剂所可排击者，故药不嫌轻耳。后附《外台》桔梗白散，治证与此正同，方中桔梗、贝母同用，而无甘草之甘缓，且有巴豆之毒热，似亦以毒攻毒之意，然非病盛气实，非峻药不能为功者，不可侥幸一试也，是在审其形之肥瘠与病之缓急而善其用焉。

桔梗汤方

桔梗一两　甘草二两

上以水三升，煮取一升，分温再服，则吐脓血也。

咳而上气，此为肺胀。其人喘，目如脱状，脉浮大者，越婢加半夏汤主之。

外邪内饮，填塞肺中，为胀，为喘，为咳而上气。越婢汤散邪之力多，而蠲饮之力少，故以半夏辅其未逮。不用小青龙者，以脉浮且大，病属阳热，故利辛寒不利辛热也。目如脱状者，目睛胀突如欲脱落之状，壅气使然也。

越婢加半夏汤方

麻黄六两　石膏半斤　生姜三两　大枣十五枚　甘草二两　半夏半升

上六味，以水六升，先煮麻黄，去上沫，内诸药，煮取三升，分温三服。

肺胀，咳而上气，烦躁而喘，脉浮者，心下有水，小青龙加石膏汤主之。

此亦外邪内饮相搏之证，而兼烦躁，则挟有热邪。麻、桂药中必用石膏，如大青龙之例也。又此条见证，与上条颇同，而心下寒饮，则非温药不能开而去之，故不用越婢加半夏，而用小青龙加石膏。温寒并进，水热俱捐，于法尤为密矣。

小青龙加石膏汤方

麻黄　芍药　桂枝　细辛　干姜　甘草各三两　五味　半夏各半升　石膏二两

上九味，以水一斗，先煮麻黄，去上沫，内诸药，煮取三升。强人服一升，羸者减之。日三服，小儿服四合。

附方

《外台》炙甘草汤　治肺痿涎唾多，心中温温液液者。方见虚劳。

《千金》甘草汤方

甘草一味，以水三升，煮减半，分温三服。

《千金》生姜甘草汤　治肺痿咳唾涎沫不止，咽燥而渴。

生姜五两　人参三两　甘草四两　大枣十五枚

上四味，以水七升，煮取三升，分温三服。

《千金》桂枝去芍药加皂荚汤　治肺痿吐涎沫。

桂枝　生姜各三两　甘草二两　大枣十枚　皂荚一枚，去皮子，炙焦

上五味，以水七升，微火煮取三升，分温三服。

按：以上诸方，俱用辛甘温药。以肺既枯痿，非湿剂可滋者，必生气行气以致其津。盖津生于气，气至则津亦至也。又方下俱云，吐涎沫多不止，则非无津液也，乃有津液而不能收摄分布也，故非辛甘温药不可。加皂荚者，兼有浊痰也。

《外台》桔梗白散　治咳而胸满，振寒脉数，咽干不渴，时出浊唾腥臭，久久吐脓如米粥者，为肺痈。

桔梗　贝母各三两　巴豆一分，去皮，熬，研如脂

上三味为散，强人饮服半钱匕，羸者减之。病在膈上者吐脓，在膈下者

泻出。若下多不止，饮冷水一杯则定。

《千金》苇茎汤　治咳有微热，烦满，胸中甲错，是为肺痈。

苇茎二升　薏苡仁半升　桃仁五十粒　瓜瓣半升

上四味，以水一斗，先煮苇茎得五升，去滓，内诸药，煮取二升。服一升，再服，当吐如脓。

按：此方具下热散结通瘀之力，而重不伤峻，缓不伤懈，可以补桔梗汤、桔梗白散二方之偏，亦良法也。

葶苈大枣泻肺汤　治肺痈胸满胀，一身面目浮肿，鼻塞清涕出，不闻香臭酸辛，咳逆上气，喘鸣迫塞。方见上，三日一剂，可至三四剂，先服小青龙一剂乃进。

按：此方原治肺痈喘不得卧，此兼面目浮，鼻塞清涕，则肺有表邪宜散，故先服小青龙一剂乃进。

又按：肺痈诸方，其于治效各有专长。如葶苈大枣用治痈之始萌而未成者，所谓乘其未集而击之也；其苇茎汤，则因其乱而逐之者耳；桔梗汤剿抚兼行，而意在于抚，洵为王者之师。桔梗白散，则捣坚之锐师也。比而观之，审而行之，庶几各当而无误矣。

卷中

·奔豚气病脉证治第八·

师曰：病有奔豚，有吐脓，有惊怖，有火邪。此四部病，皆从惊发得之。

奔豚具如下文。吐脓有咳与呕之别，其从惊得之旨未详。惊怖即惊恐，盖病从惊得，而惊气即为病气也。火邪见后惊悸部及《伤寒·太阳篇》云：太阳病，以火熏之，不得汗，其人必躁，到经不解，必圊血，名为火邪。然未尝云从惊发也。《惊悸篇》云：火邪者，桂枝去芍药加蜀漆牡蛎龙骨救逆汤主之，此亦是因火邪而发惊，非因惊而发火邪也。即后奔豚证治三条，亦不必定从惊恐而得。盖是证有杂病、伤寒之异，从惊恐得者，杂病也；从发汗及烧针被寒者，伤寒也。其吐脓、火邪二病，仲景必别有谓，姑阙之以俟知者。或云：东方肝木，其病发惊骇。四部病皆以肝为主。奔豚、惊怖，皆肝自病。奔豚因惊而发病，惊怖即惊以为病也。吐脓者，肝移热于胃，胃受热而生痈脓也；火邪者，木中有火，因惊而发，发则不特自燔，且及他脏也。亦通。

师曰：奔豚病从少腹上冲咽喉，发作欲死，复还止，皆从惊恐得之。

前云惊发，此兼言恐者，肾伤于恐，而奔豚为肾病也。豚，水畜也；

肾，水脏也。肾气内动，上冲胸喉，如豕之突，故名奔豚。亦有从肝病得者，以肾肝同处下焦，而其气并善上逆也。

奔豚，气上冲胸，腹痛，往来寒热，奔豚汤主之。

此奔豚气之发于肝邪者。往来寒热，肝脏有邪，而气通于少阳也。肝欲散，以姜、夏、生葛散之，肝苦急，以甘草缓之，芎、归、芍药理其血，黄芩、李根下其气。桂、苓为奔豚主药而不用者，病不由肾发也。

奔豚汤方

甘草　芎䓖　当归　黄芩　芍药各二两　半夏　生姜各四两　生葛五两　甘李根白皮一升

上九味，以水二斗，煮取五升，温服一升，日三夜一服。

发汗后，烧针令其汗，针处被寒，核起而赤者，必发奔豚，气从少腹上至心。灸其核上各一壮，与桂枝加桂汤主之。

此肾气乘外寒而动，发为奔豚者。发汗后烧针复汗，阳气重伤，于是外寒从针孔而入通于肾，肾气乘外寒而上冲于心。故须灸其核上，以杜再入之邪，而以桂枝汤外解寒邪，加桂内泄肾气也。

桂枝加桂汤方

桂枝五两　芍药　生姜各三两　甘草二两，炙　大枣十二枚

上五味，以水七升，微火煮取三升，去滓，服一升。

发汗后，脐下悸者，欲作奔豚，茯苓桂枝甘草大枣汤主之。

此发汗后心气不足，而后肾气乘之，发为奔豚者。脐下先悸，此其兆

也。桂枝能伐肾邪，茯苓能泄水气，然欲治其水，必益其土，故又以甘草、大枣补其脾气。甘澜水者，扬之令轻，使不益肾邪也。

茯苓桂枝甘草大枣汤方

茯苓半斤　甘草二两　大枣十五枚　桂枝四两

上四味，以甘澜水一斗，先煮茯苓，减二升，内诸药，煮取三升，去滓，温服一升，日三服。甘澜水法：取水二斗置大盆内，以杓扬之，上有珠子五六千颗相逐，取用之也。

·胸痹心痛短气病脉证治第九·

师曰：夫脉当取太过不及。阳微阴弦，即胸痹而痛，所以然者，责其极虚也。今阳虚知在上焦，所以胸痹、心痛者，以其阴弦故也。

阳微，阳不足也；阴弦，阴太过也。阳主开，阴主闭，阳虚而阴干之，即胸痹而痛。痹者，闭也。夫上焦为阳之位，而微脉为虚之甚，故曰责其极虚，以虚阳而受阴邪之击，故为心痛。

平人无寒热，短气不足以息者，实也。

平人，素无疾之人也。无寒热，无新邪也。而乃短气不足以息，当是里气暴实，或痰，或食，或饮，碍其升降之气而然。盖短气有从素虚宿疾而来者，有从新邪暴遏而得者，二端并否，其为里实无疑。此审因察病之法也。

胸痹之病，喘息咳唾，胸背痛，短气，寸口脉沉而迟，关上小紧数。栝楼薤白白酒汤主之。

胸中，阳也，而反痹，则阳不用矣。阳不用，则气之上下不相顺接，前后不能贯通，而喘息、咳唾、胸背痛、短气等证见矣。更审其脉，寸口亦阳也，而沉迟，则等于微矣。关上小紧，亦阴弦之意；而反数者，阳气失位，阴反得而主之，《易》所谓阴凝于阳，《书》所谓牝鸡之晨也。是当以通胸中之阳为主。薤白、白酒，辛以开痹，温以行阳；栝楼实者，以阳痹之处，必有痰浊阻其间耳。

栝楼薤白白酒汤方

栝楼实一枚，捣　薤白半升　白酒七升

上三味同煮，取二升，分温再服。

胸痹不得卧，心痛彻背者，栝楼薤白半夏汤主之。

胸痹不得卧，是肺气上而不下也；心痛彻背，是心气塞而不和也。其痹为尤甚矣。所以然者，有痰饮以为之援也。故于胸痹药中加半夏以逐痰饮。

栝楼薤白半夏汤方

栝楼实一枚，捣　薤白三两　半夏半升　白酒一斗

上四味同煮，取四升，温服一升，日三服。

胸痹，心中痞气，气结在胸，胸满，胁下逆抢心，枳实薤白桂枝汤主之，人参汤亦主之。

心中痞气，气痹而成痞也；胁下逆抢心，气逆不降，将为中之害也。是宜急通其痞结之气，否则速复其不振之阳。盖去邪之实，即以安正；养阳之虚，即以逐阴。是在审其病之久暂与气之虚实而决之。

栝楼薤白桂枝汤方

枳实四枚　薤白半升　桂枝一两　厚朴四两　栝楼实一枚，捣

上五味，以水五升，先煮枳实、厚朴，取二升，去滓，内诸药，煮数沸，分温三服。

人参汤方

人参　甘草　干姜　白术各三两

上四味，以水八升，煮取三升，温服一升，日三服。

胸痹，胸中气塞，短气，茯苓杏仁甘草汤主之，橘枳生姜汤亦主之。

此亦气闭、气逆之证，视前条为稍缓矣。二方皆下气散结之剂，而有甘淡、苦辛之异，亦在酌其强弱而用之。

茯苓杏仁甘草汤方

茯苓三两　杏仁五十个　甘草一两

上三味，以水一斗，煮取五升，温服一升，日三服。不差，更服。

橘枳生姜汤方

橘皮一斤　枳实三两　生姜半斤

上三味，以水五升，煮取二升，分温再服。

胸痹缓急者，薏苡附子散主之。

阳气者，精则养神，柔则养筋。阳痹不用，则筋失养而或缓或急，所谓大筋软短、小筋弛长者是也，故以薏苡仁舒筋脉，附子通阳痹。

薏苡附子散方

薏苡仁十五两　大附子十枚，炮

上二味，杵为散，服方寸匕，日三服。

心中痞，诸逆，心悬痛，桂枝生姜枳实汤主之。

诸逆，该痰饮、客气而言。心悬痛，谓如悬物动摇而痛，逆气使然也。桂枝、枳实、生姜，辛以散逆，苦以泄痞，温以祛寒也。

桂枝生姜枳实汤方

桂枝　生姜各三两　枳实五两

上三味，以水六升，煮取三升，分温三服。

心痛彻背，背痛彻心，乌头赤石脂丸主之。

心背彻痛，阴寒之气遍满阳位，故前后牵引作痛。沈氏云：邪感心包，气应外俞，则心痛彻背；邪袭背俞，气从内走，则背痛彻心。俞脏相通，内外之气相引，则心痛彻背，背痛彻心，即经所谓寒气客于背俞之脉，其俞注于心，故相引而痛是也。乌、附、椒、姜，同力协济，以振阳气而逐阴邪。取赤石脂者，所以安心气也。

乌头赤石脂丸方

乌头一分，炮　蜀椒　干姜各一两　附子半两　赤石脂一两

上五味，末之，蜜丸如桐子大。先食服一丸，日三服。不知，稍加服。

附方

九痛丸　治九种心疼。

附子三两，炮　生狼牙　巴豆去皮，熬，研如膏　干姜　吴茱萸　人参各一两

上六味，末之，炼蜜丸如梧子大。酒下，强人初服三丸，日三服，弱者二丸。兼治卒中恶，腹胀，口不能言。又治连年积冷流注，心胸痛，并冷冲上气，落马坠车血疾等皆主之。忌口如常法。

按：九痛者，一虫、二注、三风、四悸、五食、六饮、七冷、八热、九去来痛是也。而并以一药治之者，岂痛虽有九，其因于积冷结气所致者多耶？

·腹满寒疝宿食病脉证治第十·

趺阳脉微弦，法当腹满；不满者必便难，两胠疼痛，此虚寒从下上也，当以温药服之。

趺阳，胃脉也；微弦，阴象也。以阴加阳，脾胃受之，则为腹满；设不满，则阴邪必旁攻胠胁而下闭谷道，为便难，为两胠疼痛。然其寒不从外入而从下上，则病自内生，所谓肾虚则寒动于中也，故不当散而当温。

病者腹满，按之不痛为虚，痛者为实，可下之。舌黄未下者，下之黄自去。

腹满按之不痛者，无形之气散而不收，其满为虚；按之而痛者，有形之邪结而不行，其满为实。实者可下，虚者不可下也。舌黄者热之征，下之实

去，则黄亦去。

腹满时减，复如故，此为寒，当与温药。

腹满不减者，实也；时减复如故者，腹中寒气得阳而暂开，得阴而复合也。此亦寒从内生，故曰当与温药。

病者痿黄，燥而不渴，胸中寒实而利不止者，死。

痿黄，脾虚而色败也。气不至故燥，中无阳故不渴。气竭阳衰，中土已败，而复寒结于上，脏脱于下，何恃而可以通之止之乎？故死。

寸口脉弦者，即胁下拘急而痛，其人啬啬恶寒也。

寸口脉弦，亦阴邪加阳之象，故胁下拘急而痛；而寒从外得，与趺阳脉弦之两胠疼痛有别。故彼兼便难，而此有恶寒也。

夫中寒家，喜欠，其人清涕出，发热色和者，善嚏。

阳欲上而阴引之则欠，阴欲入而阳拒之则嚏。中寒者阳气被抑，故喜欠；清涕出、发热色和，则邪不能留，故善嚏。

中寒，其人下利，以里虚也，欲嚏不能，此人肚中寒。

中寒而下利者，里气素虚，无为捍蔽，邪得直侵中脏也。欲嚏不能者，正为邪逼，既不能却，又不甘受，于是阳欲动而复止，邪欲去而仍留也。

夫瘦人绕脐痛，必有风冷，谷气不行而反下之，其气必冲；不冲者，心下则痞。

瘦人脏虚气弱，风冷易入，入则谷气留滞不行。绕脐疼痛，有似里实，而实为虚冷，是宜温药以助脾之行者也。乃反下之，谷出而风冷不与俱出，正乃益虚，邪乃无制，势必犯上无等，否亦窃据中原也。

病腹满，发热十日，脉浮而数，饮食如故，厚朴七物汤主之。

腹满，里有实也；发热脉浮数，表有邪也；而饮食如故，则当乘其胃气未病而攻之。枳、朴、大黄所以攻里，桂枝、生姜所以攻表，甘草、大枣则以其内外并攻，故以之安脏气，抑以和药气也。

厚朴七物汤方

厚朴半斤　甘草　大黄各三两　大枣十枚　枳实五枚　桂枝二两　生姜五两

上七味，以水一斗，煮取四升，温服八合，日三服。呕者，加半夏五合；下利，去大黄；寒多者，加生姜至半斤。

腹中寒气，雷鸣切痛，胸胁逆满，呕吐，附子粳米汤主之。

下焦浊阴之气，不特肆于阴部，而且逆于阳位，中土虚而堤防撤矣。故以附子辅阳驱阴，半夏降逆止呕，而尤赖粳米、甘、枣，培令土厚而使敛阴气也。

附子粳米汤方

附子一枚，炮　半夏　粳米各半升　甘草一两　大枣十枚

上五味，以水八升，煮米熟汤成，去滓，温服一升，日三服。

痛而闭者，厚朴三物汤主之。

痛而闭，六腑之气不行矣。厚朴三物汤与小承气同。但承气意在荡实，故君大黄；三物意在行气，故君厚朴。

厚朴三物汤方

厚朴八两　大黄四两　枳实五枚

上三味，以水一斗二升，先煮二味，取五升，内大黄，煮取三升，温服一升，以利为度。

按之心下满痛者，此为实也，当下之，宜大柴胡汤。

按之而满痛者，为有形之实邪，实则可下。而心下满痛，则结处尚高，与腹中满痛不同，故不宜大承气而宜大柴胡。承气独主里实，柴胡兼通阳痹也。

大柴胡汤方

柴胡半斤　黄芩　芍药各三两　半夏半升　枳实四枚　大黄二两　大枣十二枚　生姜五两

上八味，以水一斗二升，煮取六升，去滓，再煎，温服一升，日三服。

腹满不减，减不足言，当下之，宜大承气汤。

减不足言，谓虽减而不足云减，所以形其满之至也，故宜大下。已上三方，虽缓急不同，而攻泄则一，所谓中满者，泻之于内也。

大承气汤方见痉

心胸中大寒痛，呕不能饮食，腹中满，上冲皮起，出见有头足，上下痛而不可触近者，大建中汤主之。

心腹寒痛，呕不能食者，阴寒气盛，而中土无权也。上冲皮起，出见有头足，上下痛而不可触近者，阴凝成象，腹中虫物乘之而动也。是宜大建中脏之阳，以胜上逆之阴。故以蜀椒、干姜温胃下虫，人参、饴糖安中益气也。

大建中汤方

蜀椒二合，炒去汗　干姜四两　人参一两

上三味，以水四升，煮取二升，去滓，内胶饴一升，微火煎取二升，分温再服。如一炊顷，可饮粥二升，后更服。当一日食糜粥，温覆之。

胁下偏痛，发热，其脉紧弦，此寒也，以温药下之，宜大黄附子汤。

胁下偏痛而脉紧弦，阴寒成聚，偏着一处，虽有发热，亦是阳气被郁所致。是以非温不能已其寒，非下不能去其结，故曰宜以温药下之。程氏曰"大黄苦寒，走而不守，得附子、细辛之大热，则寒性散而走泄之性存"是也。

大黄附子汤方

大黄三两　附子三枚　细辛二两

上三味，以水五升，煮取二升，分温三服。若强人煮取二升半，分温三服。服后如人行四五里，进一服。

寒气厥逆，赤丸主之。

寒气厥逆，下焦阴寒之气厥而上逆也。茯苓、半夏降其逆，乌头、细辛散其寒，真朱体重色正，内之以破阴去逆也。

赤丸方

乌头二两，炮　茯苓四两　细辛一两　半夏四两上四味末之，内真朱为色，炼蜜为丸如麻子大。先食饮酒下三丸，日再夜一服。不知，稍增之，以知为度。

腹满脉弦而紧，弦则卫气不行，即恶寒，紧则不欲食。邪正相搏，即为寒疝。寒疝绕脐痛，若发则白津出，手足厥冷，其脉沉紧者，大乌头煎主之。

弦紧脉，皆阴也，而弦之阴从内生，紧之阴从外得。弦则卫气不行而恶寒者，阴出而痹其外之阳也；紧则不欲食者，阴入而痹其胃之阳也。卫阳与胃阳并衰，而外寒与内寒交盛，由是阴反无畏而上冲，阳反不治而下伏，所谓邪正相搏，即为寒疝者也。绕脐痛，发则白津出，手足厥冷，其脉沉紧，皆寒疝之的证。白津，汗之淡而不咸者，为虚汗也，一作自汗，亦通。大乌头煎大辛大热，为复阳散阴之峻剂，故云不可一日更服。

大乌头煎

乌头大者五枚，熬，去皮，不必咀

上以水三升，煮取一升，去滓，内蜜二升，煎令水气尽，取二升。强人服七合，弱人五合。不差，明日更服，不可一日更服。

寒疝腹中痛，及胁痛里急者，当归生姜羊肉汤主之。

此治寒多而血虚者之法。血虚则脉不荣，寒多则脉绌急，故腹胁痛而里急也。当归、生姜温血散寒，羊肉补虚益血也。

当归生姜羊肉汤方

当归三两　生姜五两　羊肉一斤

上三味，以水八升，煮取三升，温服七合，日三服。若寒多，加生姜成一斤；痛多而呕者，加橘皮二两、白术一两。加生姜者，亦加水五升，煮取三升二合，服之。

寒疝腹中痛，逆冷，手足不仁，若身疼痛，灸刺、诸药不能治，抵当乌头桂枝汤主之。

腹中痛，逆冷，阳绝于里也；手足不仁，或身疼痛，阳痹于外也。此为寒邪兼伤表里，故当表里并治。乌头温里，桂枝解外也。徐氏曰：灸刺诸药不能治者，是或攻其内，或攻其外，邪气牵制不服也。如醉状则荣卫得温而气胜，故曰知；得吐则阴邪不为阳所容而上出，故为中病。

乌头桂枝汤方

乌头①

上一味，以水二升②，煎减半，去滓，以桂枝汤五合解之，令得一升后，初服五合③；不知，即服三合；又不知，复加至五合。其知者如醉状，得吐者为中病。

其脉数而紧乃弦，状如弓弦，按之不移。脉数弦者，当下其寒；脉紧大而迟者，必心下坚；脉大而紧者，阳中有阴，可下之。

脉数为阳，紧弦为阴，阴阳参见，是寒热交至也。然就寒疝言，则数反从弦，故其数为阴疑于阳之数，非阳气生热之数矣。如就风疟言，则弦反从数，故其弦为风从热发之弦，而非阴气生寒之弦者，与此适相发明也。故曰脉数弦者，当下其寒。紧而迟、大而紧亦然。大虽阳脉，不得为热，正以形其阴之实也。故曰阳中有阴，可下之。

---

① 此方缺剂量，《备急千金要方》卷五十三作"实中者五枚，除去角"。
② 水二升：《金匮要略》作"蜜二斤"。
③ 五合：《金匮要略》作"二合"。

附方

《外台》乌头汤　治寒疝，腹中绞痛，贼风入攻五脏，拘急不得转侧，发作有时，令人阴缩，手足厥逆。即大乌头煎。

《外台》柴胡桂枝汤　治心腹卒中痛者。

柴胡四两　黄芩　人参　芍药　桂枝　生姜各一两半　甘草一两　半夏一合半　大枣六枚

上九味，以水六升，煮取三升，温服一升，日三服。

《外台》走马汤　治中恶心痛，腹胀，大便不通。

巴豆二枚，去皮心，熬　杏仁二枚

上二味，以绵缠，捶令碎，热汤二合，捻取白汁饮之，当下。老小量之，通治飞尸鬼击病。

问曰：人病有宿食，何以别之？师曰：寸口脉浮而大，按之反涩，尺中亦微而涩，故知有宿食，大承气汤主之。脉数而滑者，实也，此有宿食，下之愈，宜大承气汤。下利不欲食者，此有宿食，当下之，宜大承气汤。

寸口脉浮大者，谷气多也。谷多不能益脾而反伤脾，按之脉反涩者，脾伤而滞，血气为之不利也。尺中亦微而涩者，中气阻滞，而水谷之精气不能逮下也。是因宿食为病，则宜大承气下其宿食。脉数而滑，与浮大同，盖皆有余之象，为谷气之实也。实则可下，故亦宜大承气。谷多则伤脾，而水谷不分，谷停则伤胃，而恶闻食臭，故下利不欲食者，知其有宿食当下也。夫脾胃者，所以化水谷而行津气，不可或止者也。谷止则化绝，气止则机息，化绝机息，人事不其顿乎？故必大承气速去其停谷，谷去则气行，气行则化续而生以全矣。若徒事消克，将宿食未去而生气已消，岂徒无益而已哉！

大承气汤方见痉病

宿食在上脘，当吐之，宜瓜蒂散。

食在下脘者当下，食在上脘者，则不当下而当吐。经云其高者因而越之也。

瓜蒂散方

瓜蒂一分，熬黄　赤小豆三分，煮

上二味，杵为散，以香豉七合，煮取汁，和散一钱匕，温服之，不吐者少加之，以快吐为度而止。

脉紧如转索无常者，宿食也。脉紧、头痛、风寒，腹中有宿食不化也。

脉紧如转索无常者，紧中兼有滑象，不似风寒外感之紧，为紧而带弦也。故寒气所束者，紧而不移；食气所发者，乍紧乍滑，如以指转索之状，故曰无常。脉紧头痛风寒者，非既有宿食而又感风寒也，谓宿食不化，郁滞之气上为头痛，有如风寒之状，而实为食积类伤寒也。仲景恐人误以为外感而发其汗，故举以示人曰：腹中有宿食不化。意亦远矣。

·五脏风寒积聚病脉证并治第十一·

肺中风者，口燥而喘，身运而重，冒而肿胀。肺中寒，吐浊涕。肺死脏，浮之虚，按之弱如葱叶，下无根者，死。

肺中风者，津结而气壅，津结则不上潮而口燥，气壅则不下行而喘也。身运而重者，肺居上焦，治节一身，肺受风邪，大气则伤，故身欲动而弥觉其重也。冒者，清肃失降，浊气反上，为蒙冒也。肿胀者，输化无权，水聚而气停也。肺中寒，吐浊涕者，五液在肺为涕，寒气闭肺窍而畜脏热，则浊涕从口出也。肺死脏者，肺将死而真脏之脉见也。浮之虚，按之弱如葱叶者，沈氏所谓有浮上之气，而无下翕之阴是也。《内经》云：真肺脉至，大而虚，如以毛羽中人肤，亦浮虚中空，而下复无根之象尔。

肝中风者，头目瞤，两胁痛，行常伛，令人嗜甘。肝中寒者，两臂不举，舌本燥，善太息，胸中痛，不得转侧，食则吐而汗出也。肝死脏，浮之弱，按之如索不来，或曲如蛇行者，死。

肝为木脏而风复扰之，以风从风动而上行，为头目瞤也。肝脉布胁肋，风胜则脉急，为两胁痛而行常伛也。嗜甘者，肝苦急，甘能缓之，抑木胜而土负，乃求助于其味也。肝中寒，两臂不举者，肝受寒而筋拘急也。徐氏曰：四肢虽属脾，然两臂如枝，木之体也。中寒则木气困，故不举。亦通。肝脉循喉咙之后，中寒者逼热于上，故舌本燥。肝喜疏泄，中寒则气被郁，故喜太息。太息，长息也。肝脉上行者，挟胃贯膈，故胸痛不能转侧，食则吐而汗出也。浮之弱，不荣于上也。按之如索不来，有伏而不起，劲而不柔之象。曲如蛇行，谓虽左右奔引，而不能夭矫上行，亦伏而劲之意。按，《内经》云：真肝脉至，中外急，如循刀刃责责然，如按琴瑟弦。与此稍异，而其劲直则一也。

肝着，其人常欲蹈其胸上，先未苦时，但欲饮热，旋覆花汤主之。

肝脏气血郁滞，着而不行，故名肝着。然肝虽着，而气反注于肺，所谓横之病也，故其人常欲蹈其胸上。胸者肺之位，蹈之欲使气内鼓而出肝邪，以肺犹橐籥，抑之则气反出也。先未苦时，但欲饮热者，欲着之气，得热则行，迨既着则亦无益矣。旋覆花咸温下气散结，新绛和其血，葱叶通其阳，结散阳通，气血以和，而肝着愈，肝愈而肺亦和矣。

旋覆花汤方

旋覆花三两　葱十四茎　新绛少许

上三味，以水三升，煮取一升，顿服。

心中风者，翕翕发热，不能起，心中饥，食即呕吐。心中寒者，其人苦病心如啖蒜状。剧者心痛彻背，背痛彻心，譬如虫注。其脉浮者，自吐乃愈。心伤者，其人劳倦，即头面赤而下重，心中痛而自烦，发热，当脐跳，其脉弦。此为心脏伤所致也。心死脏，浮之实如麻豆，按之益躁疾者，死。

翕翕发热者，心为阳脏，风入而益其热也。不能起者，君主病而百骸皆废也。心中饥，食则呕者，火乱于中，而热格于上也。心中如啖蒜者，寒束于外，火郁于内，似痛非痛，似热非热，懊憹无奈，甚者心背彻痛也。如虫注者，言其自心而背，自背而心，如虫之往来交注也。若其脉浮，则寒有外出之机，设得吐则邪去而愈。然此亦气机自动而然，非可以药强吐之也。故曰其脉浮者，自吐乃愈。心伤者，其人劳倦，即头面赤而下重。盖血虚者，其阳易浮，上盛者，下必无气也。心中痛而自烦发热者，心虚失养，而热动于中也。当脐跳者，心虚于上而肾动于下也。心之平脉，累累如贯珠，如循琅玕。又胃多微曲曰心平。今脉弦，是变温润圆利之常而为长直劲强之形矣。故曰：此为心脏伤所致也。经云"真心脉至，坚而搏，如循薏苡子，累累然"，与此浮之实如麻豆，按之益躁疾者，均为上下坚紧，而往来无情也，故死。

邪哭使魂魄不安者，血气少也。血气少者属于心。心气虚者，其人则畏，合目欲眠，梦远行而精神离散，魂魄妄行。阴气衰者为癫，阳气衰者为狂。

邪哭者，悲伤哭泣，如邪所凭，此其标，有稠痰浊火之殊，而其本则皆心虚而血气少也。于是瘖痱恐怖，精神不守，魂魄不居，为癫为狂，势有必至者矣。经云：邪入于阳则狂，邪入于阴则癫。此云阴气衰者为癫，阳气衰者为狂，盖必正气虚而后邪气入，经言其为病之故，此言其致病之原也。

脾中风，翕翕发热，形如醉人，腹中烦重，皮目瞤瞤而短气。脾死脏，浮之大坚，按之如覆杯，洁洁状如摇者，死。

风气中脾，外淫肌肉，为翕翕发热，内乱心意，为形如醉人也。脾脉入腹而其合肉，腹中烦重，邪胜而正不用也。皮目瞤瞤而短气，风淫于外而气阻于中也。李氏曰：风属阳邪而气疏泄，形如醉人，言其面赤而四肢软也。皮目，上下眼胞也。又曰：脉弱以滑，是有胃气。浮之大坚，则胃气绝，真脏见矣。按之如覆杯，言其外实而中空无有也。徐氏曰：洁洁状如摇，是不能成至而欲倾圮之象，故其动非活动，转非圆转，非脏气将绝而何？故死。

趺阳脉浮而涩，浮则胃气强，涩则小便数。浮涩相搏，大便则坚，其脾为约，麻仁丸主之。

浮者阳气多，涩者阴气少，而趺阳见之，是为胃强而脾弱。约，约束也，犹弱者受强之约束而气馁也。又，约，小也，胃不输精于脾，脾乃干涩而小也。大黄、枳实、厚朴，所以下令胃弱；麻仁、杏仁、芍药，所以滋令脾厚。用蜜丸者，恐速下而伤及脾也。

麻仁丸方

麻仁二升　芍药半斤　大黄去皮　枳实各一斤　厚朴一尺，去皮　杏仁一升，去皮尖，熬，别作脂

上六味，末之，炼蜜和丸桐子大。饮服十丸，日三服，渐加，以知为度。

肾着之病，其人身体重，腰中冷，如坐水中，形如水状，反不渴，小便自利，饮食如故，病属下焦。身劳汗出，衣里冷湿，久久得之，腰以下冷痛，腹重如带五千钱，甘姜苓术汤主之。

肾受冷湿，着而不去，则为肾着。身重，腰中冷，如坐水中，腰下冷痛，腹重如带五千钱，皆冷湿着肾而阳气不化之征也。不渴，上无热也；小便自利，寒在下也；饮食如故，胃无病也，故曰病属下焦。身劳汗出，衣里冷湿，久久得之，盖所谓清湿袭虚，病起于下者也。然其病不在肾之中脏而

在肾之外腑，故其治法，不在温肾以散寒，而在燠土以胜水。甘、姜、苓、术，辛温甘淡，本非肾药，名肾着者，原其病也。

甘姜苓术汤方—名肾着汤

甘草　白术各二两　干姜　茯苓各四两

上四味，以水五升，煮取三升，分温三服，腰中即温。

肾死脏，浮之坚，按之乱如转丸，益下入尺中者，死。

肾脉本石，浮之坚，则不石而外鼓。按之乱如转丸，是变石之体而为躁动，真阳将搏跃而出矣。益下入尺，言按之至尺泽而脉犹大动也。尺下脉宜伏，今反动，真气不固而将外越，反其封蛰之常，故死。

问曰：三焦竭部，上焦竭，善噫，何谓也？师曰：上焦受中焦气未和，不能消谷，故能噫耳。下焦竭，即遗溺失便，其气不和，不能自禁止。不须治，久则愈。

上焦在胃上口，其治在膻中，而受气于中焦。今胃未和，不能消谷，则上焦所受者，非精微之气而为陈滞之气矣，故为噫。噫，嗳食气也。下焦在膀胱上口，其治在脐下，故其气乏竭，即遗溺失便。然上焦气未和，不能约束禁制，亦令遗溺失便，所谓上虚不能制下者也。云不须治者，谓不须治其下焦，俟上焦气和，久当自愈。夫上焦受气于中焦，而下焦复受气于上焦。推而言之，肾中之元阳不正，则脾胃之转运不速，是中焦又复受气于下焦也。盖虽各有分部，而实相助为理如此，此造化自然之妙也。

师曰：热在上焦者，因咳为肺痿；热在中焦者则为坚；热在下焦者则尿血，亦令淋闷不通。大肠有寒者多鹜溏，有热者便肠垢。小肠有寒者，其人下重、便血，有热者必痔。

热在上焦者，肺受之，肺喜清肃而恶烦热，肺热则咳，咳久则肺伤而痿也。热在中焦者，脾胃受之，脾胃者，所以化水谷而行阴阳者也。胃热则实而硬，脾热则燥而闷，皆为坚也。下焦有热者，大小肠、膀胱受之，小肠为心之腑，热则尿血；膀胱为肾之腑，热则癃闷不通也。鹜溏，如鹜之后，水粪杂下，大肠有寒，故泌别不职；其有热者，则肠中之垢被迫而下也。下重，谓腹中重而下坠。小肠有寒者，能腐而不能化，故下重；阳不化则阴下溜，故便血。其有热者，则下注广肠而为痔。痔，热疾也。

问曰：病有积，有聚，有谷气，何谓也？师曰：积者，脏病也，终不移；聚者，腑病也，发作有时，展转痛移，为可治。谷气者，胁下痛，按之则愈，复发为谷气。

积者，迹也，病气之属阴者也。脏属阴，两阴相得，故不移。不移者，有专痛之处而无迁改也。聚则如市中之物，偶聚而已，病气之属阳者也。腑属阳，两阳相比，则非如阴之凝，故寒气感则发，否则已，所谓有时也。既无定着，则痛无常处，故展转痛移，其根不深，故比积为可治。谷气者，食气也。食积太阴，敦阜之气，抑遏肝气，故病在胁下，按之则气行而愈。复发者，饮食不节，则其气仍聚也。**徐氏**。

诸积大法，脉来细而附骨者，乃积也。寸口，积在胸中；微出寸口，积在喉中。关上，积在脐旁；上关上，积在心下；微下关，积在少腹。尺中，积在气冲。脉出左，积在左；脉出右，积在右；脉两出，积在中央。各以其部处之。

诸积，该气、血、痰、食而言。脉来细而附骨，谓细而沉之至，诸积皆阴故也。又积而不移之处，其气血荣卫，不复上行而外达，则其脉为之沉细而不起，故历举其脉出之所，以决其受积之处。而复益之曰：脉两出，积在中央。以中央有积，其气不能分布左右，故脉之见于两手者，俱沉细而不起也。各以其部处之，谓各随其积所在之处而分治之耳。

痰饮咳嗽病脉证治第十二

问曰：夫饮有四，何谓也？师曰：有痰饮，有悬饮，有溢饮，有支饮。

问曰：四饮何以为异？师曰：其人素盛今瘦，水走肠间，沥沥有声，谓之痰饮；饮后水流在胁下，咳唾引痛，谓之悬饮；饮水流行，归于四肢，当汗出而不汗出，身体疼重，谓之溢饮；咳逆倚息不得卧，其形如肿，谓之支饮。

谷入而胃不能散其精，则化而为痰；水入而脾不能输其气，则凝而为饮。其平素饮食所化之精津，凝结而不布，则为痰饮。痰饮者，痰积于中，而饮附于外也。素盛今瘦，知其精津尽为痰饮，故不复外充形体，而反下走肠间也。饮水流溢者，水多气逆，徐氏所谓水为气吸不下者是也。其流于胁下者，则为悬饮；其归于四肢者，则为溢饮。悬者悬于一处，溢者溢于四旁，其偏结而上附心肺者，则为支饮。支饮者，如水之有派，木之有枝，附近于脏而不正中也。咳逆倚息不得卧者，上迫肺也。

水在心，心下坚筑，短气，恶水不欲饮。水在肺，吐涎沫，欲饮水。水在脾，少气身重。水在肝，胁下支满，嚏而痛。水在肾，心下悸。

水即饮也。坚筑，悸动有力筑筑然也。短气者，心属火而畏水，水气上逼，则火气不伸也。吐涎沫者，气水相激而水从气泛也。欲饮水者，水独聚肺，而诸经失溉也。脾为水困，故少气。水淫肌肉，故身重。土本制水，而水盛反能制土也。肝脉布胁肋，水在肝，故胁下支满，支满犹偏满也。嚏出于肺，而肝脉上注肺，故嚏则相引而痛也。心下悸者，肾水盛而上凌心火也。

夫心下有留饮，其人背寒冷如掌大。留饮者，胁下痛引缺盆，咳嗽则辄已。胸中有留饮，其人短气而渴，四肢历节痛，脉沉者有留饮。

留饮即痰饮之留而不去者也。背寒冷如掌大者，饮留之处，阳气所不入也。魏氏曰：背为太阳，在《易》为艮止之象。一身皆动，背独常静，静处阴邪常客之，所以风寒自外入，多中于背；而阴寒自内生，亦多踞于背也。胁下痛引缺盆者，饮留于肝而气连于肺也。咳嗽则辄已者，饮被气击而欲移，故辄已；一作咳嗽则转甚，亦通。盖即水流胁下，咳唾引痛之谓。气为饮滞故短；饮结者津液不周，故渴。四肢历节痛，为风寒湿在关节。若脉不浮而沉，而又短气而渴，则知是留饮为病，而非外入之邪矣。

膈上病痰，满喘咳唾，发则寒热，背痛腰疼，目泣自出，其人振振身瞤剧，必有伏饮。

伏饮亦即痰饮之伏而不觉者，发则始见也。身热、背痛、腰疼，有似外感，而兼见喘满咳唾，则是《活人》所谓痰之为病，能令人憎寒发热，状类伤寒者也。目泣自出，振振身瞤动者，饮发而上逼液道，外攻经隧也。

夫病人饮水多，必暴喘满。凡食少饮多，水停心下，甚者则悸，微者短气。脉双弦者，寒也，皆大下后喜虚。脉偏弦者，饮也。

饮水过多，水溢入肺者，则为喘满。水停心下者，甚则水气凌心而悸，微则气被饮抑而短也。双弦者，两手皆弦，寒气周体也。偏弦者，一手独弦，饮气偏注也。

肺饮不弦，但苦喘、短气。支饮亦喘而不能卧，加短气，其脉平也。

肺饮，饮之在肺中者。五脏独有肺饮，以其虚而能受也。肺主气而司呼吸，苦喘短气，肺病已著，脉虽不弦，可以知其有饮矣。支饮上附于肺，即同肺饮，故亦喘而短气，其脉亦平而不必弦也。按后第十四条云：咳家其脉弦，为有水。夫咳为肺病，而水即是饮，而其脉弦。此云肺饮不弦，支饮脉平，未详何谓。

病痰饮者，当以温药和之。心下有痰饮，胸胁支满、目眩，苓桂术甘汤主之。

痰饮，阴邪也，为有形，以形碍虚则满，以阴冒阳则眩。苓、桂、术、甘，温中去湿，治痰饮之良剂，是即所谓温药也。盖痰饮为结邪，温则易散，内属脾胃，温则能运耳。

苓桂术甘汤方

茯苓　桂枝　白术各三两　甘草二两

上四味，以水六升，煮取三升，分温三服。小便则利。

夫短气有微饮，当从小便去之，苓桂术甘汤主之，肾气丸亦主之。

气为饮抑则短，欲引其气，必蠲其饮。饮，水类也。治水必自小便去之，苓、桂、术、甘益土气以行水，肾气丸养阳气以化阴。虽所主不同，而利小便则一也。

苓桂术甘汤方见上

肾气丸方见妇人杂病

病者脉伏，其人欲自利，利反快。虽利，心下续坚满，此为留饮欲去故也，甘遂半夏汤主之。

脉伏者，有留饮也。其人欲自利，利反快者，所留之饮，从利而减也；虽利，心下续坚满者，未尽之饮，复注心下也。然虽未尽而有欲去之势，故以甘遂、半夏因其势而导之。甘草与甘遂相反而同用之者，盖欲其一战而留饮尽去，因相激而相成也。芍药、白蜜，不特安中，抑缓药毒耳。

甘遂半夏汤方

甘遂大者三枚　半夏十二枚，以水一升，煮取半升，去滓　芍药五枚　甘草如指大一枚，炙

上四味，以水二升，煮取半升，去滓，以蜜半升和药汁，煎取八合，顿服之。

脉浮而细滑，伤饮。脉弦数，有寒饮，冬夏难治。脉沉而弦者，悬饮内痛。病悬饮者，十枣汤主之。

伤饮，饮过多也。气资于饮，而饮多反伤气。故脉浮而细滑，则饮之征也。脉弦数而有寒饮，则病与脉相左，魏氏所谓饮自寒而挟自热是也。夫相左者必相持，冬则时寒助饮，欲以热攻，则脉数必甚；夏则时热助脉，欲以寒治，则寒饮为碍，故曰难治。脉沉而弦，饮气内聚也。饮内聚而气击之则痛。十枣汤蠲饮破癖，其力颇猛。《三因方》以三味为末，枣肉和丸，名十枣丸，亦良。

十枣汤方

芫花熬　甘遂　大戟各等分

上三味，捣筛，以水一升五合，先煮肥大枣十枚，取八合，去滓，内药末。强人服一钱匕，羸人服半钱，平旦温服之。不下者，明日再加半钱。得快利后，糜粥自养。

病溢饮者，当发其汗，大青龙汤主之，小青龙汤亦主之。

水气流行，归于四肢，当汗出而不汗出，身体重痛，谓之溢饮。夫四肢，阳也。水在阴者宜利，在阳者宜汗，故以大青龙发汗去水，小青龙则兼内饮而治之者耳。徐氏曰：大青龙合桂、麻而去芍药加石膏，则水气不甚而挟热者宜之。倘饮多而寒伏，则必小青龙为当也。

大青龙汤方

麻黄六两　桂枝　甘草各二两　生姜三两　杏仁四十个　大枣十二枚　石膏如鸡子大一枚

上七味，以水九升，先煮麻黄，减二升，去上沫，内诸药，煮取三升，去滓，温服一升，取微似汗。汗多者，温粉粉之。

小青龙汤方

麻黄去节，三两　芍药三两　五味子半升　干姜　甘草炙　细辛　桂枝各三两　半夏半升

上八味，以水一斗，先煮麻黄，减二升，去上沫，内诸药，煮取三升，去滓，温服一升。

膈间支饮，其人喘满，心下痞坚，面色黧黑，其脉沉紧，得之数十日，医吐下之，不愈，木防己汤主之。虚者即愈，实者三日复发，复与不愈者，宜木防己汤去石膏加茯苓芒硝汤主之。

支饮，上为喘满而下为痞坚，则不特碍其肺，抑且滞其胃矣。面色黧黑者，胃中成聚，荣卫不行也。脉浮紧者为外寒，沉紧者为里实。里实可下，而饮气之实非常法可下；痰饮可吐，而饮之在心下者，非吐可去，宜其得之数十日，医吐下之而不愈也。木防己、桂枝，一苦一辛，并能行水气而散结气。而痞坚之处，必有伏阳，吐下之余，定无完气，书不尽言而意可会也，故又以石膏治热，人参益虚，于法可谓密矣。其虚者，外虽痞坚而中无结聚，即水去气行而愈；其实者中实有物，气暂行而复聚，故三日复发也。魏氏曰：后方去石膏加芒硝者，以其既散复聚，则有坚定之物留作包囊，故以坚投坚而不破者，即以软投坚而即破也。加茯苓者，亦引饮下行之用耳。

木防己汤方

木防己三两　石膏如鸡子大二枚　桂枝二两　人参四两

上四味，以水六升，煮取二升，分温再服。

木防己去石膏加茯苓芒硝汤方

木防己　桂枝各二两　茯苓　人参各四两　芒硝三合

上五味，以水六升，煮取二升，去滓，内芒硝，再微煎，分温再服，微利则愈。

心下有支饮，其人苦冒眩，泽泻汤主之。

水饮之邪，上乘清阳之位，则为冒眩。冒者，昏冒而神不清，如有物冒蔽之也；眩者，目眩转而乍见玄黑也。泽泻泻水气，白术补土气以胜水也。高鼓峰云：心下有水饮，格其心火不能下行，而但上冲头目也。亦通。

泽泻汤方

泽泻五两　白术二两

上二味，以水二升，煮取一升，分温再服。

支饮胸满者，厚朴大黄汤主之。

胸满疑作腹满，支饮多胸满，此何以独用下法？厚朴、大黄与小承气同，设非腹中痛而闭者，未可以此轻试也。

厚朴大黄汤方

厚朴一尺　大黄六两　枳实四枚

上三味，以水五升，煮取二升，分温再服。

支饮不得息，葶苈大枣泻肺汤主之。

不得息，肺满而气闭也。葶苈入肺，通闭泄满；用大枣者，不使伤正也。

葶苈大枣泻肺汤方见肺痈

呕家本渴，渴者为欲解，今反不渴，心下有支饮故也，小半夏汤主之。

此为饮多而呕者言。渴者饮从呕去，故欲解。若不渴，则知其支饮仍在，而呕亦未止。半夏味辛性燥，辛可散结，燥能蠲饮；生姜制半夏之悍，且以散逆止呕也。

小半夏汤方

半夏一升　生姜半斤

上二味，以水七升，煮取一升半，分温再服。

腹满，口舌干燥，此肠间有水气，己椒苈黄丸主之。

水既聚于下，则无复润于上，是以肠间有水气而口舌反干燥也。后虽有水饮之入，只足以益下趋之势，口燥不除而腹满益甚矣。防己疗水湿，利大小便；椒目治腹满，去十二种水气；葶苈、大黄，泄以去其闭也。渴者知胃热甚，故加芒硝。经云"热淫于内，治以咸寒"也。

己椒苈黄丸方

防己　椒目　葶苈　大黄各一两

上四味，末之，蜜丸如梧子大。先食饮服一丸，日三服。稍增，口中有津液。渴者加芒硝半两。

卒呕吐，心下痞，膈间有水，眩悸者，小半夏加茯苓汤主之。

饮气逆于胃则呕吐，滞于气则心下痞，凌于心则悸，蔽于阳则眩。半夏、生姜止呕降逆，加茯苓去其水也。

小半夏加茯苓汤方

半夏一升　生姜半斤　茯苓四两

上三味，以水七升，煮取一升五合，分温再服。

假令瘦人脐下有悸，吐涎沫而颠眩，此水也，五苓散主之。

瘦人不应有水，而脐下悸，则水动于下矣；吐涎沫，则水逆于中矣；甚而颠眩，则水且犯于上矣。形体虽瘦，而病实为水，乃病机之变也。颠眩即头眩。苓、术、猪、泽，甘淡渗泄，使肠间之水从小便出；用桂者，下焦水气非阳不化也。曰多服暖水汗出者，盖欲使表里分消其水，非挟有表邪而欲两解之谓。

五苓散方

泽泻一两一分　猪苓　茯苓　白术各三分　桂枝二分

上五味为末，白饮服方寸匕，日三服。多服暖水，汗出愈。

附方

《外台》茯苓饮　治心胸中有停痰宿水，自吐出水后，心胸间虚，气满不能食。消痰气，令能食。

茯苓　人参　白术各三两　枳实二两　橘皮二两半　生姜四两

上六味，以水六升，煮取一升八合，分温三服，如人行八九里进之。

咳家其脉弦，为有水，十枣汤主之。

脉弦为水，咳而脉弦，知为水饮渍入肺也。十枣汤逐水气自大小便去，水去则肺宁而咳愈。按许仁则论饮气咳者，由所饮之物，停滞在胸，水气上冲，肺得此气，便成咳嗽，经久不已，渐成水病。其状不限四时昼夜，遇诸动嗽物即剧，乃至双眼突出，气如欲断，汗出，大小便不利，吐痰饮涎沫无限，上气喘急肩息，每旦眼肿，不得平眠。此即咳家有水之证也。著有干枣三味丸方亦佳：大枣六十枚，葶苈一升，杏仁一升，合捣作丸，桑白皮饮下七八丸。日再，稍稍加之，以大便通利为度。

十枣汤方见上

夫有支饮家，咳烦，胸中痛者，不卒死，至一百日或一岁，宜十枣汤。

胸中支饮，扰乱清道，赵氏所谓动肺则咳，动心则烦，搏击阳气则痛者是也。其甚者荣卫遏绝，神气乃亡，为卒死矣。否则延久不愈，至一百日或一岁，则犹有可治，为其邪差缓而正得持也。然以经久不去之病，而仍与十枣攻击之药者，岂非以支饮不去，则其咳烦胸痛，必无止期，与其事敌以苟安，不如悉力一决之，犹或可图耶，然亦危矣！

久咳数岁，其脉弱者可治，实大数者死。其脉虚者必苦冒，其人本有支饮在胸中故也，治属饮家。

久咳数岁不已者，支饮渍肺而咳，饮久不已，则咳久不愈也。咳久者其气必虚，而脉反实大数，则其邪犹盛。以犹盛之邪而临已虚之气，其能久持乎？故死。若脉虚者，正气固虚，而饮气亦衰，故可治。然饮虽衰而正不能御，亦足以上蔽清阳之气，故其人必苦冒也。此病为支饮所致，去其饮则病自愈，故曰治属饮家。

咳逆倚息不得卧，小青龙汤主之。

倚息，倚几而息，能俯而不能仰也。肺居上焦而司呼吸，外寒内饮，壅闭肺气，则咳逆上气，甚则但坐不得卧也。麻黄、桂枝散外入之寒，半夏消内积之饮，细辛、干姜治其咳满，芍药、五味、监麻、桂之性，使入饮去邪也。

小青龙汤方见上

青龙汤下已，多唾口燥，寸脉沉、尺脉微，手足厥逆，气从小腹上冲胸咽，手足痹，其面翕热如醉状，因复下流阴股，小便难，时复冒者，与茯苓桂枝五味甘草汤，治其气冲。

服青龙汤已，设其人下实不虚，则邪解而病除；若虚，则麻黄、细辛辛甘温散之品，虽能发越外邪，亦易动人冲气。冲气，冲脉之气也。冲脉起于下焦，挟肾脉上行至喉咙。多唾口燥，气冲胸咽，面热如醉，皆冲气上入之候也。寸沉尺微，手足厥而痹者，厥气上行而阳气不治也。下流阴股，小便难，时复冒者，冲气不归而仍上逆也。茯苓、桂枝能抑冲气使之下行，然逆气非敛不降，故以五味之酸敛其气；土厚则阴火自伏，故以甘草之甘补其中也。

桂苓五味甘草汤方

桂枝　茯苓各四两　五味半升　甘草三两，炙

上四味，以水八升，煮取三升，去滓，分温三服。

冲气即低，而反更咳、胸满者，用桂苓五味甘草汤去桂加干姜、细辛，以治其咳满。

服前汤已，冲气即低，而反更咳胸满者，下焦冲逆之气既伏，而肺中伏匿之寒饮续出也。故去桂枝之辛而导气，加干姜、细辛之辛而入肺者，合茯苓、五味、甘草，消饮驱寒，以泄满止咳也。

苓甘五味姜辛汤方

茯苓四两　甘草　干姜　细辛各三两　五味子半升

上五味，以水八升，煮取三升，去滓，温服半升，日三。

咳满即止，而更复渴，冲气复发者，以细辛、干姜为热药也。服之当遂渴，而渴反止者，为支饮也。支饮者法当冒，冒者必呕，呕者复内半夏以去其水。

冲脉之火，得表药以发之则动，得热药以逼之亦动。而辛热气味，既能劫夺胃中之阴，亦能布散积饮之气。仲景以为渴而冲气动者，自当治其冲气；不渴而冒与呕者，则当治其水饮，故内半夏以去其水。而所以治渴而冲气动者，惜未之及也。约而言之，冲气为麻黄所发者，治之如桂、苓、五味、甘草，从其气而导之矣。其为姜、辛所发者，则宜甘淡咸寒，益其阴以引之，亦自然之道也。若更用桂枝，必捍格不下，即下亦必复冲。所以然者，伤其阴故也。

苓甘五味姜辛半夏汤方

茯苓四两　甘草　细辛　干姜各二两　半夏　五味各半升

上六味，以水八升，煮取三升，去滓，温服半升，日三服。

水去呕止，其人形肿者，加杏仁主之。其证应内麻黄，以其人遂痹，故不内之，若逆而内之者必厥。所以然者，以其人血虚，麻黄发其阳故也。

水在胃者，为冒，为呕；水在肺者，为喘，为肿。呕止而形肿者，胃气和而肺壅未通也，是惟麻黄可以通之。而血虚之人，阳气无偶，发之最易厥脱，麻黄不可用矣。杏仁味辛能散，味苦能发，力虽不及，与证适宜也。

苓甘五味加姜辛半夏杏仁汤方

茯苓四两　甘草　干姜　细辛各三两　五味　半夏　杏仁各半升

上七味，以水一斗，煮取三升，去滓，温服半升，日三服。

若面热如醉，此为胃热上冲熏其面，加大黄以利之。

水饮有挟阴之寒者，亦有挟阳之热者。若面热如醉，则为胃热随经上冲之证，胃之脉上行于面故也。即于消饮药中加大黄以下其热，与冲气上逆其面翕热如醉者不同。冲气上行者，病属下焦阴中之阳，故以酸温止之。此属中焦阳明之阳，故以苦寒下之。

苓甘五味加姜辛半杏大黄汤方

茯苓四两　甘草二两　干姜　细辛各三两　五味　半夏　杏仁各半升　大黄三两

上八味，以水一斗，煮取三升，去滓，温服半升，日三服。

先渴后呕，为水停心下，此属饮家，小半夏加茯苓汤主之。

先渴后呕者，本无呕病，因渴饮水，水多不下而反上逆也，故曰此属饮家。小半夏止呕降逆，加茯苓去其停水。盖始虽渴而终为饮，但当治饮，而不必治其渴也。

小半夏加茯苓汤方见上

·消渴小便不利淋病脉证治第十三·

厥阴之为病，消渴，气上冲心，心中疼热，饥而不欲食，食则吐蛔，下之利不止。

此邪热入厥阴而成消渴，成氏所谓邪愈深者热愈甚也。气上冲心，心中疼热者，火生于木，肝气通心也。饥而不欲食者，木喜攻土，胃旁求食，而客热复不能消谷也。食即吐蛔者，蛔无食而动，闻食臭而出也。下之利不止者，胃气重伤，而邪热下注也。夫厥阴风木之气，能生阳火而烁阴津，津虚火实，脏燥无液，求救于水，则为消渴。消渴者，水入不足以制火，而反为火所消也。

寸口脉浮而迟，浮即为虚，迟即为劳；虚则卫气不足，劳则荣气竭。趺阳脉浮而数，浮即为气，数即消谷而大坚。气盛则溲数，溲数则坚，坚数相搏，即为消渴。

诊寸口而知荣卫之并虚，诊趺阳而知胃气之独盛。合而观之，知为虚劳内热而成消渴也。夫所谓气盛者，非胃气盛也，胃中之火盛也。火盛则水谷去而胃乃坚，如土被火烧而坚硬如石也，故曰数即消谷而大坚。胃既坚硬，水入不能浸润，但从旁下转，而又为火气所迫而不留，故曰气盛则溲数，溲数则坚。愈数愈坚，愈坚愈数，是以饮水多而渴不解也。

男子消渴，小便反多，以饮一斗，小便亦一斗，肾气丸主之。

男子以肾为事，肾中有气，所以主气化、行津液而润心肺者也。此气既虚，则不能上至。气不至则水亦不至，而心肺失其润矣。盖水液属阴，非气不至，气虽属阳，中实含水，水之与气未尝相离也。肾气丸中有桂、附，所以斡旋肾中颓堕之气，而使上行心肺之分，故名曰肾气。不然，则滋阴润燥之品，同于饮水无济，但益下趋之势而已，驯至阳气全消，有降无升，饮一溲二而死不治。夫岂知饮入于胃，非得肾中真阳，焉能游溢精气而上输脾肺耶？

按：消渴证有太阴、厥阴、阳明、少阴之异。系太阴者，心热移肺也；系厥阴者，风胜则干，抑火从木出也；系阳明者，火燔而土燥也；系少阴者，水虚则不能制火也。然此不言水虚不能制火，而言火虚不能化水，则法之变而论之精也。惟火不化水，故饮一斗，水亦一斗。不然，未有不为火所消者矣。推而言之，厥阴内热之渴，水为热所消，其小便必不多；阳明内坚之渴，水入不能内润而从旁转，其小便虽数而出亦必少也。

肾气丸方见妇人杂病

脉浮，小便不利，微热消渴者，宜利小便、发汗，五苓散主之。

热渴饮水，水入不能已其热，而热亦不能消其水，于是水与热结而热浮水外，故小便不利而微热消渴也。五苓散利其与热俱结之水，兼多饮暖水取汗，以去其水外浮溢之热。热除水去，渴当自止。

五苓散方见痰饮

渴欲饮水，水入则吐者，名曰水逆，五苓散主之。

热渴饮水，热已消而水不行，则逆而成呕，乃消渴之变证。曰水逆者，明非消渴而为水逆也。故亦宜五苓散去其停水。

渴欲饮水不止者，文蛤散主之。

热渴饮水，水入不能消其热而反为热所消，故渴不止。文蛤味咸性寒，寒能除热，咸能润下，用以折炎上之势而除热渴之疾也。

文蛤散方

文蛤五两

上一味杵为散，以沸汤五合，和服方寸匕。

淋之为病，小便如粟状，小腹弦急，痛引脐中。

淋病有数证，云小便如粟状者，即后世所谓石淋是也，乃膀胱为火热燔灼，水液结为滓质，犹海水煎熬而成咸碱也。小腹弦急，痛引脐中者，病在肾与膀胱也。按，巢氏云：淋之为病，由肾虚而膀胱热也。肾气通于阴，阴，水液下流之道也。膀胱为津液之腑，肾虚则小便数，膀胱热则水下涩，数而且涩，淋沥不宣，故谓之淋。其状小便出少起多，小腹弦急，痛引于脐。又有石淋、劳淋、血淋、气淋、膏淋之异，详见本论，其言颇为明晰，可补仲景之未备。

趺阳脉数，胃中有热，即消谷引饮，大便必坚，小便则数。

胃中有热，消谷引饮，即后世所谓消谷善饥，为中消者是也。胃热则液干，故大便坚，便坚则水液独走前阴，故小便数。亦即前条消渴胃坚之证，而列于淋病之下，疑错简也。

淋家不可发汗，发汗则便血。

淋家热结在下，而反发其汗，热气乘心之虚而内扰其阴，则必便血。

小便不利者有水气，其人若渴，栝楼瞿麦丸主之。

此下焦阳弱气冷，而水气不行之证，故以附子益阳气，茯苓、瞿麦行水气。观方后云"腹中温为知"可以推矣。其人若渴，则是水寒偏结于下，而燥火独聚于上，故更以薯蓣、栝楼根除热生津液也。夫上浮之焰非滋不熄，下积之阴非暖不消，而寒润辛温并行不悖，此方为良法矣。欲求变通者，须于此三复焉。

栝楼瞿麦丸方

薯蓣　茯苓各三两　栝楼根二两　附子一枚，炮　瞿麦一两

上五味末之，炼蜜丸如梧子大。饮服二丸，日三服。不知，增至七八丸，以小便利、腹中温为知。

小便不利，蒲灰散主之，滑石白鱼散、茯苓戎盐汤并主之。

蒲，香蒲也。宁原云：香蒲去湿热，利小便，合滑石为清利小便之正法也。《别录》云：白鱼开胃下气，去水气；血余疗转胞，小便不通，合滑石为滋阴益气以利其小便者也。《纲目》：戎盐即青盐，咸寒入肾，以润下之性而就渗利之职，为驱除阴分水湿之法也。仲景不详见证，而并出三方，以听人之随证用，殆所谓引而不发者欤？

蒲灰散方

蒲灰半分　滑石三分

上二味杵为散，饮服方寸匕，日三服。

滑石白鱼散方

滑石　乱发烧　白鱼各二分

上三味杵为散，饮服方寸匕，日三服。

茯苓戎盐汤方

茯苓半斤　白术二两　戎盐弹丸大一枚

上三味，先将茯苓、白术煎成，入戎盐再煎，分温三服。

渴欲饮水，口干燥者，白虎加人参汤主之。

此肺胃热盛伤津，故以白虎清热，人参生津止渴。盖即所谓上消、膈消之证，疑亦错简于此也。

白虎加人参汤方见喝

脉浮发热，渴欲饮水，小便不利者，猪苓汤主之。

此与前五苓散病证同而药则异。五苓散行阳之化，热初入者宜之；猪苓汤行阴之化，热入久而阴伤者宜之也。

按：渴欲饮水，本文共有五条，而脉浮发热，小便不利者，一用五苓，为其水与热结故也；一用猪苓，为其水与热结而阴气复伤也；其水入则吐者，亦用五苓，为其热消而水停也；渴不止者则用文蛤，为其水消而热在也；其口干燥者，则用白虎加人参，为其热甚而津伤也。此为同源而异流者，治法亦因之各异如此，学者所当细审也。

猪苓汤方

猪苓去皮　茯苓　阿胶　滑石　泽泻各一两

上五味，以水四升，先煮四味，取二升，去滓，内胶烊消，温服七合，日三服。

水气病脉证并治第十四

师曰：病有风水，有皮水，有正水，有石水，有黄汗。风水，其脉自浮，外证骨节疼痛，恶风。皮水，其脉亦浮，外证胕肿，按之没指，不恶风，其腹如鼓，不渴，当发其汗。正水，其脉沉迟，外证自喘。石水，其脉自沉，外证腹满不喘。黄汗，其脉沉迟，身发热，胸满，四肢头面肿，久不愈，必致痈脓。

风水，水为风激，因风而病水也。风伤皮毛而湿流关节，故脉浮、恶风而骨节疼痛也。皮水，水行皮中，内合肺气，故其脉亦浮，不兼风，故不恶风也。其腹如鼓，即《内经》鼜鼜然不坚之意。以其病在皮肤而不及肠脏，故外有胀形而内无满喘也。水在皮者，宜从汗解，故曰当发其汗。正水，肾脏之水自盛也。石水，水之聚而不行者也。正水乘阳之虚而侵及上焦，故脉沉迟而喘；石水因阴之盛而结于少腹，故脉沉腹满而不喘也。黄汗，汗出沾衣如檗汁，得之湿热交病，而湿居热外，其盛于上而阳不行，则身热胸满，四肢头面肿；久则侵及于里而荣不通，则逆于肉理而为痈脓也。

脉浮而洪，浮则为风，洪则为气。风气相搏，风强则为瘾疹，身体为痒，痒者为泄风，久为痂癞；气强则为水，难以俯仰。风气相击，身体洪肿，汗出乃愈。恶风则虚，此为风水；不恶风者，小便通利，上焦有寒，其口多涎，此为黄汗。

风，天之气，气，人之气，是皆失其和者也。风气相搏，风强则气从风而侵淫肌体，故为瘾疹；气强则风从气而鼓涌水液，故为水。风气并强，两相搏击，而水液从之，则为风水。汗之则风去而水行，故曰汗出乃愈。然风水之病，其状与黄汗相似，故仲景于此复辨其证，以恶风者为风水，不恶风者为黄汗，而风水之脉浮，黄汗之脉沉，更不必言矣。

寸口脉沉滑者，中有水气，面目肿大，有热，名曰风水。视人之目窠上微肿，如蚕新卧起状，其颈脉动，时时咳，按其手足上，陷而不起者，风水。

风水其脉自浮，此云沉滑者，乃水脉，非风脉也。至面目肿大有热，则水得风而外浮，其脉亦必变而为浮矣。仲景不言者，以风水该之也。目窠上微肿，如蚕新卧起状者，《内经》所谓水为阴，而目下亦阴，聚水者必微肿，先见于目下是也。颈脉动者，颈间人迎脉动甚，风水上凑故也。时时咳者，水渍入肺也。按其手足上陷而不起，与《内经》以手按其腹，随手而起，如里水之状者不同。然腹中气大，而肢间气细，气大则按之随手而起，气细则按之窅而不起，而其浮肿则一也。

太阳病，脉浮而紧，法当骨节疼痛，反不疼，身体反重而酸，其人不渴，汗出即愈，此为风水。恶寒者，此为极虚发汗得之。渴而不恶寒者，此为皮水，身肿而冷，状如周痹。胸中窒，不能食，反聚痛，暮躁不得眠，此为黄汗，痛在骨节。咳而喘，不渴者，此为肺胀，其状如肿，发汗则愈。然诸病此者，渴而下利，小便数者，皆不可发汗。

太阳有寒，则脉紧骨疼，有湿则脉濡身重，有风则脉浮体酸，此明辨也。今得伤寒脉而骨节不疼，身体反重而酸，即非伤寒，乃风水外胜也。风水在表而非里，故不渴。风固当汗，水在表者亦宜汗，故曰汗出即愈。然必气盛而实者，汗之乃愈。不然则其表益虚，风水虽解，而恶寒转增矣。故曰恶寒者，此为极虚发汗得之。若其渴而不恶寒者，则非病风而独病水，不在皮外而在皮中，视风水为较深矣。其证身肿而冷，状如周痹。周痹为寒湿痹其阳，皮水为水气淫于肤也。胸中窒，不能食者，寒袭于外而气窒于中也。反聚痛，暮躁不得眠者，热为寒郁，而寒甚于暮也。寒湿外淫，必流关节，故曰此为黄汗，痛在骨节也。其咳而喘、不渴者，水寒伤肺，气攻于表，有如肿病，而实同皮水，故曰发汗则愈。然此诸病，若其人渴而下利，小便数者，则不可以水气当汗而概发之也。仲景叮咛之意，岂非虑人之津气先亡耶？

或问前二条云：风水外证，骨节疼。此云骨节反不疼，身体反重而酸；

前条云皮水不渴，此云渴，何也？曰：风与水合而成病，其流注关节者，则为骨节疼痛；其浸淫肌体者，则骨节不疼而身体酸重，由所伤之处不同故也。前所云皮水不渴者，非言皮水本不渴也，谓腹如鼓而不渴者，病方外盛而未入里，犹可发其汗也。此所谓渴而不恶寒者，所以别于风水之不渴而恶风也。程氏曰"水气外留于皮，内薄于肺，故令人渴"是也。

里水者，一身面目黄肿，其脉沉，小便不利，故令病水。假令小便自利，此亡津液，故令渴，越婢加术汤主之。**方见中风**。

里水，水从里积，与风水不同，故其脉不浮而沉；而盛于内者必溢于外，故一身面目悉黄肿也。水病小便当不利，今反自利，则津液消亡，水病已而渴病起矣。越婢加术，是治其水，非治其渴也。以其身面悉肿，故取麻黄之发表；以其肿而且黄，知其湿中有热，故取石膏之清热与白术之除湿。不然，则渴而小便利者，而顾犯不可发汗之戒耶？或云此治小便利、黄肿未去者之法，越婢散肌表之水，白术止渴生津也。亦通。

趺阳脉当伏，今反紧，本自有寒，疝瘕，腹中痛，医反下之，即胸满短气。趺阳脉当伏，今反数，本自有热，消谷，小便数，今反不利，此欲作水。

趺阳虽系胃脉，而出于阴部，故其脉当伏，今反紧者，以其腹中宿有寒疾故也。寒则宜温而反下之，阳气重伤，即胸满短气。其反数者，以其胃中有热故也。热则当消谷而小便数，今反不利，则水液日积，故欲作水。夫阴气伤者，水为热畜而不行；阳气竭者，水与寒积而不下。仲景并举二端，以见水病之原有如此也。

寸口脉浮而迟，浮脉则热，迟脉则潜，热潜相搏，名曰沉。趺阳脉浮而数，浮脉即热，数脉即止，热止相搏，名曰伏。沉伏相搏，名曰水。沉则络脉虚，伏则小便难，虚难相搏，水走皮肤，即为水矣。

热而潜，则热有内伏之势而无外发之机矣，故曰沉；热而止，则热有留滞之象而无运行之道矣，故曰伏。热留于内而不行，则水气因之而畜，故曰沉伏相搏，名曰水。热留于内，则气不外行而络脉虚，热止于中，则阳不下化而小便难，以不化之水而当不行之气，则惟有浸淫躯壳而已，故曰虚难相搏，水走皮肤，即为水矣。此亦所谓阴气伤者，水为热畜不下者也。

寸口脉弦而紧，弦则卫气不行，即恶寒，水不沾流，走于肠间。少阴脉紧而沉，紧则为痛，沉则为水，小便即难。

此二条并阳衰阴胜之证，而寸口则主卫气，少阴则主肾阳。主卫气者，寒从外得而阳气被抑；主肾阳者，寒自内生而气化不速，亦即所谓阳气竭者，水与寒积而不行者也。

脉得诸沉，当责有水。身体肿重，水病脉出者，死。

水为阴，阴盛故令脉沉。又水行皮肤，荣卫被遏，亦令脉沉。若水病而脉出，则真气反出邪水之上，根本脱离而病气独胜，故死。出与浮迥异，浮者盛于上而弱于下，出则上有而下绝无也。

夫水病人，目下有卧蚕，面目鲜泽，脉伏，其人消渴。病水腹大，小便不利，其脉沉绝者，有水，可下之。

目下有卧蚕者，目下微肿，如蚕之卧，经所谓水在腹者，必使目下肿也。水气足以润皮肤而壅荣卫，故面目鲜泽，且脉伏不起也。消渴者，阳气被郁而生热也。病水，因水而为病也。夫始因水病而生渴，继因消渴而益病水，于是腹大，小便不利，其脉沉绝。水气瘀壅而不行，脉道被遏而不出，其势亦太甚矣，故必下其水以通其脉。

问曰：病下利后渴饮水，小便不利，腹满因肿者，何也？答曰：此法当病水。若小便自利及汗出者，自当愈。

下利后阴亡无液，故渴欲饮水，而土虚无气，不能制水，则又小便不利，腹满因肿，知其将聚水为病矣。若小便利则从下通，汗出则从外泄，水虽聚而旋行，故病当愈。然其所以汗与利者，气内复而机自行也，岂辛散淡渗所能强责之哉！

心水者，其身重而少气，不得卧，烦而躁，其人阴肿。肝水者，其腹大，不能自转侧，胁下腹痛，时时津液微生，小便续通。肺水者，其身肿，小便难，时时鸭溏。脾水者，其腹大，四肢苦重，津液不生，但苦少气，小便难。肾水者，其腹大，脐肿腰痛，不得溺，阴下湿如牛鼻上汗，其足逆冷，面反瘦。

心，阳脏也，而水困之，其阳则弱，故身重而少气也。阴肿者，水气随心气下交于肾也。肝病喜归脾，脾受肝之水而不行，则腹大不能转侧也。肝之腑在胁而气连少腹，故胁下腹痛也。时时津液微生，小便续通者，肝喜冲逆而主疏泄，水液随之而上下也。肺主气化，治节一身，肺以其水行于身则肿；无气以化其水，则小便难。鸭溏，如鸭之后，水粪杂下也。脾主腹而气行四肢，脾受水气，则腹大四肢重。津气生于谷，谷气运于脾，脾湿不运，则津液不生而少气。小便难者，湿不行也。身半以下，肾气主之，水在肾，则腰痛、脐肿、腹大也。不得溺，阴下湿如牛鼻上汗，其足逆冷者，肾为阴，水亦为阴，两阴相得，阳气不行而湿寒独胜也。面反瘦者，面为阳，阴盛于下，则阳衰于上也。

师曰：诸有水者，腰以下肿，当利小便；腰以上肿，当发汗乃愈。

腰以下为阴，阴难得汗而易下泄，故当利小便；腰以上为阳，阳易外泄，故当发汗。各因其势而利导之也。

师曰：寸口脉沉而迟，沉则为水，迟则为寒，寒水相搏，趺阳脉伏，水谷不化，脾气衰则鹜溏，胃气衰则身肿。少阳脉卑，少阴脉细，男子则小便不利，妇人则经水不通。经为血，血不利则为水，名曰血分。

此合诊寸口、趺阳，而知为寒水胜而胃阳不行也。胃阳不行则水谷不化，水谷不化则脾胃俱衰。脾气主里，故衰则鹜溏；胃气主表，故衰则身肿也。少阳者，生气也，少阴者，地道也，而俱受气于脾胃，脾胃衰则少阳脉卑而生气不荣，少阴脉细而地道不通，男子则小便不利，妇人则经血不通。

而其所以然者，则皆阳气不行，阴气乃结之故。曰血分者，谓虽病于水而实出于血也。

师曰：寸口脉沉而数，数则为出，沉则为入；出则为阳实，入则为阴结。趺阳脉微而弦，微则无胃气，弦则不得息。少阴脉沉而滑，沉则为在里，滑则为实。沉滑相搏，血结胞门，其瘕不泻，经络不通，名曰血分。

此合诊寸口、趺阳、少阴，而知其气壅于阳，胃虚于中，而血结于阴也。出则为阳实者，肺被热而治不行也；弦则不得息者，胃受制而气不利也。夫血结在阴，惟阳可以通之；而胃虚受制，肺窒不行，更何恃而开其结、行其血耶？惟有凝聚癃闭，转成水病而已。故曰血结胞门，其瘕不泻，经络不通，名曰血分，亦如上条所云也。但上条之结，为血气虚少而行之不利也；此条之结，为阴阳壅郁而欲行不能也。仲景并列于此，以见血分之病，虚实不同如此。

问曰：病有血分、水分，何也？师曰：经水前断，后病水，名曰血分，此病难治；先病水，后经水断，名曰水分，此病易治。何以故？去水，其经自下。

此复设问答，以明血分、水分之异。血分者，因血而病为水也；水分者，因水而病及血也。血病深而难通，故曰难治；水病浅而易行，故曰易治。

问曰：病者苦水，面目身体四肢皆肿，小便不利，脉之不言水，反言胸中痛，气上冲咽，状如炙肉，当微咳喘，审如师言，其脉何类？师曰：寸口脉沉而紧，沉为水，紧为寒，沉紧相搏，结在关元，始时尚微，年盛不觉。阳衰之后，荣卫相干，阳损阴盛，结寒微动，肾气上冲，咽喉塞噎，胁下急痛。医以为留饮而大下之，气系不去，其病不除。复重吐之，胃家虚烦，咽燥欲饮水，小便不利，水谷不化，面目手足浮肿。又与葶苈丸下水，当时如小差。食饮过度，肿复如前，胸胁苦痛，象若奔豚，其水扬溢则咳、喘逆。当先攻击冲气令止，乃治咳；咳止，其喘自差。先治新病，病当在后。

此水气先得而冲气后发之证，面目肢体俱肿，咽喉噎塞，胸胁满痛，有似留饮而实挟冲气也。冲气宜温降，不宜攻下，下之亦未必去，故曰气系不去，其病不除。医乃不知而复吐之，胃气重伤，胃液因尽，故咽燥欲饮水，而小便不利，水谷不化，且聚水而成病也。是当养胃气以行水，不宜径下其水。水虽下，终必复聚，故暂差而寻复如前也。水聚于中，气冲于下，其水扬溢上及肺位，则咳且喘逆，是不可攻其水，当先止其冲气。冲气既止，然后水气可去，水去则咳与喘逆俱去矣。先治新病，病当在后者，谓先治其冲气，而后治其水气也。

风水，脉浮身重，汗出恶风者，防己黄芪汤主之，腹痛者加芍药。

此条义详痉湿暍篇。虽有风水、风湿之异，然而水与湿非二也。

防己黄芪汤方见湿病

风水，恶风，一身悉肿，脉浮不渴，续自汗出，无大热，越婢汤主之。

此与上条证候颇同而治特异。麻黄之发阳气，十倍防己，乃反减黄芪之实表，增石膏之辛寒，何耶？"脉浮不渴"句，或作"脉浮而渴"。渴者热之内炽，汗为热逼，与表虚出汗不同，故得以石膏清热，麻黄散肿，而无事兼固其表也。

越婢汤方

麻黄六两　石膏半斤　生姜三两　甘草二两　大枣十二枚

上五味，以水六升，先煮麻黄，去上沫，内诸药，煮取三升，分温三服。恶风，加附子一枚；风水，加术四两。

皮水为病，四肢肿，水气在皮肤中，四肢聂聂动者，防己茯苓汤主之。

皮中水气，浸淫四末而壅遏卫气，气水相逐，则四肢聂聂动也。防己、茯苓善驱水气，桂枝得茯苓，则不发表而反行水，且合黄芪、甘草助表中之气，以行防己、茯苓之力也。

防己茯苓汤方

防己　黄芪　桂枝各三两　茯苓六两　甘草二两

上五味，以水六升，煮取二升，分温三服。

里水，越婢加术汤主之，甘草麻黄汤亦主之。

里水，即前一身面目黄肿、脉沉、小便不利之证。越婢汤义见前。甘草、麻黄，亦内助土气、外行水气之法也。

越婢加术汤方见上

甘草麻黄汤方

甘草二两　麻黄四两

上二味，以水五升，先煮麻黄，去上沫，内甘草，煮取三升，温服一升，重覆汗出。不汗再服，慎风寒。

水之为病，其脉沉小，属少阴。浮者为风，无水虚胀者为气。水，发其汗即已，脉沉者宜麻黄附子汤，浮者宜杏子汤。

水气脉沉小者属少阴，言肾水也。脉浮者为风，即风水也。其无水而虚胀者，则为气病而非水病矣。气病不可发汗，水病发其汗则已。然而发汗之法，亦自不同。少阴则当温其经，风水即当通其肺，故曰脉沉者宜麻黄附子汤，脉浮者宜杏子汤。沉谓少阴，浮谓风也。

麻黄附子汤方

麻黄三两　甘草二两　附子一枚

上三味，以水七升，先煮麻黄，去上沫，内诸药，煮取二升半，温服八合，日三服。

杏子汤方缺，恐是麻黄杏仁甘草石膏汤

厥而皮水者，蒲灰散主之。

厥而皮水者，水邪外盛，隔其身中之阳，不行于四肢也。此厥之成于水者，去其水则厥自愈，不必以附子、桂枝之属，助其内伏之阳也。蒲灰散义见前。

蒲灰散方见消渴

问曰：黄汗之为病，身体肿，发热汗出而渴，状如风水，汗沾衣，色正黄如檗汁，脉自沉，何从得之？师曰：以汗出入水中浴，水从汗孔入得之，宜芪芍桂酒汤主之。

黄汗之病，与风水相似。但风水脉浮，而黄汗脉沉；风水恶风，而黄汗不恶风为异。其汗沾衣、色正黄如檗汁，则黄汗之所独也。风水为风气外合水气，黄汗为水气内遏热气。热被水遏，水与热得，交蒸互郁，汗液则黄。黄芪、桂枝、芍药，行阳益阴，得酒则气益和而行愈周，盖欲使营卫大行而邪气毕达耳。云苦酒阻者，欲行而未得遽行，久积药力，乃自行耳。故曰服至六七日乃解。

按：前第二条云：小便通利，上焦有寒，其口多涎，此为黄汗。第四条云：身肿而冷，状如周痹。此云黄汗之病，身体肿，发热汗出而渴，后又云剧者不能食，身疼重，小便不利，何前后之不侔也？岂新久微甚之辨欤？夫病邪初受，其未郁为热者，则身冷、小便利、口多涎；其郁久而热甚者，则

身热而渴、小便不利，亦自然之道也。

芪芍桂酒汤方

黄芪五两　芍药　桂枝各三两

上三味，以苦酒一升、水七升相合，煮取三升，温服一升。当心烦，服至六七日乃解；若心烦不止者，以苦酒阻故也。

黄汗之病，两胫自冷，假令发热，此属历节。食已汗出，又身尝暮盗汗出者，此营气也。若汗出已反发热者，久久其身必甲错；发热不止者必生恶疮。若身重，汗出已辄轻者，久久必身瞤，瞤即胸中痛，又从腰以上汗出，下无汗，腰髋弛痛，如有物在皮中状；剧者不能食，身疼重，烦躁，小便不利，此为黄汗，桂枝加黄芪汤主之。

两胫自冷者，阳被郁而不下通也。黄汗本发热，此云假令发热，便为历节者，谓胫热，非谓身热也。盖历节、黄汗，病形相似，而历节一身尽热，黄汗则身热而胫冷也。食已汗出，又身尝暮卧盗汗出者，营中之热，因气之动而外浮，或乘阳之间而潜出也。然黄汗，郁证也，汗出则有外达之机，若汗出已反发热者，是热与汗俱出于外，久而肌肤甲错，或生恶疮，所谓自内之外而盛于外也。若汗出已，身重辄轻者，是湿与汗俱出也。然湿虽出而阳亦伤，久必身瞤而胸中痛。若从腰以上汗出下无汗者，是阳上通而不下通也，故腰髋弛痛，如有物在皮中状。其病之剧而未经得汗者，则窒于胸中而不能食，壅于肉理而身体重，郁于心而烦躁，闭于下而小便不通利也。此其进退微甚之机不同如此，而要皆水气伤心之所致，故曰此为黄汗。桂枝、黄芪，亦行阳散邪之法，而尤赖饮热稀粥取汗，以发交郁之邪也。

桂枝加黄芪汤方

桂枝　芍药　甘草　黄芪各二两　生姜三两　大枣十二枚

上六味，以水八升，煮取三升，温服一升。须臾，啜热稀粥一升余，以助药力，温覆取微汗。若不汗，更服。

师曰：寸口脉迟而涩，迟则为寒，涩为血不足。趺阳脉微而迟，微则为气，迟则为寒。寒气不足，即手足逆冷。手足逆冷，则荣卫不利。荣卫不利，则腹满胁鸣相逐，气转膀胱，荣卫俱劳。阳气不通即身冷，阴气不通即骨疼。阳前通则恶寒，阴前通则痹不仁。阴阳相得，其气乃行；大气一转，其气乃散。实则失气，虚则遗溺，名曰气分。

微则为气者，为气不足也。寒气不足，该寸口、趺阳为言，寒而气血复不足也。寒气不足，则手足无气而逆冷，荣卫无源而不利。由是脏腑之中，真气不充而客寒独胜，则腹满胁鸣相逐，气转膀胱，即后所谓失气、遗溺之端也。荣卫俱劳者，荣卫俱乏竭也。阳气温于表，故不通则身冷；阴气荣于里，故不通即骨疼。不通者，虚极而不能行，与有余而壅者不同。阳前通则恶寒，阴前通则痹不仁者，阳先行而阴不与俱行，则阴失阳而恶寒；阴先行而阳不与俱行，则阳独滞而痹不仁也。盖阴与阳常相须也，不可失，失则气机不续而邪乃着，不失则上下交通而邪不容。故曰阴阳相得，其气乃行，大气一转，其气乃散。失气、遗溺，皆相失之征。曰气分者，谓寒气乘阳之虚而病于气也。

气分，心下坚大如盘，边如旋盘，桂甘姜枣麻辛附子汤主之。

气分，即寒气乘阳之虚而结于气者。心下坚大如盘，边如旋盘，其势亦已甚矣，然不直攻其气，而以辛甘温药行阳以化气，视后人之袭用枳、朴、香、砂者，工拙悬殊矣。云当汗出如虫行皮中者，盖欲使既结之阳复行周身而愈也。

桂甘姜枣麻辛附子汤方

桂枝　生姜各三两　细辛二两　甘草　麻黄各二两　附子一枚,炮　大枣十二枚

上七味，以水七升，先煮麻黄，去上沫，内诸药，煮取二升，分温三

服。当汗出如虫行皮中，即愈。

心下坚大如盘，边如旋盘，水饮所作，枳术汤主之。

证与上同，曰水饮所作者，所以别于气分也。气无形，以辛甘散之；水有形，以苦泄之也。

枳术汤方

枳实七枚　白术二两

上二味，以水五升，煮取三升，分温三服。腹中软，即当散也。

附方

《外台》防己黄芪汤　治风水，脉浮为在表，其人或头汗出，表无他病，病者但下重，从腰以上为和，腰以下当肿及阴，难以屈伸。方见风湿。

卷下

· 黄疸病脉证并治第十五 ·

寸口脉浮而缓，浮则为风，缓则为痹。痹非中风，四肢苦烦，脾色必黄，瘀热以行。

脉浮为风，脉缓为湿，云为痹者，风与湿合而痹也。然非风痹疼痛之谓，故又曰痹非中风。所以然者，风得湿而变热，湿应脾而内行，是以四肢不疼而苦烦，脾脏瘀热而色黄。脾者，四运之轴也，脾以其所瘀之热，转输流布，而肢体面目尽黄矣，故曰瘀热以行。

趺阳脉紧而数，数则为热，热则消谷；紧则为寒，食即为满。尺脉浮为伤肾，趺阳脉紧为伤脾。风寒相搏，食谷即眩；谷气不消，胃中苦浊；浊气下流，小便不通；阴被其寒，热流膀胱，身体尽黄，名曰谷疸。

趺阳脉数为热者，其热在胃，故消谷；脉紧为寒者，其寒在脾，故满；满者必生湿，胃热而脾湿，亦黄病之原也。尺脉浮为伤肾者，风伤肾也；趺阳脉紧为伤脾者，寒伤脾也。肾得风而生热，脾得寒而生湿，又黄病之原也。湿热相合，其气必归脾胃。脾胃者，仓廪之官也。谷入而助其热则眩，谷不消而气以瘀，则胃中苦浊，浊气当出下窍。若小便通，则浊随溺去；今不通，则浊虽下流而不外出，于是阴受其湿，阳受其热，转相流被而身体尽黄矣。曰谷疸者，病虽始于风寒，而实成于谷气耳。

额上黑，微汗出，手足中热，薄暮即发，膀胱急，小便自利，名曰女劳疸。腹如水状，不治。

肾劳而热，黑色上出，犹脾病而黄外见也。额于部为庭。《灵枢》云：庭者颜也。又云：肾病者，颧与颜黑。微汗出者，肾热上行，而气通于心也。手足心热，薄暮即发者，病在里、在阴也。膀胱急者，肾热所逼也。小便自利，病不在脐也。此得之房劳过度，热从肾出，故名曰女劳疸。若腹如水状，则不特阴伤，阳亦伤矣，故曰不治。

心中懊憹而热，不能食，时欲吐，名曰酒疸。

懊憹，郁闷不宁之意。热内畜则不能食，热上冲则时欲吐，酒气熏心而味归脾胃也。此得之饮酒过多所致，故名酒疸。

阳明病，脉迟，食难用饱，饱则发烦，头眩，小便必难，此欲作谷疸。虽下之，腹满如故。所以然者，脉迟故也。

脉迟胃弱，则谷化不速；谷化不速，则谷气郁而生热，而非胃有实热，故虽下之而腹满不去。伤寒里实，脉迟者尚未可攻，况非里实者耶？

夫病酒黄疸，必小便不利，其候心中热、足下热，是其证也。酒黄疸者，或无热，静言了了，腹满欲吐，鼻燥。其脉浮者先吐之，沉弦者先下之。酒疸心中热，欲吐者，吐之愈。

酒之湿热，积于中而不下出，则为酒疸。积于中则心中热，注于下则足下热也。酒黄疸者，心中必热。或亦有不热，静言了了者，则其热不聚于心中，而或从下积为腹满，或从上冲为欲吐、鼻燥也。腹满者，可下之；欲吐者，可因其势而越之；既腹满且欲吐，则可下亦可吐。然必审其脉浮者，则邪近上，宜先吐；脉沉弦者，则邪近下，宜先下也。

酒疸下之，久久为黑疸，目青面黑，心中如啖蒜状，大便正黑，皮肤爪之不仁，其脉浮弱，虽黑微黄，故知之。

酒疸虽有可下之例，然必审其腹满、脉沉弦者而后下之，不然，湿热乘虚陷入血中，则变为黑疸。目青面黑、皮肤不仁，皆血变而瘀之征也。然虽曰黑疸，而其原则仍是酒家，故心中热气熏灼，如啖蒜状，一如懊侬之无奈也；且其脉当浮弱，其色虽黑当微黄，必不如女劳疸之色纯黑而脉必沉也。

师曰：病黄疸，发热烦渴，胸满口燥者，以病发时火劫其汗，两热所得。然黄家所得，从湿得之。一身尽发热而黄、肚热，热在里，当下之。

烦、满、燥、渴，病发于热，而复以火劫之，以热遇热，相得不解，则发黄疸。然非内兼湿邪，则热与热相攻，而反相散矣，何疸病之有哉？故曰：黄家所得，从湿得之，明其病之不独因于热也，而治此病者，必先审其在表、在里而施或汗或下之法。若一身尽热而腹热尤甚，则其热为在里，里不可从表散，故曰当下。

脉沉，渴欲饮水，小便不利者，皆发黄。腹满，舌痿黄，躁不得睡，属黄家。

脉沉者，热难外泄；小便不利者，热不下出；而渴饮之水，与热相得，适足以蒸郁成黄而已。脾之脉，连舌本，散舌下。腹满、舌痿，脾不行矣。脾不行者有湿，躁不得睡者有热，热湿相搏，则黄疸之候也。

黄疸之病，当以十八日为期。治之十日以上瘥，反剧为难治。

土无定位，寄王于四季之末各十八日。黄者，土气也，内伤于脾，故即以土王之数，为黄病之期。盖谓十八日脾气至而虚者当复，即实者亦当通也。治之十日以上差者，邪浅而正胜之，则易治；否则，邪反胜正而增剧，所谓病胜脏者也，故难治。

疸而渴，其疸难治；疸而不渴者，其疸可治。发于阴部，其人必呕；阳部，其人振寒而发热也。

疸而渴，则热方炽而湿且日增，故难治；不渴，则热已减而湿亦自消，故可治。阴部者，里之脏腑，关于气，故呕；阳部者，表之躯壳，属于形，故振寒而发热。此阴阳、内外、浅深、微甚之辨也。

谷疸之病，寒热不食，食即头眩，心胸不安，久久发黄为谷疸，茵陈蒿汤主之。

谷疸为阳明湿热瘀郁之证。阳明既郁，荣卫之源壅而不利，则作寒热。健运之机窒而不用，则为不食。食入则适以助湿热而增逆满，为头眩、心胸不安而已。茵陈、栀子、大黄，苦寒通泄，使湿热从小便出也。

茵陈蒿汤方

茵陈蒿六两　栀子十四枚　大黄二两

上三味，以水一斗，先煮茵陈，减六升，内二味，煮取三升，去滓，分温三服。小便当利，尿如皂角汁状，色正赤。一宿腹减，黄从小便去也。

黄家，日晡所发热而反恶寒，此为女劳得之。膀胱急，少腹满，身尽黄，额上黑，足下热，因作黑疸。其腹胀如水状，大便必黑，时溏，此女劳之病，非水病也。腹满者难治。硝石矾石散主之。

黄家，日晡所本当发热，乃不发热而反恶寒者，此为女劳肾热所致，与酒疸、谷疸不同。酒疸、谷疸热在胃，女劳疸热在肾，胃浅而肾深，热深则外反恶寒也。膀胱急、额上黑、足下热、大便黑，皆肾热之征。虽少腹满胀，有如水状，而实为肾热而气内畜，非脾湿而水不行也。惟是症兼腹满，则阳气并伤，而其治为难耳。硝石咸寒除热，矾石除痼热在骨髓，骨与肾合，用以清肾热也。大麦粥和服，恐伤胃也。

硝石矾石散方

硝石熬黄　矾石烧，等分

上二味，为散，大麦粥汁和服方寸匕，日三服。病随大小便去，小便正黄，大便正黑，是其候也。

酒疸，心中懊憹或热痛，栀子大黄汤主之。

酒家热积而成实，为心中懊憹或心中热痛。栀子、淡豉彻热于上，枳实、大黄除实于中，亦上下分消之法也。

栀子大黄汤方

栀子十四枚　大黄二两　枳实五枚　豉一升

上四味，以水六升，煮取二升，分温三服。

诸病黄家，但利其小便。假令脉浮，当以汗解之，宜桂枝加黄芪汤主之。

小便利，则湿热除而黄自已，故利小便为黄家通法。然脉浮，则邪近在表，宜从汗解，亦脉浮者先吐之之意。但本无外风而欲出汗，则桂枝发散之中，必兼黄芪固卫，斯病去而表不伤，抑亦助正气以逐邪气也。

桂枝加黄芪汤见水气

诸黄，猪膏发煎主之。

此治黄疸不湿而燥者之法。按《伤寒类要》云：男子、女人黄疸，饮食不消，胃胀，热生黄衣，在胃中有燥屎使然，猪膏煎服则愈。盖湿热经久，变为坚燥，譬如畲曲，热久则湿去而干也。《本草》：猪脂利血脉、解风热，乱发消瘀、开关格、利水道，故曰病从小便出。

猪膏发煎方

猪膏半斤　乱发如鸡子大，三枚

上二味，和膏中煎之，发消药成，分再服。病从小便出。《千金》云：太医校尉史脱家婢黄病，服此，胃中燥粪下，便差。神验。

黄疸病，茵陈五苓散主之。

此正治湿热成疸者之法。茵陈散结热，五苓利水去湿也。

茵陈五苓散方

茵陈十分，末　五苓散五分

上二味和，先食饮，服方寸匕，日三服。

黄疸，腹满，小便不利而赤，自汗出，此为表和里实，当下之，宜大黄硝石汤。

腹满、小便不利而赤为里实，自汗出为表和。大黄硝石，亦下热去实之法，视栀子、大黄及茵陈蒿汤较猛也。

大黄硝石汤方

大黄　黄柏　硝石各四两　栀子十五枚

上四味，以水六升，煮取二升，去滓，内硝，更煮取一升，顿服。

黄疸病，小便色不变，欲自利，腹满而喘，不可除热，热除必哕。哕者，小半夏汤主之。

便清自利，内无热征，则腹满非里实，喘非气盛矣。虽有疸热，亦不可以寒药攻之。热气虽除，阳气则伤，必发为哕。哕，呃逆也。魏氏谓胃阳为寒药所坠，欲升而不能者是也。小半夏温胃止哕，哕止然后温理中脏，使气盛而行健，则喘满除、黄病去，非小半夏能治疸也。

小半夏汤方见痰饮

诸黄，腹痛而呕者，宜柴胡汤。

腹痛而呕，病在少阳。脾胃病者，木邪易张也，故以小柴胡散邪气，止痛、呕，亦非小柴胡能治诸黄也。

柴胡汤方即小柴胡汤，见呕吐

男子黄，小便自利，当与虚劳小建中汤。

小便利者，不能发黄，以热从小便去也。今小便利而黄不去，知非热病，乃土虚而色外见，宜补中而不可除热者也。夫黄疸之病，湿热所郁也，故在表者汗而发之，在里者攻而去之，此大法也。乃亦有不湿而燥者，则变清利为润导，如猪膏发煎之治也；不热而寒、不实而虚者，则变攻为补、变寒为温，如小建中之法也；其有兼证错出者，则先治兼证而后治本证，如小半夏及小柴胡之治也。仲景论黄疸一证，而于正、变、虚、实之法，详尽如此，其心可谓尽矣。

附方

瓜蒂散　　治诸黄。方见暍。

按，《删繁方》云：服讫，吐出黄汁，亦治脉浮欲吐者之法也。

《千金》麻黄醇酒汤　治黄疸。

麻黄三两

上一味，以美酒五升，煮取二升半，顿服尽。冬月用酒，春月用水煮之。

惊悸吐衄下血胸满瘀血病脉证治第十六

寸口脉动而弱，动即为惊，弱则为悸。

惊则气乱，故脉动；悸属里虚，故脉弱。动即为惊者，因惊而脉动，病从外得；弱则为悸者，因弱而为悸，病自内生。其动而且弱者，则内已虚，而外复干之也。

师曰：尺脉浮，目睛晕黄，衄未止；晕黄去，目睛慧了，知衄今止。

尺脉浮，知肾有游火；目睛晕黄，知肝有畜热，衄病得此，则未欲止。盖血为阴类，为肾肝之火热所逼而不守也。若晕黄去，目睛且慧了，知不独肝热除，肾热亦除矣，故其衄今当止。

又曰：从春至夏衄者太阳，从秋至冬衄者阳明。

血从阴经并冲任而出者则为吐，从阳经并督脉而出者则为衄，故衄病皆在阳经。但春夏阳气浮则属太阳，秋冬阳气伏则属阳明为异耳。所以然者，就阴阳言，则阳主外、阴主内；就三阳言，则太阳为开，阳明为阖，少阳之脉不入鼻颊，故不主衄也。

或问：衄皆在阳是已，然所谓尺脉浮、目睛晕黄者，非阴中事乎？曰：

前所谓尺脉浮、目睛晕黄者，言火自阴中出，非言衄自阴中来也。此所谓太阳、阳明者，言衄所从出之路也。谁谓病之在阳者，不即为阴之所迫而然耶？

衄家不可汗，汗出必额上陷，脉紧急，直视不能眴，不得眠。

血与汗皆阴也，衄家复汗，则阴重伤矣。脉者血之府，额上陷者，额上两旁之动脉，因血脱于上而陷下不起也。脉紧急者，寸口之脉，血不荣而失其柔，如木无液而枝乃劲也。直视不眴不眠者，阴气亡则阳独胜也。经云：夺血者无汗。此之谓夫。

病人面无色，无寒热，脉沉弦者衄；脉浮弱，手按之绝者，下血；烦咳者，必吐血。

面无色，血脱者色白不泽也；无寒热，病非外感也。衄因外感者，其脉必浮大，阳气重也；衄因内伤者，其脉当沉弦，阴气厉也，虽与前尺脉浮不同，其为阴之不靖则一也。若脉浮弱，按之绝者，血下过多而阴脉不充也。烦咳者，血从上溢，而心肺焦燥也，此皆病成而后见之诊也。

夫吐血，咳逆上气，其脉数而有热，不得卧者死。

脉数、身热，阳独胜也；吐血、咳逆上气、不得卧，阴之烁也。以既烁之阴，而从独胜之阳，有不尽不已之势，故死。

夫酒客咳者，必致吐血，此因极饮过度所致也。

酒之热毒，积于胃而熏于肺则咳，久之肺络热伤，其血必随咳而吐出。云此因极饮过度所致者，言当治其酒热，不当治其血也。

寸口脉弦而大，弦则为减，大则为芤；减则为寒，芤则为虚，虚寒相搏，此名为革。妇人则半产漏下，男子则亡血。

此条已见虚劳病中，仲景复举之者，盖谓亡血之证，有从虚寒得之者耳。

亡血，不可发其表，汗出即寒栗而振。

亡血者，亡其阴也；更发其表，则阳亦伤矣。阳伤者外不固，故寒栗；阴亡者内不守，故振振动摇。前衄血复汗，为竭其阴；此则并亡其阳，皆所谓粗工嘻嘻者也。

病人胸满，唇痿，舌青，口燥，但欲漱水不欲咽，无寒热，脉微大来迟，腹不满，其人言我满，为有瘀血。病者如有热状，烦满，口干燥而渴，其脉反无热，此为阴伏，是瘀血也，当下之。

此二条辨瘀血之见证。胸满者，血瘀而气为之不利也；唇痿、舌青，血不荣也；口燥欲漱水者，血结则气燥也；无寒热，病不由表也；脉微大来迟，血积经隧，则脉涩不利也；腹不满，其人言我满，外无形而内实有滞，知其血积在阴，而非气壅在阳也，故曰为有瘀血。如有热状，即下所谓烦满、口干燥而渴也；脉无热，不数大也。有热证而无热脉，知为血瘀不流，不能充泽所致，故曰此为阴伏。阴伏者，阴邪结而伏于内也，故曰当下。

火邪者，桂枝去芍药加蜀漆牡蛎龙骨救逆汤主之。

此但举"火邪"二字，而不详其证。按，《伤寒论》云：伤寒脉浮，医以火迫劫之，亡阳，必惊狂，起卧不安。又曰：太阳病，以火熏之不得汗，其人必躁；到经不解必圊血，名为火邪。仲景此条，殆为惊悸下血备其证欤？桂枝汤去芍药之酸，加蜀漆之辛，盖欲使火气与风邪一时并散，而无少有留滞，所谓从外来者，驱而出之于外也。龙骨、牡蛎，则收敛其浮越之神与气尔。

桂枝去芍药加蜀漆牡蛎龙骨救逆汤方

桂枝三两，去皮　甘草二两，炙　龙骨四两　牡蛎五两，熬　生姜三两，　大

枣十二枚　　蜀漆三两，洗去腥

上为末，以水一斗二升，先煮蜀漆，减二升，内诸药，煮取三升，去滓，温服一升。

心下悸者，半夏麻黄丸主之。

此治饮气抑其阳气者之法。半夏蠲饮气，麻黄发阳气，妙在作丸与服。缓以图之，则麻黄之辛甘，不能发越津气，而但升引阳气；即半夏之苦辛，亦不特蠲除饮气，而并和养中气。非仲景神明善变者，其孰能与于此哉！

半夏麻黄丸方

半夏　　麻黄各等分

上二味末之，炼蜜和丸小豆大，饮服三丸，日三服。

吐血不止者，柏叶汤主之。

按，《仁斋直指》云：血遇热则宜行，故止血多用凉药。然亦有气虚挟寒，阴阳不相为守，荣气虚散，血亦错行者，此干姜、艾叶之所以用也。而血既上溢，其浮盛之势，又非温药所能御者，故以柏叶抑之使降，马通引之使下，则妄行之血顺而能下，下而能守矣。

柏叶汤方

柏叶　　干姜各三两　　艾三把

上三味，以水五升，取马通汁一升，合煮取一升，分温再服。《千金》加阿胶三两，亦佳。

下血，先便后血，此远血也，黄土汤主之。

下血，先便后血者，由脾虚气寒，失其统御之权，而血为之不守也。脾去肛门远，故曰远血。黄土温燥入脾，合白术、附子以复健行之气，阿胶、生地黄、甘草以益脱竭之血，而又虑辛温之品，转为血病之厉，故又以黄芩之苦寒，防其太过，所谓有制之师也。

黄土汤方

甘草　干地黄　白术　附子炮　阿胶　黄芩各三两　灶中黄土半斤

上七味，以水八升，煮取三升，分温二服。

下血，先血后便，此近血也，赤豆当归散主之。

下血先血后便者，由大肠伤于湿热，而血渗于下也。大肠与肛门近，故曰近血。赤小豆能行水湿，解热毒，当归引血归经，且举血中陷下之气也。

赤豆当归散方方见狐惑

心气不足，吐血、衄血，泻心汤主之。

心气不足者，心中之阴气不足也。阴不足则阳独盛，血为热迫而妄行不止矣。大黄、黄连、黄芩泻其心之热而血自宁。寇氏云：若心气独不足，则当不吐衄也。此乃邪热因不足而客之，故令吐衄。以苦泄其热，以苦补其心，盖一举而两得之，此说亦通。《济众方》用大黄、生地汁治衄血，其下热凉血，亦泻心汤类耳。

泻心汤方

大黄二两　黄连　黄芩各一两

上三味，以水三升，煮取一升，顿服之。

呕吐哕下利病脉证治第十七

夫呕家有痈脓,不可治呕,脓尽自愈。

痈脓,胃中有痈,脓从呕出也。是因痈脓而呕,脓尽痈已,则呕自愈,不可概以止吐之药治之也。

先呕却渴者,此为欲解;先渴却呕者,为水停心下,此属饮家。呕家本渴,今反不渴者,心下有支饮故也,此属支饮。

呕家必有停痰宿水。先呕却渴者,痰水已去,而胃阳将复也,故曰此为欲解。先渴却呕者,因热饮水过多,热虽解而饮旋积也,此呕因积所致,故曰此属饮家。呕家本渴,水从呕去故也;今反不渴者,以宿有支饮在心下,愈动而愈出也,故曰此属支饮。

问曰:病人脉数,数为热,当消谷引饮,而反吐者,何也?师曰:以发其汗,令阳微膈气虚,脉乃数,数为客热,不能消谷,胃中虚冷故也。脉弦者,虚也,胃气无余,朝食暮吐,变为胃反;寒在于上,医反下之,令脉反弦,故名曰虚。

脉数为热,乃不能消谷引饮而反吐者,以发汗过多,阳微膈虚所致,则其数为客热上浮之数,而非胃实气热之数矣。客热如客之寄,不久即散,故不能消谷也。脉弦为寒,乃不曰寒而曰虚者,以寒在于上而医反下之所致,故其弦非阴寒外加之弦,而为胃虚生寒之弦矣。胃虚且寒,阳气无余,则朝食暮吐,而变为胃反也。读此知数脉、弦脉,均有虚候,曰热、曰寒,盖浅之乎言脉者耳。

寸口脉微而数,微则无气,无气则荣虚,荣虚则血不足,血不足则胸中冷。

此因数为客热，而推言脉微而数者，为无气而非有热也。气者荣之主，故无气则荣虚；荣者血之源，故荣虚则血不足。荣卫俱虚，则胸中之积而为宗气者少矣，故胸中冷。

合上二条言之，客热固非真热，不可以寒治之；胸中冷亦非真冷，不可以热治之，是皆当以温养真气为主。真气，冲和纯粹之气。此气浮则生热，沉则生冷；温之则浮焰自收，养之则虚冷自化。若热以寒治，寒以热治，则真气愈虚，寒热内贼，而其病益甚矣。

趺阳脉浮而涩，浮则为虚，涩则伤脾；脾伤则不磨，朝食暮吐，暮食朝吐，宿谷不化，名曰胃反。脉紧而涩，其病难治。

此因胃气无余，变为胃反，而推言其病之并在于脾也。夫胃为阳，脾为阴，浮则为虚者，胃之阳虚也；涩则伤脾者，脾之阴伤也。谷入于胃而运于脾，脾伤则不能磨，脾不磨则谷不化，而朝食者暮当下，暮食者朝当下；若谷不化则不得下，不得下必反而上出也。夫脾胃，土也。土德本缓而脉反紧，则肝有余；土气本和而脉反涩，则血不足，脏真不足而贼邪有余，故曰难治。

病人欲吐者，不可下之。

病人欲吐者，邪在上而气方逆，若遽下之，病气必与药气相争，而正气乃蒙其祸矣。否则，里虚邪入，病气转深，或痞或利，未可知也，故曰不可下之。

哕而腹满，视其前后，知何部不利，利之愈。

哕而腹满者，病在下而气溢于上也，与病人欲吐者不同，故当视其前后二阴，知何部不利而利之，则病从下出而气不上逆，腹满与哕俱去矣。

呕而胸满者，吴茱萸汤主之。

胸中，阳也。呕而胸满，阳不治而阴乘之也，故以吴茱萸散阴降逆，人参、姜、枣补中益阳气。

吴茱萸汤方

吴茱萸一升　人参三两　生姜六两　大枣十二枚

上四味，以水五升，煮取三升，温服七合，日三服。

干呕、吐涎沫、头痛者，吴茱萸汤主之。

干呕、吐涎沫，上焦有寒也。头者，诸阳之会，为阴寒之邪上逆而痛，故亦宜吴茱萸汤，以散阴气而益阳气。

呕而肠鸣、心下痞者，半夏泻心汤主之。

邪气乘虚陷入心下，中气则痞。中气既痞，升降失常，于是阳独上逆而呕，阴独下走而肠鸣。是虽三焦俱病，而中气为上下之枢，故不必治其上下，而但治其中。黄连、黄芩苦以降阳，半夏、干姜辛以升阴，阴升阳降，痞将自解。人参、甘草则补养中气，以为交阴阳、通上下之用也。

半夏泻心汤方

半夏半斤，洗　黄芩　干姜　人参各三两　甘草三两，炙　黄连一两　大枣十二枚

上七味，以水一斗，煮取六升，去滓，再煮取三升。温服一升，日三服。

干呕而利者，黄芩加半夏生姜汤主之。

此伤寒热邪入里作利，而复上行为呕者之法。而杂病肝胃之火，上冲下注者，亦复有之。半夏、生姜散逆于上，黄芩、芍药除热于里；上下俱病，中气必困，甘草、大枣合芍药、生姜，以安中而正气也。

黄芩加半夏生姜汤方

黄芩　生姜各三两　甘草二两　芍药一两　半夏半升　大枣十二枚

上六味，以水一斗，煮取三升，去滓，温服一升，日再夜一服。

诸呕吐，谷不得下者，小半夏汤主之。

呕吐，谷不得下者，胃中有饮，随气上逆，而阻其谷入之路也。故以半夏消饮，生姜降逆，逆止饮消，谷斯下矣。

小半夏汤方见痰饮

呕吐而病在膈上，后思水者解，急与之。思水者，猪苓散主之。

病在膈上，病膈间有痰饮也；后思水者，知饮已去，故曰欲解，即"先呕却渴者，此为欲解"之义。夫饮邪已去，津液暴竭而思得水，设不得，则津亡而气亦耗，故当急与。而呕吐之余，中气未复，不能胜水，设过与之，则旧饮方去，新饮复生，故宜猪苓散以崇土而逐水也。

猪苓散方

猪苓　茯苓　白术各等分

上三味，杵为散，饮服方寸匕，日三服。

呕而脉弱，小便复利，身有微热，见厥者难治，四逆汤主之。

脉弱、便利而厥，为内虚且寒之候，则呕非火邪，而是阴气之上逆；热非实邪，而是阳气之外越矣，故以四逆汤救阳驱阴为主。然阴方上冲，而阳且外走，其离决之势，有未可即为顺接者，故曰难治。或云：呕与身热为邪实，厥、利、脉弱为正虚，虚实互见，故曰难治，四逆汤舍其标而治其本也，亦通。

四逆汤方

附子一枚，生用　干姜一两半　甘草二两，炙

上三味，以水三升，煮取一升二合，去滓，分温再服。强人可大附子一枚、干姜三两。

呕而发热者，小柴胡汤主之。

呕而发热，邪在少阳之经，欲止其呕，必解其邪，小柴胡则和解少阳之正法也。

小柴胡汤方

柴胡半斤　半夏一升　黄芩　人参　甘草　生姜各三两　大枣十二枚

上七味，以水一斗，煮取六升，去滓再煎，取三升，温服一升，日三服。

胃反、呕吐者，大半夏汤主之。

胃反、呕吐者，胃虚不能消谷，朝食而暮吐也。又胃脉本下行，虚则反逆也，故以半夏降逆，人参、白蜜益虚安中。东垣云：辛药生姜之类治呕吐，但治上焦气壅表实之病。若胃虚谷气不行，胸中闭塞而呕者，惟宜益胃推扬谷气而已，此大半夏汤之旨也。

大半夏汤方

半夏二升　人参三两　白蜜一升

上三味，以水一斗二升，和蜜扬之二百四十遍，煮药取二升半，温服一升，余分再服。

食已即吐者，大黄甘草汤主之。

经云：清阳出上窍，浊阴出下窍。本乎天者亲上，本乎地者亲下也。若下即不通，必反上逆，所谓阴阳反作，气逆不从，食虽入胃而气反出之矣。故以大黄通其大便，使浊气下行浊道，而呕吐自止，不然，止之、降之无益也。东垣通幽汤，治幽门不通，上冲吸门者，亦是此意，但有缓急之分耳。

再按，经云：阳气者闭塞，地气者冒明，云雾不精，则上应白露不下。夫阳气，天气也；天气闭，则地气干矣。云雾出于地，而雨露降于天，地不承，则天不降矣。可见天地阴阳，同此气机，和则俱和，乖则并乖。人与天地相参，故肺气象天，病则多及二阴、脾、胃；大小肠象地，病则多及上窍。丹溪治小便不通，用吐法以开提肺气，使上窍通而下窍亦通，与大黄甘草汤之治呕吐，法虽异而理可通也。

大黄甘草汤方

大黄四两　　甘草一两

上二味，以水三升，煮取一升，分温再服。

胃反，吐而渴欲饮水者，茯苓泽泻汤主之。

猪苓散治吐后饮水者，所以崇土气、胜水气也；茯苓泽泻汤治吐未已而渴欲饮水者，以吐未已，知邪未去，则宜桂枝、甘、姜散邪气，苓、术、泽泻消水气也。

茯苓泽泻汤方

茯苓半斤　泽泻四两　甘草　桂枝各二两　白术三两　生姜四两

上六味，以水一斗，煮取三升，内泽泻，再煮取二升半，温服八合，日三服。

吐后，渴欲得水而贪饮者，文蛤汤主之，兼主微风、脉紧头痛。

吐后，水去热存，渴欲得水，与前猪苓散证同。虽复贪饮，亦止热甚而然耳，但与除热导水之剂足矣；乃复用麻黄、杏仁等发表之药者，必兼有客邪郁热于肺不解故也。观方下云：汗出即愈，可以知矣。曰兼主微风、脉紧、头痛者，以麻、杏、甘、石本擅驱风发表之长耳。

文蛤汤方

文蛤五两　麻黄　甘草　生姜各三两　石膏五两　杏仁五十粒　大枣十二枚

上七味，以水六升，煮取二升，温服一升，汗出即愈。

干呕吐逆，吐涎沫，半夏干姜散主之。

干呕吐逆，胃中气逆也；吐涎沫者，上焦有寒，其口多涎也。与前干呕、吐涎沫、头痛不同。彼为厥阴阴气上逆，此是阳明寒涎逆气不下而已。故以半夏止逆消涎，干姜温中和胃，浆水甘酸，调中引气止呕哕也。

半夏干姜散方

半夏　干姜各等分

上二味，杵为散，取方寸匕，浆水一升半，煮取七合，顿服之。

病人胸中似喘不喘，似呕不呕，似哕不哕，彻心中愦愦然无奈者，生姜半夏汤主之。

寒邪搏饮，结于胸中而不得出，则气之呼吸往来，出入升降者阻矣。似喘不喘、似呕不呕、似哕不哕，皆寒饮与气相搏互击之证也。且饮，水邪也，心，阳脏也，以水邪而逼处心脏，欲却不能，欲受不可，则彻心中愦愦然无奈也。生姜半夏汤，即小半夏汤，而生姜用汁，则降逆之力少而散结之力多，乃正治饮气相搏，欲出不出者之良法也。

生姜半夏汤方

半夏半升　　生姜汁一升

上二味，以水三升煮半夏，取二升，内生姜汁，煮取一升半，小冷，分四服，日三夜一。呕止，停后服。

干呕哕，若手足厥者，橘皮汤主之。

干呕哕非反胃，手足厥非无阳，胃不和，则气不至于四肢也。橘皮和胃气，生姜散逆气，气行胃和，呕哕与厥自已，未可便认阳虚而遽投温补也。

橘皮汤方

橘皮四两　　生姜半斤

上二味，以水七升，煮取三升，温服一升，下咽即愈。

哕逆者，橘皮竹茹汤主之。

胃虚而热乘之，则作哕逆。橘皮、生姜和胃散逆，竹茹除热止呕哕，人参、甘草、大枣益虚安中也。

橘皮竹茹汤方

橘皮二斤　竹茹二升　大枣三十枚　生姜半斤　甘草五两　人参一两

上六味，以水一斗，煮取三升，温服一升，日三服。

夫六腑气绝于外者，手足寒，上气，脚缩；五脏气绝于内者，利不禁下，甚者手足不仁。

六腑为阳，阳者主外。阳绝不通于外，为手足寒；阳不外通，则并而上行，为上气、脚缩也。五脏为阴，阴者主内。阴绝不守于内，则下利不禁，甚则不交于阳，而隧道痹闭，为手足不仁也。

下利，脉沉弦者下重，脉大者为未止，脉微弱数者为欲自止，虽发热不死。

沉为里、为下，沉中见弦，为少阳之气滞于下而不得越，故下重。大为邪盛，又大则病进，故为未止。徐氏曰：微弱者，正衰邪亦衰也。数为阳脉，于微弱中见之，则为阳气将复，故知利欲自止，虽有身热，热必自已，不得比于下利，热不止者，死之例也。

下利，手足厥冷，无脉者，灸之不温，若脉不还，反微喘者死；少阴负趺阳者，为顺也。

下利，厥冷、无脉，阴亡而阳亦绝矣。灸之所以引既绝之阳，乃厥不回、脉不还，而反微喘，残阳上奔，大气下脱，故死。下利为土负水胜之病。少阴负趺阳者，水负而土胜也，故曰顺。

下利，有微热而渴，脉弱者令自愈。下利，脉数、有微热、汗出，令自愈。设脉紧为未解。下利，脉数而渴者，令自愈。设不差，必圊脓血，以有热故也。下利，脉反弦，发热、身汗者愈。

微热而渴者，胃阳复也，脉弱者，邪气衰也，正复邪衰故令自愈。脉数，亦阳复也；微热、汗出者，气方振而势外达，亦为欲愈之候。设脉紧则邪尚盛，必能与正相争，故为未解。脉数而渴，阳气已复，亦下利有微热而渴之意。然脉不弱而数，则阳之复者已过，阴寒虽解而热气转增，将更伤阴而圊脓血也。弦脉阴阳两属，若与发热、身汗并见，则弦亦阳也，与脉数有微热汗出正同，故愈。

按：上数条，皆是伤寒邪气入里之候，故或热或渴或汗出或脉数，阳气既复，邪气得达则愈。若杂病湿热下利之证，则发热、口渴、脉数，均非美证。《内经》云：下利、身热者死。仲景云：下利、手足不逆冷，反发热者，不死。盖《内经》所言者，杂病湿热下利之证，仲景所言者，伤寒阴邪内入之证，二者不可不分也。

下利气者，当利其小便。

下利气者，气随利失，即所谓气利是也。小便得利，则气行于阳，不行于阴而愈，故曰当利其小便。喻氏所谓急开支河者是也。

下利，寸脉反浮数，尺中自涩者，必圊脓血。

寸脉数者，阳邪强也；尺中涩者，阴气弱也。以强阳而加弱阴，必圊脓血。

下利清谷，不可攻其表，汗出必胀满。

清与圊同，即完谷也。是为里虚气寒，乃不温养中土，而反攻令汗出，则阳气重虚，阳虚者气不化，故胀满。

下利，脉沉而迟，其人面少赤，身有微热，下利清谷者，必郁冒汗出而解，病人必微厥。所以然者，其面戴阳，下虚故也。

喻氏曰：下利，脉沉迟而面少赤、身微热者，阴盛而格阳在上、在外也。若其人阳尚有根，其格出者终必复返。阳返而阴未肯降，必郁冒少顷，然后阳胜而阴出为汗。阴出为汗，阴邪乃解，自不下利矣。阳入阴出，俨有龙战于野，其血玄黄之象，病人能无微厥乎？

下利后脉绝，手足厥冷，晬时脉还，手足温者生，脉不还者死。

下利后脉绝、手足厥冷者，阴先竭而阳后脱也。是必俟其晬时，经气一周，其脉当还，其手足当温。设脉不还，其手足亦必不温，则死之事也。

下利后腹胀满、身体疼痛者，先温其里，乃攻其表，温里宜四逆汤，攻表宜桂枝汤。

下利后腹胀满，里有寒也；身体疼痛，表有邪也。然必先温其里，而后攻其表。所以然者，里气不充，则外攻无力；阳气外泄，则里寒转增，自然之势也。而四逆用生附，则寓发散于温补之中；桂枝有甘、芍，则兼固里于散邪之内，仲景用法之精如此。

四逆汤方见上

桂枝汤方

桂枝　白芍　甘草　生姜各三两　大枣十枚

上五味，㕮咀。以水七升，微火煮，取三升，去滓，适寒温，服一升。服已须臾，啜稀热粥一升，以助药力。温覆令一时许，遍身漐漐微似有汗者益佳；不可令如水流漓，病必不除。若一服汗出病差，停后服。

下利，三部脉皆平，按之心下坚者，急下之，宜大承气汤。下利，脉迟而滑者，实也，利未欲止，急下之，宜大承气汤。下利，脉反滑者，当有所去，下乃愈，宜大承气汤。下利已差，至其年月日时复发者，以病不尽故也，当下之，宜大承气汤。

下利有里虚脏脱者，亦有里实腑闭者，昔人所谓利者，不利是也。按之心下坚，其证的矣。脉虽不实大，而亦未见微弱，自宜急下，使实去则利止，通因通用之法也。脉迟为寒，然与滑俱见，则不为寒而反为实，以中实有物，能阻其脉行之机也。夫利因实而致者，实不去则利不已，故宜急下。病已差而至其时复发者，陈积在脾也。脾主信，故按期复发，是当下之，令陈积去，则病本拔而愈。

大承气汤方见痉

下利谵语者，有燥屎也，小承气汤主之。

谵语者，胃实之征，为有燥屎也，与心下坚、脉滑者大同。然前用大承气者，以因实而致利，去之唯恐不速也；此用小承气者，以病成而适实，攻之恐伤及其正也。

小承气汤方

大黄四两　枳实三枚　厚朴三两，炙

上三味，以水四升，煮取一升二合，去滓，分温二服。得利即止。

下利便脓血者，桃花汤主之。

此治湿寒内淫，脏气不固，脓血不止者之法。赤石脂理血固脱，干姜温胃驱寒，粳米安中益气。崔氏去粳米加黄连、当归，用治热利，乃桃花汤之变法也。

桃花汤方

赤石脂一斤，一半全用，一半筛末　干姜一两　粳米一升上三味，以水七升煮，米熟去滓，温服七合，内赤石脂末方寸匕，日三服。若一服愈，余勿服。

热利下重者，白头翁汤主之。

此治湿热下注，及伤寒热邪入里作利者之法。白头翁汤苦以除湿，寒以胜热也。

白头翁汤方

白头翁　黄连　黄柏　秦皮各三两

上四味，以水七升，煮取三升，去滓，温服一升。不愈更服。

下利后更烦，按之心下濡者，为虚烦也，栀子豉汤主之。

下利后更烦者，热邪不从下减，而复上动也。按之心下濡，则中无阻滞可知，故曰虚烦。香豉、栀子能撤热而除烦，得吐则热从上出而愈，因其高而越之之意也。

栀子豉汤方

栀子十四枚，擘　香豉四合，绵裹

上二味，以水四升，先煮栀子，得二升半；内豉，煮取一升半，去滓，分二服。温进一服，得吐即愈。

下利清谷，里寒外热，汗出而厥，通脉四逆汤主之。

挟热下利者，久则必伤脾阴；中寒清谷者，甚则并伤肾阳。里寒外热，汗出而厥，有阴内盛而阳外亡之象。通脉四逆，即四逆加干姜一倍，所谓进而求阳，以收散亡之气也。

通脉四逆汤方

附子一枚，生用　干姜三两，强人可四两　甘草二两，炙

上三味，以水三升，煮取一升二合，去滓，分温再服。

下利肺痛，紫参汤主之。

赵氏曰：大肠与肺合，大抵肠中积聚，则肺气不行，肺有所积，大肠亦不固，二害互为病。大肠病有气塞于肺者，痛；肺有积者，亦痛。痛必通用，紫参通九窍，利大小肠，气通则痛愈，积去则利自止。喻氏曰：后人有疑此非仲景之方者，夫讵知肠胃有病，其所关全在肺气耶？程氏疑是腹痛。《本草》云：紫参治心腹积聚，寒热邪气。

紫参汤方

紫参半斤　甘草三两

上二味，以水五升先煮紫参，取二升，内甘草，煮取一升半，分温三服。

气利，诃黎勒散主之。

气利，气与屎俱失也。诃黎勒涩肠而利气，粥饮安中益肠胃。顿服者，补下、治下，制以急也。

诃黎勒散方

诃黎勒十枚，煨

上一味，为散，粥饮和，顿服。

附方

《千金翼》小承气汤　治大便不通，哕数谵语。方见上。

《外台》黄芩汤　治干呕下利。

黄芩　人参　干姜各三两　桂枝一两　大枣十二枚　半夏半升

上六味，以水七升，煮取三升，温分三服。

此与前黄芩加半夏生姜汤治同，而无芍药、甘草、生姜，有人参、桂枝、干姜，则温里益气之意居多。凡中寒气少者，可于此取法焉。其小承气汤，即前下利、谵语有燥屎之法，虽不赘，可也。

·疮痈肠痈浸淫病脉证并治第十八·

诸浮数脉，应当发热，而反洒淅恶寒，若有痛处，当发其痈。师曰：诸痈肿，欲知有脓无脓，以手掩肿上，热者为有脓，不热者为无脓。

浮、数脉，皆阳也，阳当发热，而反洒淅恶寒者，卫气有所遏而不出也。夫卫主行荣气者也，而荣过实者，反能阻遏其卫；若有痛处，则荣之实者已兆，故曰当发其痈。痈肿之候，脓不成则毒不化，而毒不聚则脓必不成。故以手掩其肿上，热者毒已聚，则有脓；不热者毒不聚，则无脓也。

肠痈之为病，其身甲错，腹皮急，按之濡，如肿状，腹无积聚，身无热，脉数，此为肠内有痈脓，薏苡附子败酱散主之。

甲错，肌皮干起，如鳞甲之交错，由荣滞于中，故血燥于外也。腹皮急，按之濡，气虽外鼓，而病不在皮间也。积聚为肿胀之根，脉数为身热之候。今腹如肿状而中无积聚，身不发热而脉反见数，非肠内有痈、荣郁成热而何？薏苡破毒肿、利肠胃为君；败酱一名苦菜，治暴热、火疮，排脓、破血为臣；附子则假其辛热，以行郁滞之气尔。

薏苡附子败酱散方

薏苡仁十分　附子二分　败酱五分

上三味，杵为散，取方寸匕，以水二升，煎减半，顿服。小便当下。

肿痈者，少腹肿痞，按之即痛如淋，小便自调，时时发热，自汗出，复恶寒，其脉迟紧者，脓未成，可下之。脉洪数者，脓已成，不可下也。大黄牡丹汤主之。

肿痈，疑即肠痈之在下者。盖前之痈在小肠，而此之痈在大肠也。大肠居小肠之下，逼处膀胱，致小腹肿痞，按之即痛如淋，而实非膀胱为害，故仍小便自调也。小肠为心之合，而气通于血脉；大肠为肺之合，而气通于皮毛。故彼脉数、身无热，而此时时发热、自汗出、复恶寒也。脉迟紧者，邪暴遏而营未变；云可下者，谓可下之令其消散也。脉洪数者，毒已聚而营气腐；云不可下者，谓虽下之而亦不能消之也。大黄牡丹汤，肠痈已成、未成，皆得主之，故曰有脓当下，无脓当下血。

大黄牡丹汤方

大黄四两　牡丹一两　桃仁五十个　冬瓜仁半升　芒硝三合

上五味，以水六升，煮取一升，去滓，内芒硝，再煎沸，顿服之。有脓当下。如无脓，当下血。

问曰：寸口脉浮微而涩，法当亡血若汗出，设不汗出者云何？曰：若身有疮，被刀斧所伤，亡血故也。

血与汗，皆阴也。阴亡则血流不行，而气亦无辅，故脉浮微而涩也。经云：夺血者无汗，夺汗者无血。兹不汗出而身有疮，则知其被刀斧所伤而亡其血，与汗出不止者，迹虽异而理则同也。

病金疮，王不留行散主之。

金疮，金刃所伤而疮者，经脉斩绝，营卫沮弛。治之者必使经脉复行、营卫相贯而后已。王不留行散，则行气血、和阴阳之良剂也。

王不留行散方

王不留行十分，八月八日采　蒴藋细叶十分，七月七日采　甘草十八分　黄芩二分　桑东南根白皮十分，三月三日采　川椒三分　厚朴二分　干姜二分　芍药二分

上九味，王不留行、蒴藋、桑皮三味，烧灰存性，各别杵筛，合治之为散，服方寸匕。小疮即粉之，大疮但服之，产后亦可服。如风寒，桑根勿取之，前三物，皆阴干百日①。

排脓散方

枳实十六枚　芍药六分　桔梗二分

上三味，杵为散，取鸡子黄一枚，以药散与鸡黄相等，揉和令相得，饮和服之，日一服。

枳实苦寒，除热、破滞为君，得芍药则通血，得桔梗则利气，而尤赖鸡子黄之甘润，以为排脓、化毒之本也。

---

① "如风寒"至"阴干百日"：原缺，据大成本补。

排脓汤方

甘草二两　桔梗三两　生姜一两　大枣十枚

上四味，以水三升，煮取一升，温服五合，日再服。

此亦行气血、和荣卫之剂。

浸淫疮，从口起流向四肢者可治，从四肢流来入口者不可治。浸淫疮，黄连粉主之。

浸淫疮，义如脏腑经络篇中。黄连粉方未见，大意以此为湿热浸淫之病，故取黄连一味为粉粉之，苦以燥湿，寒以除热也。

趺蹶手指臂肿转筋狐疝蛔虫病脉证治第十九

师曰：病趺蹶，其人但能前不能却，刺腨入二寸，此太阳经伤也。

人身经络，阳明行身之前，太阳行身之后。太阳伤，故不能却也。太阳之脉，下贯腨内，刺之所以和利其经脉也。腨，足肚也。

病人常以手指臂肿动，此人身体瞤瞤者，藜芦甘草汤主之。

湿痰凝滞关节则肿，风邪袭伤经络则动。手指臂肿动、身体瞤瞤者，风痰在膈，攻走肢体，陈无择所谓痰涎留在胸膈上下，变生诸病，手足项背牵引钓痛①，走易不定者是也。藜芦吐上膈风痰，甘草亦能取吐。方虽未见，

---

① 钓：疑作"灼"，二字形近易误。

大略是涌剂耳。**李氏。**

转筋之为病，其人臂、脚直，脉上下行，微弦。转筋入腹者，鸡屎白散主之。

肝主筋，上应风气。肝病生风，则为转筋，其人臂、脚直，脉上下行、微弦。经云：诸暴强直，皆属于风也。转筋入腹者，脾土虚而肝木乘之也。鸡为木畜，其屎反利脾气，故取治是病，且以类相求，则尤易入也。

鸡屎白散方

鸡屎白

为散，取方寸匕，以水六合，和温服。

阴狐疝气者，偏有大小，时时上下，蜘蛛散主之。

阴狐疝气者，寒湿袭阴，而睾丸受病，或左或右，大小不同，或上或下，出没无时，故名狐疝。蜘蛛有毒，服之能令人利，合桂枝辛温，入阴而逐其寒湿之气也。

蜘蛛散方

蜘蛛十四枚，熬焦　桂枝半两

上二味，为散。取八分一匕，饮和服，日再。蜜丸亦可。

问曰：病腹痛有虫，其脉何以别之？师曰：腹中痛，其脉当沉若弦，反洪大，故有蛔虫。

腹痛脉多伏，阳气内闭也；或弦者，邪气入中也；若反洪大，则非正气与外邪为病，乃蛔动而气厥也。然必有兼吐涎、心痛等证，如下条所云，乃无疑耳。

蛔虫之为病，令人吐涎，心痛，发作有时，毒药不止者，甘草粉蜜汤主之。

吐涎，吐出清水也。心痛，痛如咬啮，时时上下是也。发作有时者，蛔饱而静，则痛立止；蛔饥求食，则痛复发也。毒药，即锡粉、雷丸等杀虫之药。毒药者，折之以其所恶也；甘草粉蜜汤者，诱之以其所喜也。白粉，即铅白粉，能杀三虫，而杂于甘草、白蜜之中，诱使虫食，甘味既尽，毒性旋发，而虫患乃除，此医药之变诈也。

甘草粉蜜汤方

甘草二两　白粉一两　白蜜四两

上三味，以水三升，先煮甘草，取二升，去滓，内粉、蜜，搅令和，煎如薄粥，温服一升，差即止。

蛔厥者，当吐蛔，令病者静而复时烦，此为脏寒。蛔上入其膈，故烦，须臾复止，得食而呕，又烦者，蛔闻食臭出，其人当自吐蛔。蛔厥者，乌梅丸主之。

蛔厥，蛔动而厥，心痛、吐涎、手足冷也。蛔动而上逆，则当吐蛔；蛔暂安而复动，则病亦静而复时烦也。然蛔之所以时安而时上者，何也？虫性喜温，脏寒则虫不安而上膈；虫喜得食，脏虚则蛔复上而求食。故以人参、姜、附之属，益虚温胃为主，而以乌梅、椒、连之属，苦酸辛气味，以折其上入之势也。

乌梅丸方

乌梅三百个　细辛六两　干姜十两　黄连一斤　当归　川椒各四两　附子炮　桂枝　人参　黄柏各六两

上十味，异捣筛，合治之，以苦酒渍乌梅一宿，去核，蒸之五升米下，饭熟捣成泥，和药令相得，内臼中，与蜜杵二千下，丸如梧子大。先食，饮服十丸，日三服，稍增至二十丸。禁生冷滑臭等物。

·妇人妊娠病脉证治第二十·

师曰：妇人得平脉，阴脉小弱，其人渴，不能食，无寒热，名妊娠，桂枝汤主之。于法，六十日当有此证；设有医治逆者，却一月加吐下者，则绝之。

平脉，脉无病也，即《内经》身有病而无邪脉之意。阴脉小弱者，初时胎气未盛，而阴方受蚀，故阴脉比阳脉小弱；至三四月，经血久畜，阴脉始强。《内经》所谓手少阴脉动者妊子，《千金》所谓三月尺脉数是也。其人渴，妊子者内多热也，一作呕亦通。今妊妇二三月，往往恶阻不能食是已。无寒热者，无邪气也。夫脉无故而身有病，而又非寒热邪气，则无可施治，惟宜桂枝汤和调阴阳而已。徐氏云：桂枝汤外证得之，为解肌和荣卫；内证得之，为化气调阴阳也。六十日当有此证者，谓妊娠两月，正当恶阻之时，设不知而妄治，则病气反增，正气反损，而呕泻有加矣。绝之，谓禁绝其医药也。娄全善云：尝治一二妇恶阻病吐，前医愈治愈吐，因思仲景"绝之"之旨，以炒糯米汤代茶，止药月余渐安。

妇人宿有癥病，经断未及三月，而得漏下不止，胎动在脐上者，此为癥痼害。妊娠六月动者，前三月经水利时，胎也；下血者，后断三月衃也。所以血不止者，其癥不去故也，当下其癥，桂枝茯苓丸主之。

癥，旧血所积，为宿病也。癥痼害者，宿病之气，害其胎气也。于法，妊娠六月，其胎当动，今未三月，胎不当动而忽动者，特以癥痼害之之故。是六月动者胎之常，三月动者胎之变也。夫癥病之人，其经月当不利，经不利则不能受胎。兹前三月经水适利，胞宫净而胎可结矣。胎结故经断不复下，乃未三月而衃血仍下，亦以癥痼害之之故。是血留养胎者其常，血下不止者其变也。要之，其癥不去，则血必不守，血不守，则胎终不安，故曰当下其癥。桂枝茯苓丸，下癥之力颇轻且缓，盖恐峻厉之药，将并伤其胎气也。

桂枝茯苓丸方

桂枝　茯苓　丹皮　桃仁去皮尖，熬　芍药各等分

上五味，末之，炼蜜丸如兔屎大。每日食前服一丸；不知，加至三丸。

妇人怀妊六七月，脉弦发热，其胎愈胀，腹痛恶寒，少腹如扇，所以然者，子脏开故也，当以附子汤温其脏。

脉弦发热，有似表邪，而乃身不痛而腹反痛，背不恶寒而腹反恶寒，甚至少腹阵阵作冷，若或扇之者然，所以然者，子脏开不能合，而风冷之气乘之也。夫脏开风入，其阴内胜，则其脉弦为阴气，而发热且为格阳矣。胎胀者，胎热则消、寒则胀也。附子汤方未见，然温里散寒之意，概可推矣。

师曰：妇人有漏下者，有半产后因续下血，都不绝者，有妊娠下血者。假令妊娠腹中痛为胞阻，胶艾汤主之。

妇人经水淋沥及胎产前后下血不止者，皆冲任脉虚而阴气不能守也。是惟胶艾汤为能补而固之，中有芎、归，能于血中行气，艾叶利阴气，止痛安胎，故亦治妊娠胞阻。胞阻者，胞脉阻滞，血少而气不行也。

胶艾汤方

干地黄六两　川芎　阿胶　甘草各二两　艾叶　当归各三两　芍药四两

上七味，以水五升、清酒三升，合煮，取三升，去滓，内胶，令消尽，

温服一升，日三服，不差更作。

妇人怀妊，腹中㽲痛，当归芍药散主之。

按：《说文》"㽲"音绞，腹中急也，乃血不足而水反侵之也。血不足而水侵，则胎失其所养，而反得其所害矣，腹中能无㽲痛乎？芎、归、芍药，益血之虚；苓、术、泽泻，除水之气。赵氏曰：此因脾土为木邪所客，谷气不举，湿气下流，搏于阴血而痛，故用芍药多他药数倍，以泻肝木，亦通。

当归芍药散方

当归　川芎各三两　芍药一斤　茯苓　白术各四两　泽泻半斤

上六味杵为散，取方寸匕，酒和，日三服。

妊娠呕吐不止，干姜人参半夏丸主之。

此益虚温胃之法，为妊娠中虚而寒饮者设也。夫阳明之脉，顺而下行者也。有寒则逆，有热亦逆，逆则饮必从之。而妊娠之体，精凝血聚，每多蕴而成热者矣。按，《外台》方：青竹茹、橘皮、法夏各五两，生姜、茯苓各四两，麦冬、人参各三两，为治胃热气逆呕吐之法，可补仲景之未备也。

干姜人参半夏丸方

干姜　人参各一两　半夏二两

上三味，末之，以生姜汁糊为丸，梧子大。饮服十丸，日三服。

妊娠小便难，饮食如故，当归贝母苦参丸主之。

小便难而饮食如故，则病不由中焦出；而又无腹满、身重等证，则更非水气不行，知其血虚热郁，而津液涩少也。《本草》：当归补女子诸不足，苦参入阴利窍、除伏热，贝母能疗郁结，兼清水液之源也。

当归贝母苦参丸方

当归　贝母　苦参各四两

上三味，末之，炼蜜丸如小豆大。饮服三丸，加至十丸。

妊娠有水气，身重，小便不利，洒淅恶寒，起即头眩，葵子茯苓散主之。

妊娠小便不利，与上条同；而身重、恶寒、头眩，则全是水气为病，视虚热液少者，霄壤悬殊矣。葵子、茯苓滑窍行水，水气既行，不淫肌体，身不重矣；不侵卫阳，不恶寒矣；不犯清道，不头眩矣。经曰：有者求之，无者求之。盛虚之变，不可不审也。

葵子茯苓散方

葵子一升　茯苓三两

上二味，杵为散，饮服方寸匕，日二服，小便利则愈。

妇人妊娠宜常服，当归散主之。

妊娠之后，最虑湿热伤动胎气，故于归、芎、芍药养血之中，用白术除湿、黄芩除热。丹溪称黄芩、白术为安胎之圣药。夫芩、术非能安胎者，去其湿热而胎自安耳。

当归散方

当归　黄芩　芍药　川芎各一斤　白术半斤

上五味，杵为散，酒服方寸匕，日再服。妊娠常服即易产，胎无疾苦，产后百病悉主之。

妊娠养胎，白术散主之。

妊娠伤胎，有因湿热者，亦有因湿寒者，随人脏气之阴阳而各异也。当归散正治湿热之剂；白术散白术、牡蛎燥湿，川芎温血，蜀椒去寒，则正治寒湿之剂也。仲景并列于此，其所以诏示后人者深矣。

白术散方

白术　　川芎　　蜀椒去汗　　牡蛎各三分

上四味，杵为散，酒服一钱匕，日三服，夜一服。但苦痛，加芍药；心下毒痛，倍加芎䓖；心烦吐痛，不能食饮，加细辛一两，半夏大者二十枚服之，后更以醋浆水服之；若呕，以醋浆水服之，复不解者，小麦汁服之，已后渴者，大麦粥服之。病虽愈，服之勿置。

妇人伤胎怀身，腹满不得小便，从腰以下重，如有水状。怀身七月，太阴当养不养，此心气实，当刺泻劳宫及关元，小便微利则愈。

伤胎，胎伤而病也。腹满不得小便，从腰以下重，如有水气，而实非水也，所以然者，心气实故也。心，君火也，为肺所畏。而妊娠七月，肺当养胎；心气实则肺不敢降，而胎失其养，所谓太阴当养不养也。夫肺，主气化者也，肺不养胎，则胞中之气化阻，而水乃不行矣。腹满、便难、身重，职是故也。是不可治其肺，当刺劳宫以泻心气，刺关元以行水气，使小便微利则心气降，心降而肺自行矣。劳宫，心之穴；关元，肾之穴。

·妇人产后病脉证治第二十一·

问曰：新产妇人有三病：一者病痉，二者病郁冒，三者大便难，何谓也？师曰：新产血虚，多汗出，喜中风，故令病痉；亡血复汗，寒多，故令郁冒；亡津液胃燥，故大便难。

痉，筋病也，血虚汗出，筋脉失养，风入而益其劲也。郁冒，神病也，亡阴血虚，阳气遂厥，而寒复郁之，则头眩而目瞀也。大便难者，液病也，胃藏津液而渗灌诸阳，亡津液胃燥，则大肠失其润而便难也。三者不同，其为亡血伤津则一，故皆为产后所有之病。

产妇郁冒，其脉微弱，呕不能食，大便反坚，但头汗出。所以然者，血虚而厥，厥而必冒；冒家欲解，必大汗出。以血虚下厥，孤阳上出，故头汗出。所以产妇喜汗出者，亡阴血虚，阳气独盛，故当汗出，阴阳乃复。大便坚，呕不能食，小柴胡汤主之。

郁冒虽有客邪，而其本则为里虚，故其脉微弱也。呕不能食，大便反坚，但头汗出，津气上行而不下逮之象。所以然者，亡阴血虚，孤阳上厥，而津气从之也。厥者必冒，冒家欲解，必大汗出者，阴阳乍离，故厥而冒，及阴阳复通，汗乃大出而解也。产妇新虚，不宜多汗，而此反喜汗出者，血去阴虚，阳受邪气而独盛，汗出则邪去，阳弱而后与阴相和，所谓损阳而就阴是也。小柴胡主之者，以邪气不可不散，而正虚不可不顾，惟此法为能解散客邪，而和利阴阳耳。

小柴胡汤方见呕吐

病解能食，七八日更发热者，此谓胃实，宜大承气汤主之。

病解能食，谓郁冒解而能受食也；至七八日更发热，此其病不在表而在里，不属虚而属实矣，是宜大承气汤以下里实。

大承气汤方见痉

产后腹中㽲痛，当归生姜羊肉汤主之，兼主腹中寒疝，虚劳不足。

产后腹中㽲痛，与妊娠腹中㽲痛不同，彼为血虚而湿扰于内，此为血虚而寒动于中也。当归、生姜温血散寒，孙思邈云：羊肉止痛利产妇。

当归生姜羊肉汤方见寒疝

产后腹痛，烦满不得卧，枳实芍药散主之。

产后腹痛而至烦满不得卧，知血郁而成热，且下病而碍上也，与虚寒疝痛不同矣。枳实烧令黑，能入血行滞，同芍药为和血止痛之剂也。

枳实芍药散方

枳实烧令黑，勿太过　芍药等分

上二味，杵为散，服方寸匕，日三服。并主痈脓，大麦粥下之。

师曰：产妇腹痛，法当以枳实芍药散；假令不愈者，此为腹中有瘀血着脐下，宜下瘀血汤主之，亦主经水不利。

腹痛，服枳实芍药而不愈者，以有瘀血在脐下，着而不去，是非攻坚破积之剂，不能除矣。大黄、桃仁、䗪虫，下血之力颇猛；用蜜丸者，缓其性不使骤发，恐伤上二焦也；酒煎顿服者，补下、治下制以急，且去疾惟恐不尽也。

下瘀血汤方

大黄三两　桃仁二十个　䗪虫二十枚，去足，熬

上三味末之，炼蜜和为四丸，以酒一升煮一丸，取八合，顿服之，新血下如豚肝。

产后七八日，无太阳证，少腹坚痛，此恶露不尽。不大便、烦躁、发热，切脉微实，更倍发热，日晡时烦躁者，不食，食则谵语，至夜即愈，宜大承气汤主之。热在里，结在膀胱也。

无太阳证者，无头痛、恶寒之表证也。产后七八日，少腹坚痛，恶露不尽，但宜行血去瘀而已。然不大便，烦躁，发热，脉实，则胃之实也；日晡为阳明旺时，而烦躁甚于他时，又胃热之验也。食气入胃，长气于阳，食入而助胃之热则谵语，至夜阳明气衰而谵语愈，又胃热之验也。故曰：热在里，结在膀胱。里即阳明，膀胱即少腹，盖谓不独血结于下，而亦热聚于中也。若但治其血而遗其胃，则血虽去而热不除，即血亦未必能去。而大承气汤中，大黄、枳实均为血药，仲景取之者，盖将一举而两得之欤？

产后风，续续数十日不解，头微痛，恶寒，时时有热，心下闷，干呕，汗出，虽久，阳旦证续在者，可与阳旦汤。

产后中风，至数十日之久，而头疼、寒热等证不解，是未可卜度其虚，而不与解之、散之也。阳旦汤治伤寒太阳中风挟热者，此风久而热续在者，亦宜以此治之。夫审证用药，不拘日数；表里既分，汗下斯判。上条里热成实，虽产后七、八日，与大承气汤而不伤于峻；此条表邪不解，虽数十日之久，与阳旦汤而不虑其散，非通于权变者，未足以语此也。

阳旦汤方 即桂枝汤加黄芩

产后中风，发热面正赤，喘而头痛，竹叶汤主之。

此产后表有邪而里适虚之证，苦攻其表，则气浮易脱；若补其里，则表多不服。竹叶汤用竹叶、葛根、桂枝、防风、桔梗，解外之风热；人参、附子，固里之脱；甘草、姜、枣、以调阴阳之气，而使其平，乃表里兼济之法。凡风热外淫而里气不固者，宜于此取则焉。

竹叶汤方

竹叶一把　葛根三两　防风　桔梗　桂枝　人参　甘草各一两　附子一枚，炮　生姜五两　大枣十五枚

上十味，以水一斗，煮取二升半，分温三服，覆使汗出。头项强，用大附子一枚，破之如豆大，煎药扬去沫。呕者，加半夏半升，洗。

妇人乳中虚，烦乱呕逆，安中益气，竹皮大丸主之。

妇人乳中虚，烦乱呕逆者，乳子之时，气虚火胜，内乱而上逆也。竹茹、石膏，甘寒清胃；桂枝、甘草，辛甘化气；白薇性寒入阳明，治狂惑邪气，故曰安中益气。

竹皮大丸方

生竹茹　石膏各二分　桂枝　白薇各一分　甘草七分

上五味，末之，枣肉和丸，弹子大，饮服一丸，日三夜二服。有热倍白薇，烦喘者，加柏实一分。

产后下利虚极，白头翁加甘草阿胶汤主之。

伤寒热利下重者，白头翁汤主之，寒以胜热，苦以燥湿也。此亦热利下重，而当产后虚极，则加阿胶救阴，甘草补中生阳，且以缓连、柏之苦也。

白头翁加甘草阿胶汤方

白头翁　甘草　阿胶各二两　秦皮　黄连　柏皮各三两

上六味，以水七升，煮取二升半，内胶，令消尽，分温三服。

附方

《千金》三物黄芩汤　治妇人在草蓐，自发露得风，四肢苦烦热。头痛者与小柴胡汤；头不痛但烦者，此汤主之。

黄芩一两　苦参二两　干地黄四两

上三味，以水六升，煮取二升，温服一升。多吐下虫。

此产后血虚，风入而成热之证。地黄生血，苦参、黄芩除热也。若头痛者，风未全变为热，故宜柴胡解之。

《千金》内补当归建中汤　治妇人产后虚羸不足，腹中刺痛不止，吸吸少气，或苦少腹急，痛引腰背，不能食饮。产后一月，日得服四、五剂为善，令人强壮宜。

当归四两　桂枝　生姜各三两　芍药六两　甘草二两　大枣十二枚

上六味，以水一斗，煮取三升，分温三服，一日令尽。若大虚，加饴糖六两，汤成内之，于火上暖令饴消；若去血过多，崩伤内衄不止，加地黄六两、阿胶二两，合八味，汤成内阿胶。若无当归，以芎䓖代之；若无生姜，以干姜代之。

·妇人杂病脉证并治第二十二·

妇人中风,七八日续来寒热,发作有时,经水适断者,此为热入血室,其血必结,故使如疟状。发作有时,小柴胡汤主之。

中风七八日,寒热已止而续来,经水才行而适断者,知非风寒重感,乃热邪与血俱结于血室也。热与血结,攻其血则热亦去。然虽结而寒热如疟,则邪既流连于血室,而亦浸淫于经络。设攻其血,血虽去,邪必不尽,且恐血去而邪得乘虚尽入也。仲景单用小柴胡汤,不杂血药一味,意谓热邪解而乍结之血自行耳。

妇人伤寒发热,经水适来,昼日明了,暮则谵语,如见鬼状者,此为热入血室,治之无犯胃气及上二焦,必自愈。

伤寒发汗过多者,邪气离表则入阳明;经水适来者,邪气离表则入血室。盖虚则易入,亦惟虚者能受也。昼日明了,暮则谵语者,血为阴,暮亦为阴,阴邪遇阴乃发也。然热虽入而血不结,其邪必将自解,治之者但无犯胃气及上二焦阳气而已。仲景盖恐人误以发热为表邪未解,或以谵语为阳明胃实,而或攻之或汗之也。

妇人中风,发热恶寒,经水适来,得之七八日,热除脉迟,身凉和,胸胁满,如结胸状,谵语者,此为热入血室也,当刺期门,随其实而取之。

热除、脉迟、身凉和而谵语者,病去表而之里也。血室者,冲任之脉,肝实主之。肝之脉布胁肋、上贯膈,其支者复入肝,别上膈、注于肺。血行室空,热邪独胜,则不特入于其官,而亦得游其部,是以胸胁满如结胸状。许叔微云:邪气畜血,并归肝经,聚于膻中,结于乳下,以手触之则痛,非汤剂可及,故当刺期门。期门,肝之募。随其实而取之者,随其结之微甚,刺而取之也。

阳明病，下血、谵语者，此为热入血室，但头汗出，当刺期门，随其实而泻之，濈然汗出者愈。

阳明之热，从气而之血，袭入胞宫，即下血而谵语。盖冲任之脉，并阳明之经，不必乘经水之来，而后热得入之，故彼为血去而热入，此为热入而血下也。但头汗出者，阳通而闭在阴也。此虽阳明之热，而传入血室，则仍属肝家，故亦当刺期门以泻其实。刺已，周身濈然汗出，则阴之闭者亦通，故愈。

妇人咽中如有炙脔，半夏厚朴汤主之。

此凝痰结气，阻塞咽嗌之间，《千金》所谓咽中帖帖，如有炙肉，吞不下、吐不出者是也。半夏、厚朴、生姜辛以散结，苦以降逆；茯苓佐半夏利痰气；紫苏芳香，入肺以宣其气也。

半夏厚朴汤方

半夏一升　厚朴三两　茯苓四两　生姜五两　苏叶二两

上五味，以水一斗，煮取四升，分温四服，日三夜一服。

妇人脏躁，喜悲伤欲哭，象如神灵所作，数欠伸，甘麦大枣汤主之。

脏躁，沈氏所谓子宫血虚，受风化热者是也。血虚脏燥，则内火扰而神不宁，悲伤欲哭，如有神灵，而实为虚病。前《五脏风寒积聚篇》，所谓邪哭使魂魄不安者，血气少而属于心也。数欠伸者，经云：肾为欠，为嚏；又肾病者，善伸，数欠，颜黑。盖五志生火，动必关心；脏阴既伤，穷必及肾也。小麦为肝之谷，而善养心气；甘草、大枣，甘润生阴，所以滋脏气而止其燥也。

甘麦大枣汤方

甘草三两　小麦一升　大枣十枚

上三味，以水六升，煮取三升，分温三服。亦补脾气。

妇人吐涎沫，医反下之，心下即痞，当先治其吐涎沫，小青龙汤主之。涎沫止，乃治痞，泻心汤主之。

吐涎沫，上焦有寒也，不与温散而反下之，则寒内入而成痞，如伤寒下早例也。然虽痞而犹吐涎沫，则上寒未已，不可治痞，当先治其上寒，而后治其中痞，亦如伤寒例，表解乃可攻痞也。

小青龙汤方见肺痈

泻心汤方见惊悸

妇人之病，因虚、积冷、结气，为诸经水断绝，至有历年。血寒积结胞门，寒伤经络，凝坚在上，呕吐涎唾，久成肺痈，形体损分。在中盘结，绕脐寒疝，或两胁疼痛，与脏相连。或结热中，痛在关元，脉数无疮，肌若鱼鳞，时著男子，非止女身。在下来多，经候不匀，令阴掣痛，少腹恶寒。或引腰脊，下根气街，气冲急痛，膝胫疼烦，奄忽眩冒，状如厥癫。或有忧惨，悲伤多嗔。此皆带下，非有鬼神。久则羸瘦，脉虚多寒。三十六病，千变万端；审脉阴阳，虚实紧弦；行其针药，治危得安；其虽同病，脉各异源；子当辨记，勿谓不然。

此言妇人之病，其因约有三端：曰虚，曰冷，曰结气。盖血脉贵充悦，而地道喜温和，生气欲条达也。否则，血寒经绝，胞门闭而经络阻矣。而其变证，则有在上、在中、在下之异。在上者，肺胃受之，为呕吐涎唾，为肺痈，为形体消损，病自下而至上，从炎上之化也。在中者，肝脾受之，或寒疝绕脐，或胁痛连脏，此病为阴。或结热于中，痛在关元；或脉数肌干，甚则并著男子。此病为热中，为阴阳之交，故或从寒化，或从热化也。在下者，肾脏受之，为经脱不匀，为阴中掣痛，少腹恶寒；或上引腰脊，下根气街，及膝胫疼痛。肾脏为阴之部，而冲脉与少阴之大络，并起于肾故也，甚则奄忽眩冒，状如厥癫。所谓阴病者，下行极而上也。或有忧惨悲嗔，状如鬼神者，病在阴，则多怒及悲愁而不乐也。而总之曰：此皆带下。带下者，带脉之下，古人列经脉为病，凡三十六种，皆谓之带下病，非今人所谓赤白带下也。至其阴阳虚实之机，针药安危之故，苟非医者辨之有素，乌能施之而无误耶？三十六病者，十二癥、九痛、七害、五伤、三痼也。

问曰：妇人年五十所，病下利，数十日不止，暮即发热，少腹里急，腹满，手掌烦热，唇口干燥，何也？师曰：此病属带下。何以故？曾经半产，瘀血在少腹不去。何以知之？其证唇口干燥，故知之。当以温经汤主之。

妇人年五十所，天癸已断而病下利，似非因经所致矣。不知少腹旧有积血，欲行而未得遽行，欲止而不能竟止，于是下利窘急，至数十日不止。暮即发热者，血结在阴，阳气至暮不得入于阴，而反浮于外也。少腹里急、腹满者，血积不行，亦阴寒在下也。手掌烦热，病在阴，掌亦阴也。唇口干燥，血内瘀者不外荣也。此为瘀血作利，不必治利，但去其瘀而利自止。吴茱萸、桂枝、丹皮，入血散寒而行其瘀；芎、归、芍药、麦冬、阿胶，以生新血；人参、甘草、姜、夏，以正脾气，盖瘀久者荣必衰，下多者脾必伤也。

温经汤方

吴茱萸三两　当归　芎䓖　芍药　人参　桂枝　阿胶　丹皮　生姜　甘草各二两　半夏半升　麦冬一升

上十二味，以水一斗，煮取三升，分温三服。亦主妇人少腹寒，久不受胎，兼治崩中去血，或月水来过多及至期不来。

带下，经水不利，少腹满痛，经一月再见者，土瓜根散主之。

妇人经脉流畅，应期而至，血满则下，血尽复生，如月盈则亏，月晦复胎也。惟其不利，则畜泄失常，似通非通，欲止不止，经一月而再见矣。少腹满痛，不利之验也。土瓜根主内痹瘀血月闭，䗪虫蠕动逐血，桂枝、芍药行荣气而正经脉也。

土瓜根散方

土瓜根　芍药　桂枝　䗪虫各三分

上四味杵为散，酒服方寸匕，日三服。

寸口脉弦而大，弦则为减，大则为芤；减则为寒，芤则为虚，寒虚相搏，此名为革，妇人则半产漏下，旋覆花汤主之。

本文已见虚劳篇中，此去男子亡血失精句，而益之曰旋覆花汤主之，盖专为妇人立法也。详《本草》旋覆花治结气、去五脏间寒热、通血脉；葱主寒热、除肝邪，绛帛入肝理血，殊与虚寒之旨不合。然而肝以阴脏而舍少阳之气，以生化为事，以流行为用，是以虚不可补；解其郁聚即所以补；寒不可温，行其血气即所以温；固不可专补其血，以伤其气，亦非必先散结聚，而后温补，如赵氏、魏氏之说也。

旋覆花汤方

旋覆花三两　葱十四茎　新绛少许

上三味，以水三升，煮取一升，顿服之。

妇人陷经，漏下黑不解，胶姜汤主之。

陷经，下而不止之谓；黑则因寒而色瘀也。胶姜汤方未见，然补虚、温里、止漏，阿胶、干姜二物已足。林亿云：恐是胶艾汤。按：《千金》胶艾汤有干姜，似可取用。

妇人少腹满如敦状，小便微难而不渴。生后者，此为水与血俱结在血室也，大黄甘遂汤主之。

敦，音对。按《周礼》注：盘以盛血，敦以盛食，盖古器也。少腹满如敦状者，言少腹有形高起，如敦之状，与《内经》胁下大如覆杯之文略同。小便难，病不独在血矣。不渴，知非上焦气热不化。生后即产后，产后得此，乃是水血并结，而病属下焦也。故以大黄下血、甘遂逐水，加阿胶者，所以去瘀浊而兼安养也。

大黄甘遂汤方

大黄四两　甘遂　阿胶各二两

上三味，以水三升，煮取一升，顿服。其血当下。

妇人经水不利下，抵当汤主之。

经水不利下者，经脉闭塞而不下，比前条下而不利者有别矣。故彼兼和利，而此专攻逐也。然必审其脉证并实而后用之。不然，妇人经闭，多有血枯脉绝者矣，虽养冲任，犹恐不至，而可强责之哉。

抵当汤方

水蛭熬　虻虫熬，各三十　桃仁二十　大黄三两，酒浸

上四味，为末，水五升，煮取三升，去滓，温服一升。

妇人经水闭不利，脏坚癖不止，中有干血，下白物，矾石丸主之。

脏坚癖不止者，子脏干血，坚凝成癖而不去也。干血不去，则新血不荣，而经闭不利矣。由是蓄泄不时，胞宫生湿，湿复生热，所积之血，转为湿热所腐而成白物，时时自下，是宜先去其脏之湿热。矾石却水除热，合杏

仁破结润干血也。

矾石丸方

矾石三分，烧　杏仁一分

上二味，末之，炼蜜丸枣核大。内脏中，剧者再内之。

妇人六十二种风，腹中血气刺痛，红蓝花酒主之。

妇人经尽、产后，风邪最易袭入腹中，与血气相搏而作刺痛。刺痛，痛如刺也。六十二种病未详。红蓝花苦辛温，活血止痛，得酒尤良。不更用风药者，血行而风自去耳。

红蓝花酒方

红蓝花一两

上一味，酒一大升，煎减半，顿服一半，未止，再服。

妇人腹中诸疾痛，当归芍药散主之。

妇人以血为主，而血以中气为主。中气者，土气也。土燥不生物，土湿亦不生物。芎、归、芍药滋其血，苓、术、泽泻治其湿，燥湿得宜，而土能生物，疾痛并蠲矣。

当归芍药散方见妊娠

妇人腹中痛，小建中汤主之。

荣不足则脉急，卫不足则里寒；虚寒里急，腹中则痛。是必以甘药补中缓急为主，而合辛以生阳，合酸以生阴，阴阳和而荣卫行，何腹痛之有哉？

小建中汤方见虚劳

问曰：妇人病，饮食如故，烦热不得卧，而反倚息者，何也？师曰：此名转胞，不得溺也。以胞系了戾，故致此病，肾气丸主之。

饮食如故，病不由中焦也。"了戾"与"缭戾"同，胞系缭戾而不顺，则胞为之转，胞转则不得溺也。由是下气上逆而倚息，上气不能下通而烦热不得卧。治以肾气者，下焦之气，肾主之。肾气得理，庶缭者顺，戾者平，而闭乃通耳。

肾气丸方

干地黄八两　山药　山茱萸各四两　泽泻　丹皮　茯苓各三两　桂枝　附子炮，各一两

上八味，末之，炼蜜和丸如梧子大。酒下十五丸，加至二十丸，日再服。

妇人阴寒，温阴中坐药，蛇床子散主之。

阴寒，阴中寒也。寒则生湿，蛇床子温以去寒，合白粉燥以除湿也。此病在阴中而不关脏腑，故但内药阴中自愈。

蛇床子散方

蛇床子

上一味，末之，以白粉少许，和合相得如枣大，绵裹内之，自然温。

少阴脉滑而数者，阴中即生疮，阴中蚀疮烂者，狼牙汤洗之。

脉滑者，湿也；脉数者，热也；湿热相合，而系在少阴，故阴中即生疮，甚则蚀烂不已。狼牙味酸苦，除邪热气、疗痒恶疮，去白虫，故取治是病。

狼牙汤方

狼牙三两

上一味，以水四升，煮取半升，以绵缠箸如茧，浸汤沥阴中，日四遍。

胃气下泄，阴吹而正喧，此谷气之实也，膏发煎主之。

阴吹，阴中出声，如大便矢气之状，连续不绝，故曰正喧。谷气实者，大便结而不通，是以阳明下行之气，不得从其故道，而乃别走旁窍也。猪膏发煎润导大便，便通，气自归矣。

膏发煎方见黄疸

小儿疳虫蚀齿方

雄黄　葶苈

上二味，末之，取腊月猪脂溶，以槐枝绵裹头四五枚，点药烙之。